肺癌を見逃さないための
胸部X線写真の読影

畠中陸郎 ・ 池田貞雄

金芳堂

はじめに

　最初からいきなりで恐縮ですが・・・・・思い切って告白します．私は何度も何度もX線写真で肺癌を見落としたことがあります．それも米粒のように小さなものではなく結構大きなものを見落としたのです．

　あちこちの講演会で肺癌は早期発見，早期治療が大切．そのためにはまず市民検診を受けて頂かなければなりませんと，得々と喋って歩いてきたのに，当の本人が読影で肺癌を見落としたというのだから話にならない．

　ある日「先生！困りますナァ！こんなんチョンボをしてもらっては！」と，どうにも言い訳のできない自分が見落とした証拠を次々に眼前に拡げられたら，どうする？血がでるほど唇を噛みしめるか？舌を噛み切って死にたいほどの屈辱の中で無言のまま俯いているか？あれほど注意深く読影してきたつもりなのに！この俺がマサカこんな大きな陰影を見落とす筈がない．そんなバカな！と今まで胸部写真の読影には自信を持っていたのに，その自信がガラガラと音を立てて崩れ落ちて行く．悪夢の瞬間である．胸部X線写真と向き合って50年，老いたため呼吸器外科医を辞め呼吸器内科医となって15年，10年以上も検診の読影も続けてきた．誰も忠告してくれなかったが，ヒョットしたら自分では気づかない見落とし肺癌がイッパイあったのではないか？陰でゲラゲラとアザ嗤われていたのではないか？と自信を喪失し，うつ状態になってしまう．

　考えてみれば，胸部X線写真に向き合う医師の心理状態というは，3段階ぐらいのステージに分類されるかもしれない．最初のステージは読影の方法を述べた種々のテキストで勉強して，こんな小さな肺癌でもこうすれば見つけられるなどと書いてあれば，右上縦隔の幅広い陰影は腕頭動脈ではなく縦隔腫瘍ではないか，この3 mmぐらいの結節陰影は男性の乳頭ではなく小型肺癌ではないのか，大動脈弓の上部にある浸潤陰影に見える陰影は肺癌ではないかなどと「幽霊をみたり枯れ尾花状態」が長く続く．

　次のステージは個人差があって時期は様々だが，人に教えるのが好きなタイプは早く到達する．つまり，胸部臓器の位置から状態まで手に取るように判り，挙句はその部分の割面や色まで判ったような気になり，検診の胸部写真の読影なんぞは簡単なもの，この俺が見落としなんかする筈がないと自信タップリ．白衣の前ボタンを外しポケットに手を突っ込んで，いわば「肩で風状態」である．診療放射線技師さんを怒鳴りつけたり，検診の読

影介助のお嬢ちゃんに割りあての読影枚数が多すぎるなどと嫌味を云うのもこの時期である．

　次のステージは，自信満々のタイプは中々ならないが，読影のチョンボを繰り返し指摘された医師や，瞬間に判断する集中力が続かなくなった老いた読影医がしばしば陥る「グッタリ状態」である．この状態になったかどうかは，患者が診察室を出るときに「先生もお体に気を付けて」というようになるので，もし勘が良ければ「アッ見破られたな！」と直ぐ判る．

　困ったことに，この三つのステージは固定したものではなく，入れ替わりに現れることもある．グッタリ医が突然，幽霊を見たり枯れ尾花状態となり，読影にすっかり自信がなくなって，片端から胸部 CT の指示を乱発するようなことも起こる．ごく稀にはヒットを飛ばしたグッタリ医が，自信を回復して「肩で風状態」になることもある．

　読影についていえば，経験を積めば積むほど，素早く正確に読影し，肺癌の見落としもしなくなるという the more, the better の構文が通用しないのが残念である．医学書コーナーには胸部 X 線写真の読影を解説した類書が，英会話の上達本のように平積みされている．このことからも読影能力が英会話と同じように，云うは易くなかなか身に付かないことが判る．

　検診で使用されるフィルムは，現在は間接撮影では 10 cm × 10 cm が使用されている．昔は 35 mm フィルムだったので「間接カア！」などと小さく叫んで，切手サイズの写真ではとても異常所見などの判定はできないと半ば諦めていたものである．ところが最近では集団検診の胸部撮影でも 14 × 17 インチの CR が検診車に積まれて使用されるようになった．高精細の画像モニターにより半切フィルム大で読影できるようになり，情報量が格段に増えた．その分だけ判断する時間が長くなり，読影医の集中力は早く途切れてしまうようになった．胸部写真がデジタル化され CR と呼ばれるようになった現在を，間接撮影などと呼んでいた時代と比較すると，ガリレオが屈折望遠鏡（20 倍）で眺めた星空とハッブル宇宙望遠鏡でみた星空ほどの違いがある．高精細モニターに表示される画像はコントラストが明瞭で，それでいて微妙な柔らかな浸潤陰影までもが見事に表示されている．1997 年は，IBM のスーパーコンピューター「ディープブルー」がチェスの世界チャンピオンのカスパロフを破った記録すべき年である．ひとことでいえば人間の頭脳がデジタルに屈服した敗戦記念日である．見落としの情報が読影医にその都度にフィードバックされていれば，その読影医は二度と同じ場所で同じような陰影を見落としはしないであろう．このことからすると，数多くの読影医が経験した見落とし情報をプログラムに入れてやれば，ディープブルー以上の能力をもった画像解析ソフトの完成も夢ではない．いや実は，もう完成しているのかも知れないが．

電子カルテが導入されて，画像はデジタル化され，検体検査の変化もワンクリックでグラフ表示されるようになり，医師の判断だけがアナログの世界に取り残されているのが現状である．

しかし，ゆくゆく医療は全てデジタル化されてしまうのではないか？などと暗澹たる気持ちになることは全くない！世間の目は医者の「肩で風状態」には厳しいかもしれないが，医療データーのデジタル化はドクター支援の優しい目線から行われている・・・筈だから，見落とした場合には医師のプライドを傷つけないように，優しく教えてくれるであろう．医療の最後の最後の判断は，人間の医者が行わねばならない筈だから．

枯れ尾花状態も嫌だし，ましてグッタリ状態も嫌．静かな自信を持って正確に読影したいというのが読影医全ての願いだろう．我々は手痛いチョンボや首をひねるような症例に出くわす度に，症例をファイリングしてきた．これから読影を始められる方は勿論だが，暗くした部屋のモニターの前で読影に疲れ果てている方々に，「先生だけではないのです．読影を何年も続けてきた私達もこんなに迷いに迷い続けているのです」と，お伝えしたくてファイリングした中から症例を選びだした．我々はヒューマンエラーを時に起こしますが，スパコンに負けないように懸命に努力します・・・・という思いである．

症例を本書で使用することを快諾して頂いた洛和会音羽病院，洛和会丸太町病院，京都工場保健会の方々に，心から御礼を申し上げる．また1973年の「胸部の異常陰影」の出版当時からお世話を頂き，今回もたじろぐ我々を励ましていただいた金芳堂・市井輝和社長に厚く感謝する．

貞観11年（869年）以来の大地震を予知できなかったスパコンのことを考えながら．

追記
  300年前の春3月，松尾芭蕉は江戸を出立した．
  福島，宮城，岩手をめざして奥の細道．

  行春（ゆくはる）や鳥啼（なう）き魚の目は泪（なみだ）

2011年の初夏に

著者一同

目　次

1章　X線写真の構成分 ……………………………………………………… 1

2章　まず手始めに読影を
　　　―30症例，及第点は90%― ……………………………………… 9

3章　検診時に気になる所見
　　　―異常所見？それとも正常範囲？― ……………………………… 41
　　A. 胸膜肥厚（？）胸膜癒着（？） ………………………………………… 42
　　　　① 肺尖部胸膜肥厚（？） ……………………………………………… 42
　　　　② 胸膜癒着（？） ……………………………………………………… 46
　　　　③ 胸膜肥厚（？） ……………………………………………………… 48
　　　　④ 胸膜肥厚（？） ……………………………………………………… 50
　　　　⑤ 水平裂の陰影について ……………………………………………… 51
　　　　⑥ 胸膜肥厚（？） ……………………………………………………… 54
　　　　⑦ 胸膜癒着（？） ……………………………………………………… 58
　　　　⑧ 胸膜癒着（？） ……………………………………………………… 62
　　B. 横隔膜の異常？ ………………………………………………………… 69
　　　　① 横隔膜異常（？） …………………………………………………… 69
　　　　② 右横隔膜下の気体 …………………………………………………… 72
　　　　③ 横隔膜高位（？） …………………………………………………… 74
　　　　④ 右肋骨横隔膜角の鈍化 ……………………………………………… 82
　　C. シルエットアウトされた心陰影―不均等陰影なのか？― …………… 88
　　D. APwindow消失 ………………………………………………………… 95

- E. 右胸心 97
- F. 上肺野の結節陰影？ 101
- G. 右下肺野でよく指摘される異常陰影？ 102
    - ① 肺紋理増強（？）.. 102
    - ② 多発粒状陰影（？）... 103
    - ③ tramline（？）.. 104
- H. 骨性胸壁の異常のいろいろ 106
    - ① 肋骨骨折 106
    - ② 頸肋！ 107
    - ③ 肋骨の異常 108
    - ④ 胸骨柄！ 111
    - ⑤ 脊柱 112
    - ⑥ 胸郭の変形 114
    - ⑦ 肩甲骨 117
    - ⑧ 骨島 119
- I. 広汎な均等陰影 121
- J. 乳頭・乳房 123

4章 肺癌のみつけ方 **127**
- A. 最も注意しなければならない部位 128
    - ① 肺尖，第1肋骨，鎖骨と重なっている異常陰影 130
    - ② 肺門腫大が疑われる異常陰影 132
    - ③ 心陰影と重なる異常陰影 136
    - ④ ground glass opacity（GGO，スリガラス様陰影）.. 143
    - ⑤ 横隔膜下の異常陰影 145
    - ⑥ 肺野のいくつかの問題点 146
- B. 肺癌が好発する母地となる病変 150
- C. GGOは放置しない！ 157
- D. 側面写真，斜位写真 158

5 章　下肺野の異常は発見するのが難しい ... 163

6 章　経過観察はどうすればよいか？
　　　　―ミリ肺癌の発見，判定― ... 175

7 章　比較読影のススメ
　　　　―苦慮する判定の 32 症例― ... 185

8 章　知っていたら得！ ... 227
　　A. 異物・人工物 ... 228
　　B. machband について ... 240
　　C. 肺葉切除後の変化 ... 242
　　E. 肺気腫の所見 ... 257

索引 ... 265

1章
X線写真の構成分

胸部X線写真の正常構成分

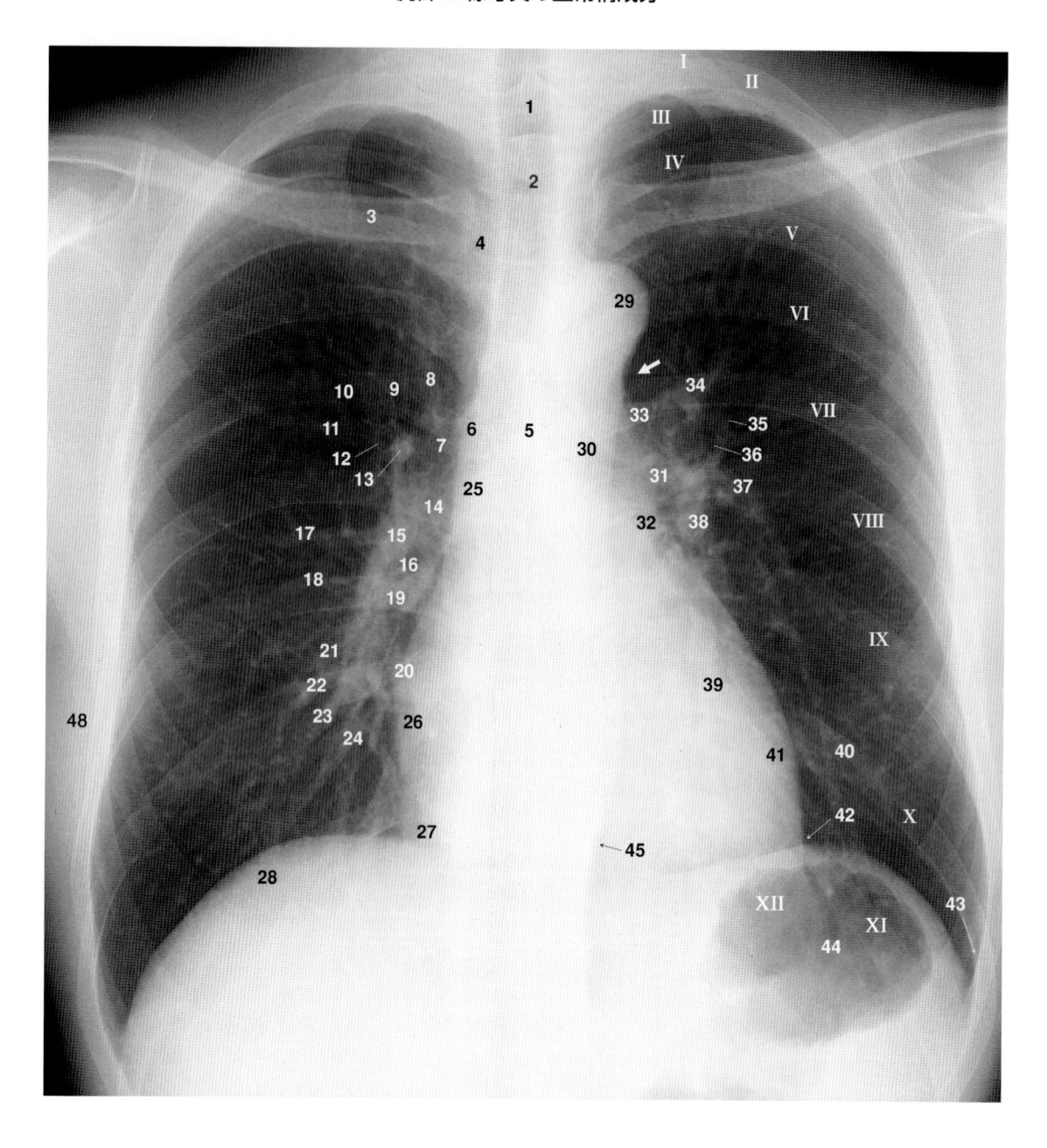

1. 第2胸椎
2. 気管
3. 鎖骨
4. 胸鎖関節
5. 気管分岐部
6. 右主気管支
7. 右上葉気管支
8. V^1
9. A^1
10. A^2
11. A^{3}a
12. B^{3}b
13. A^{3}b
14. 中間気管支幹
15. 葉間部肺動脈
16. 中葉気管支
17. A^{6}b
18. A^4
19. 右下葉気管支
20. 右下肺静脈
21. A^8
22. V^8
23. A^9
24. A^{10}
25. 上大静脈
26. 右第2弓(右房)
27. 下大静脈
28. 右横隔膜

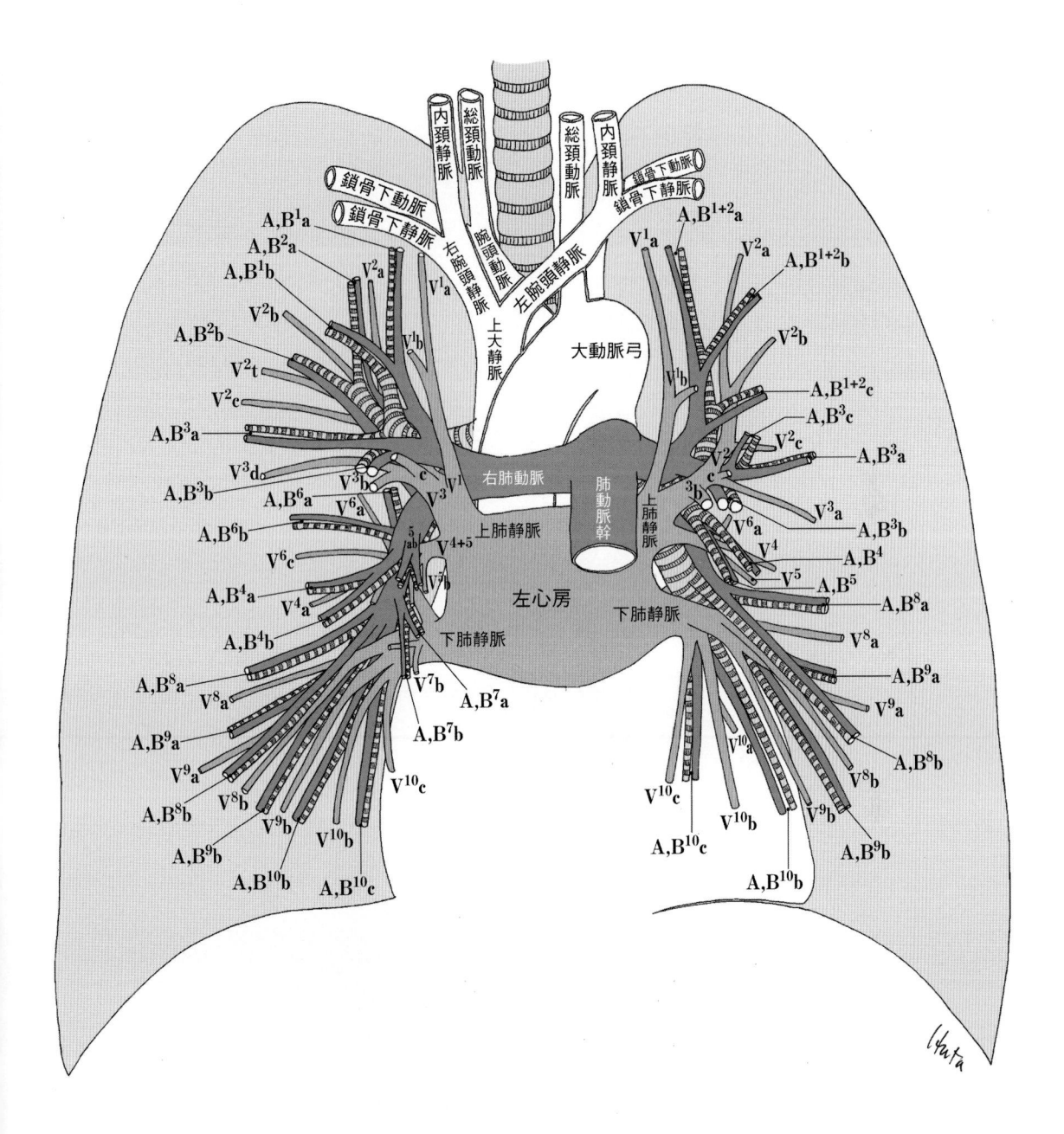

29. 大動脈弓
30. 左主気管支
31. 左上葉気管支
32. 左下葉気管支
33. 左肺動脈
34. A^{1+2}
35. A^{3}b
36. B^{3}b
37. A^{4+5}
38. 葉間部肺動脈
39. A^{10}
40. A^{9}
41. 左第4弓（左室）
42. 心横隔膜角
43. 肋骨横隔膜角
44. 胃泡
45. 下行大動脈
46. 肩甲骨上角
47. 肩甲骨烏口突起
48. 肩甲骨下角

I〜XII　肋骨
⇐　大動脈・肺動脈窓

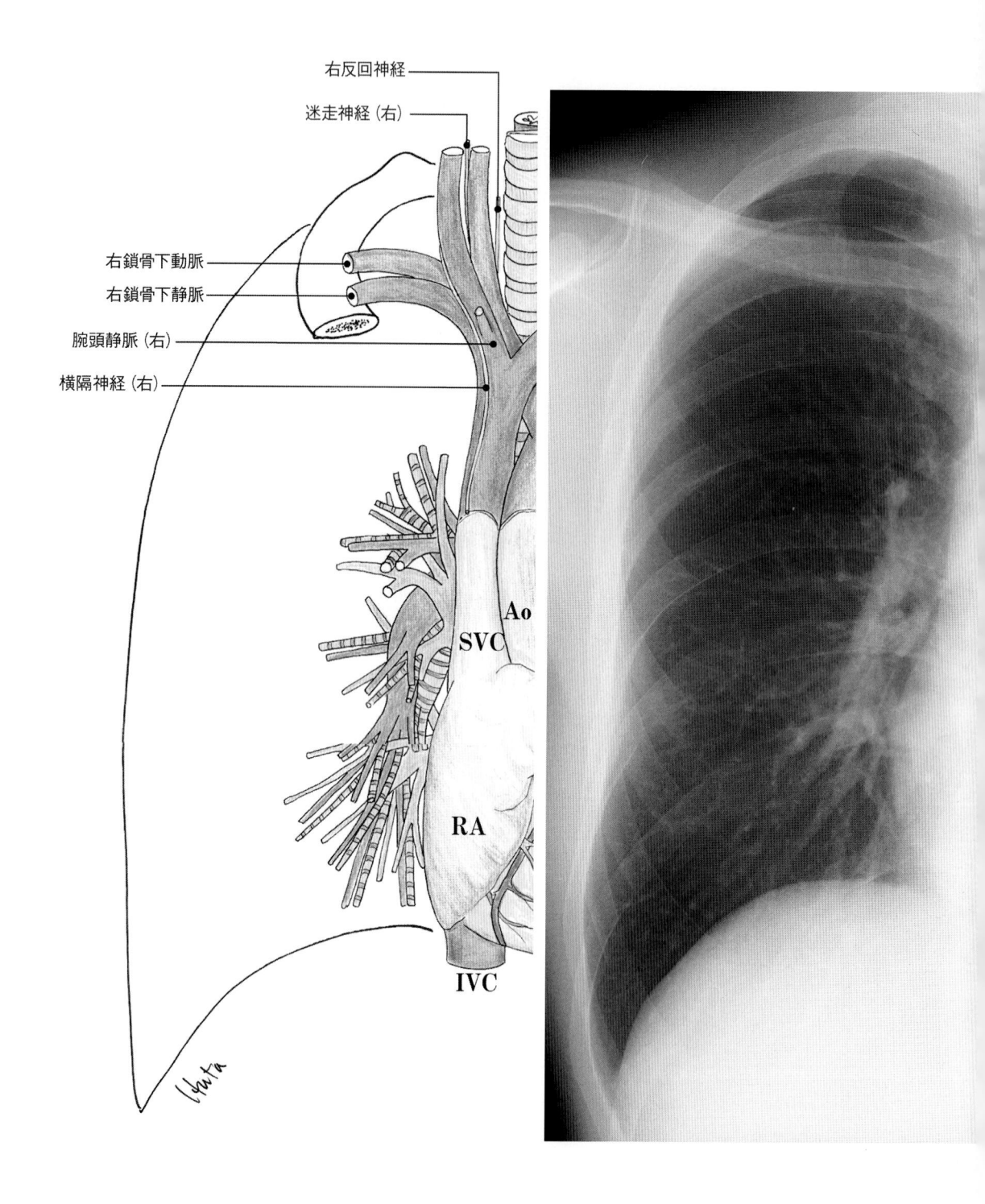

4　1章　X線写真の構成分

右反回神経
迷走神経（右）
右鎖骨下動脈
右鎖骨下静脈
腕頭静脈（右）
横隔神経（右）

Ao
SVC
RA
IVC

5

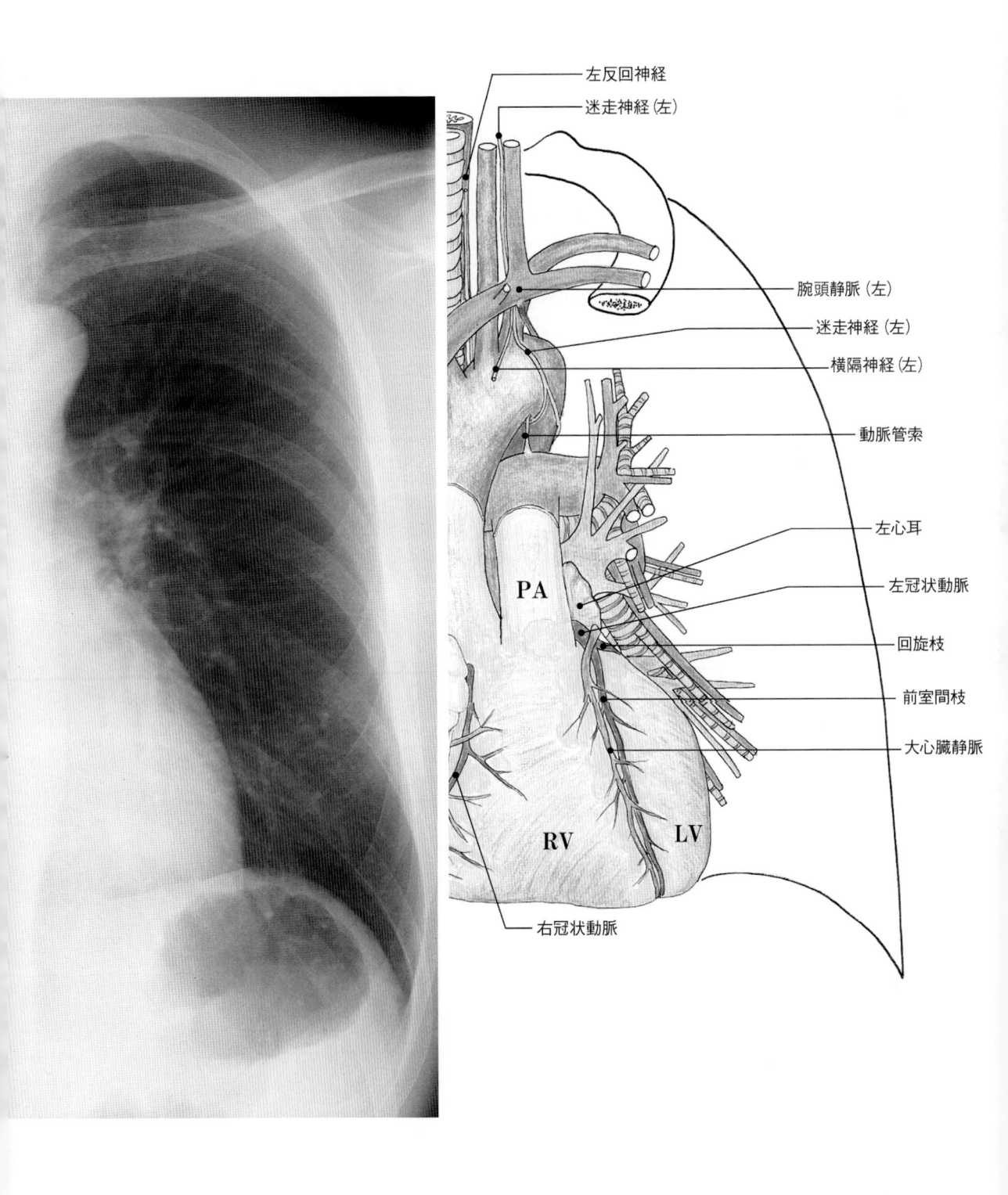

左反回神経
迷走神経(左)
腕頭静脈(左)
迷走神経(左)
横隔神経(左)
動脈管索
左心耳
左冠状動脈
回旋枝
前室間枝
大心臓静脈

PA
RV
LV

右冠状動脈

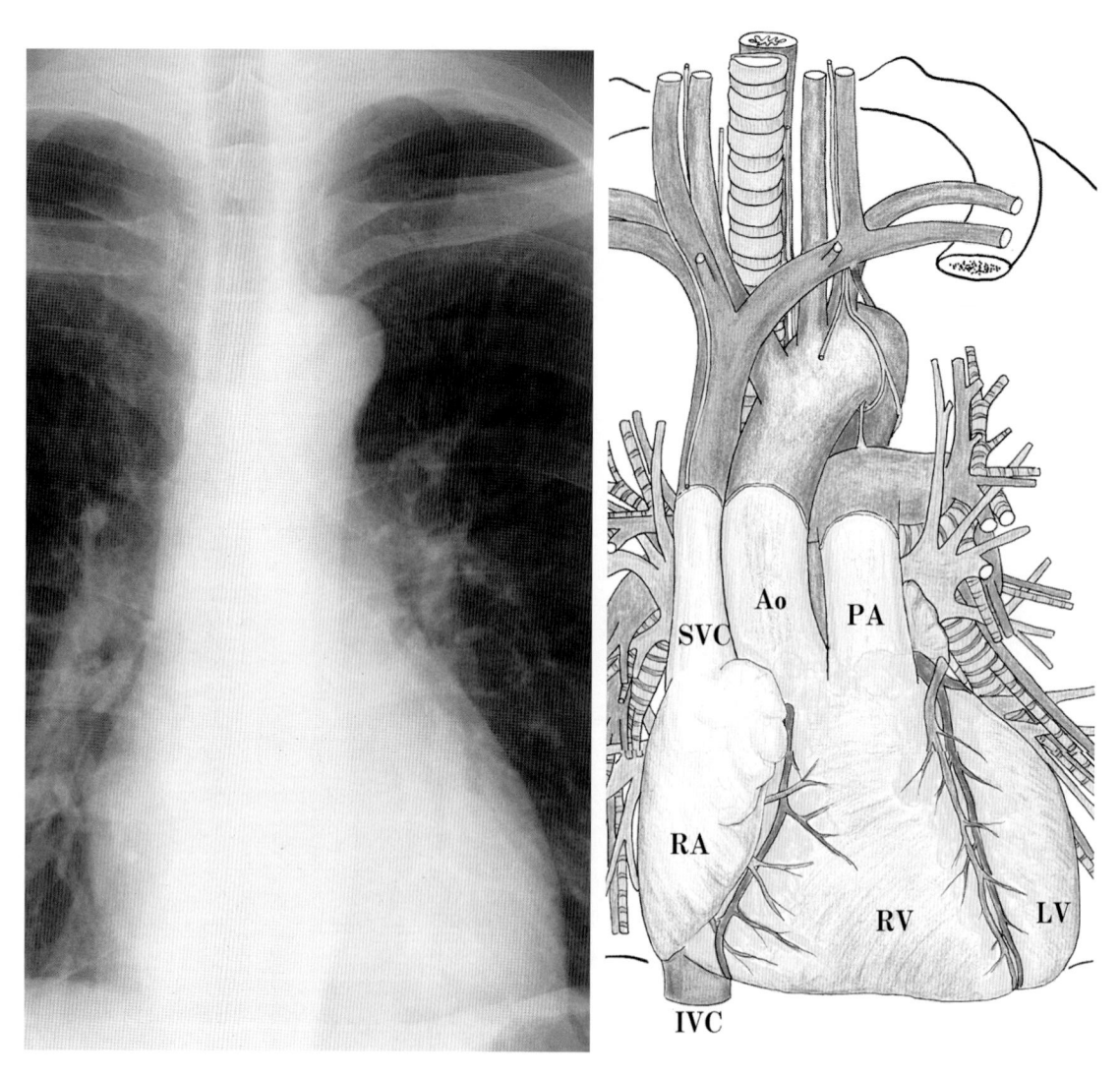

Ao：上行大動脈　RA：右心房
IVC：下大静脈　RV：右心室
LV：左心室　　SVC：上大静脈
PA：肺動脈（幹）

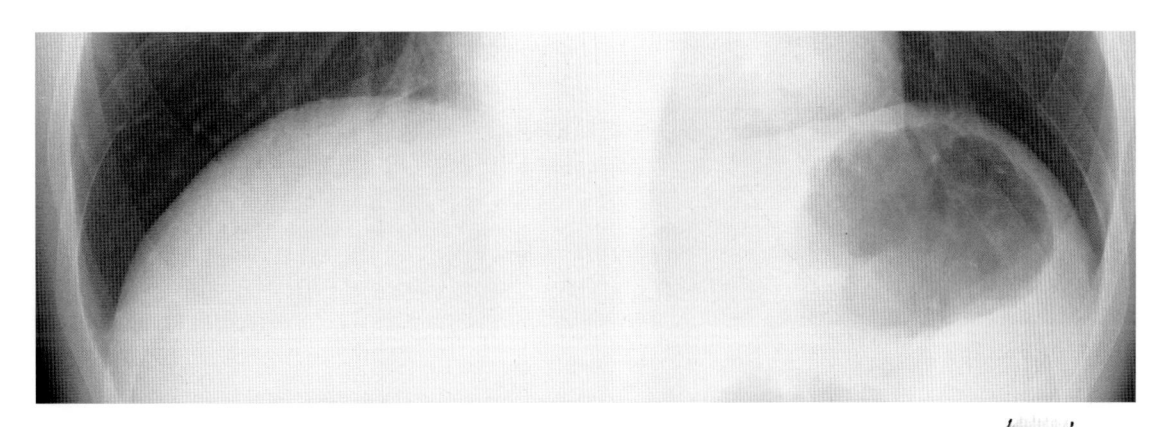

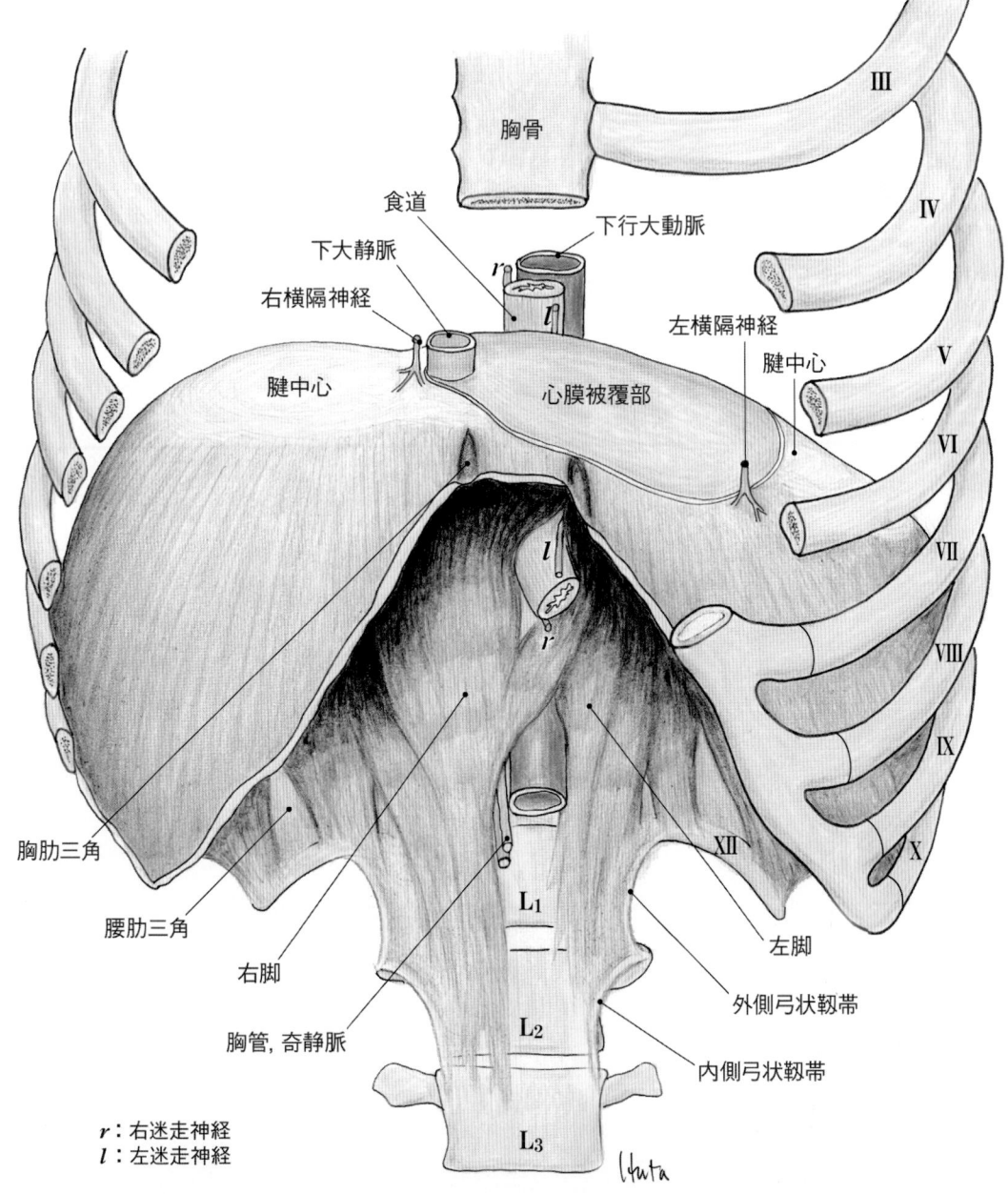

	III
胸骨	IV
食道	
下大静脈	下行大動脈
右横隔神経	V
腱中心	左横隔神経
	腱中心
	VI
	心膜被覆部
	VII
	VIII
	IX
胸肋三角	X
腰肋三角	XII
右脚	左脚
胸管, 奇静脈	外側弓状靱帯
	内側弓状靱帯

L₁
L₂
L₃

r：右迷走神経
l：左迷走神経

2章
まず手始めに読影を
― 30 症例，及第点は 90％ ―

10　2章　まず手始めに読影を　－30症例，及第点は90％－

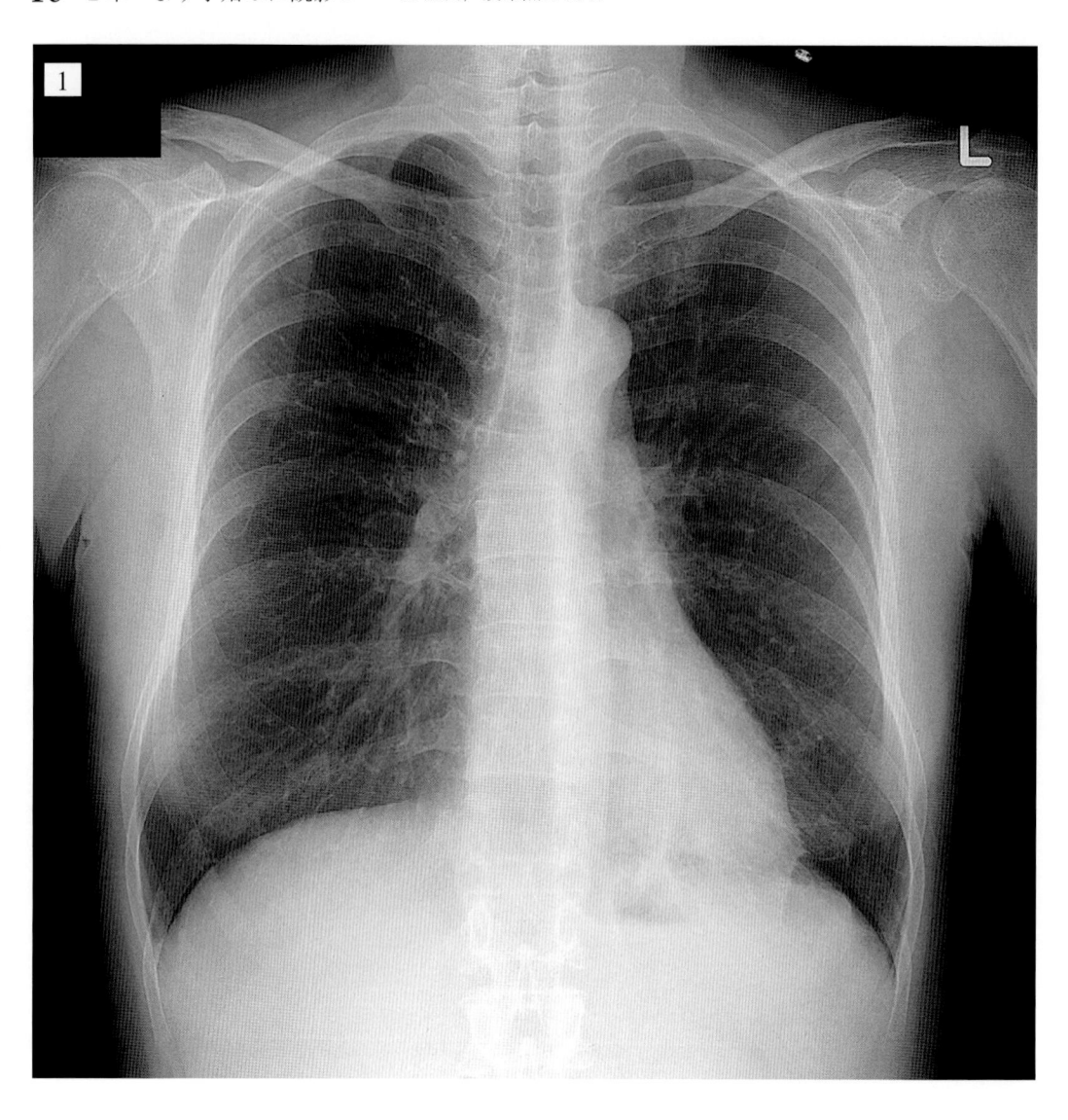

〔解答は全て次頁の下段〕

2

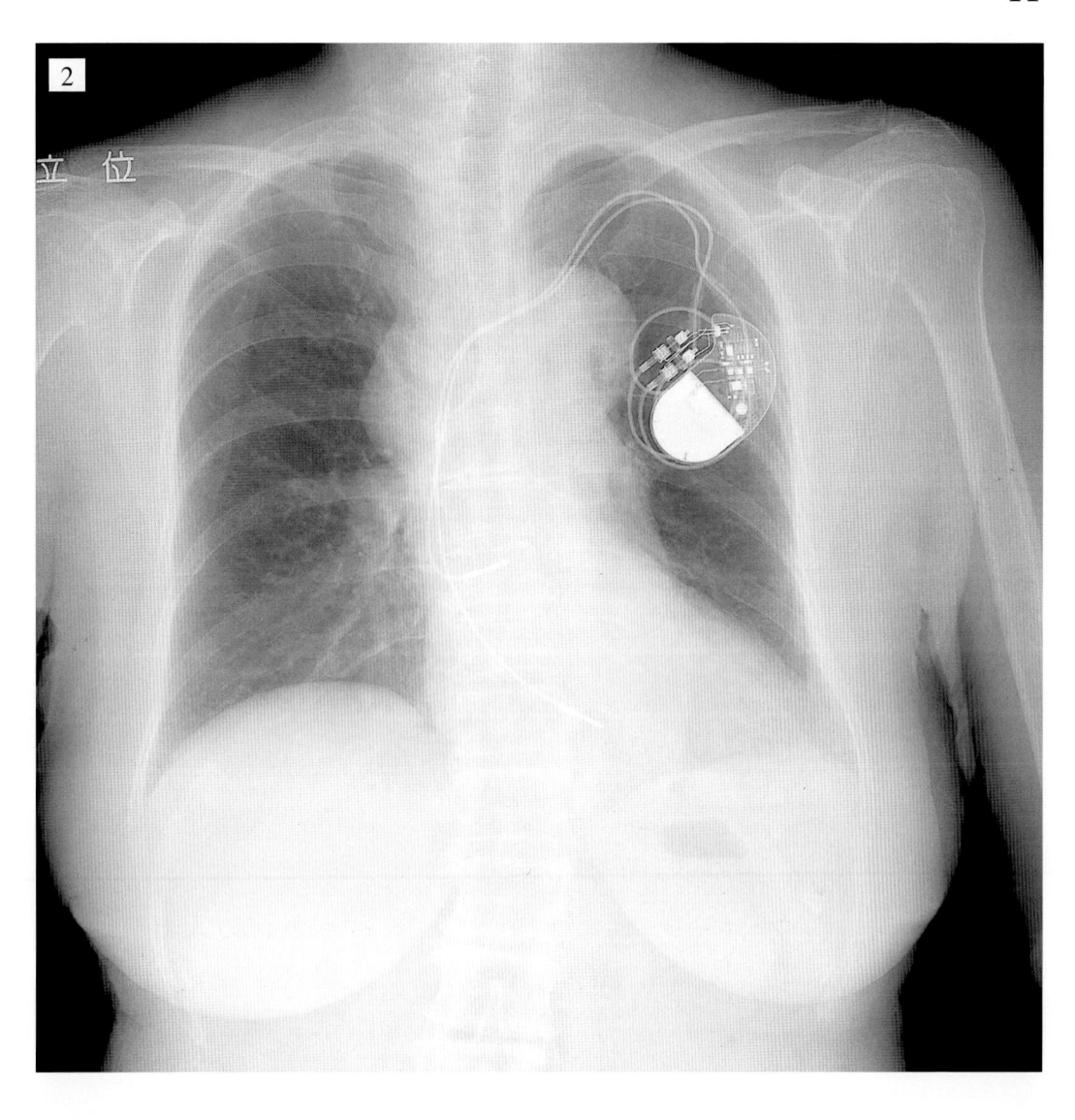

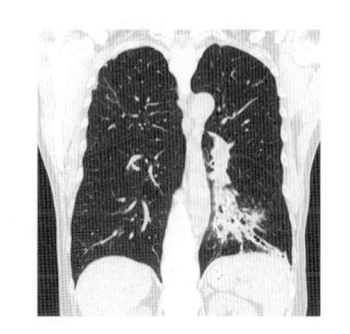

1 の解答

気管支拡張症

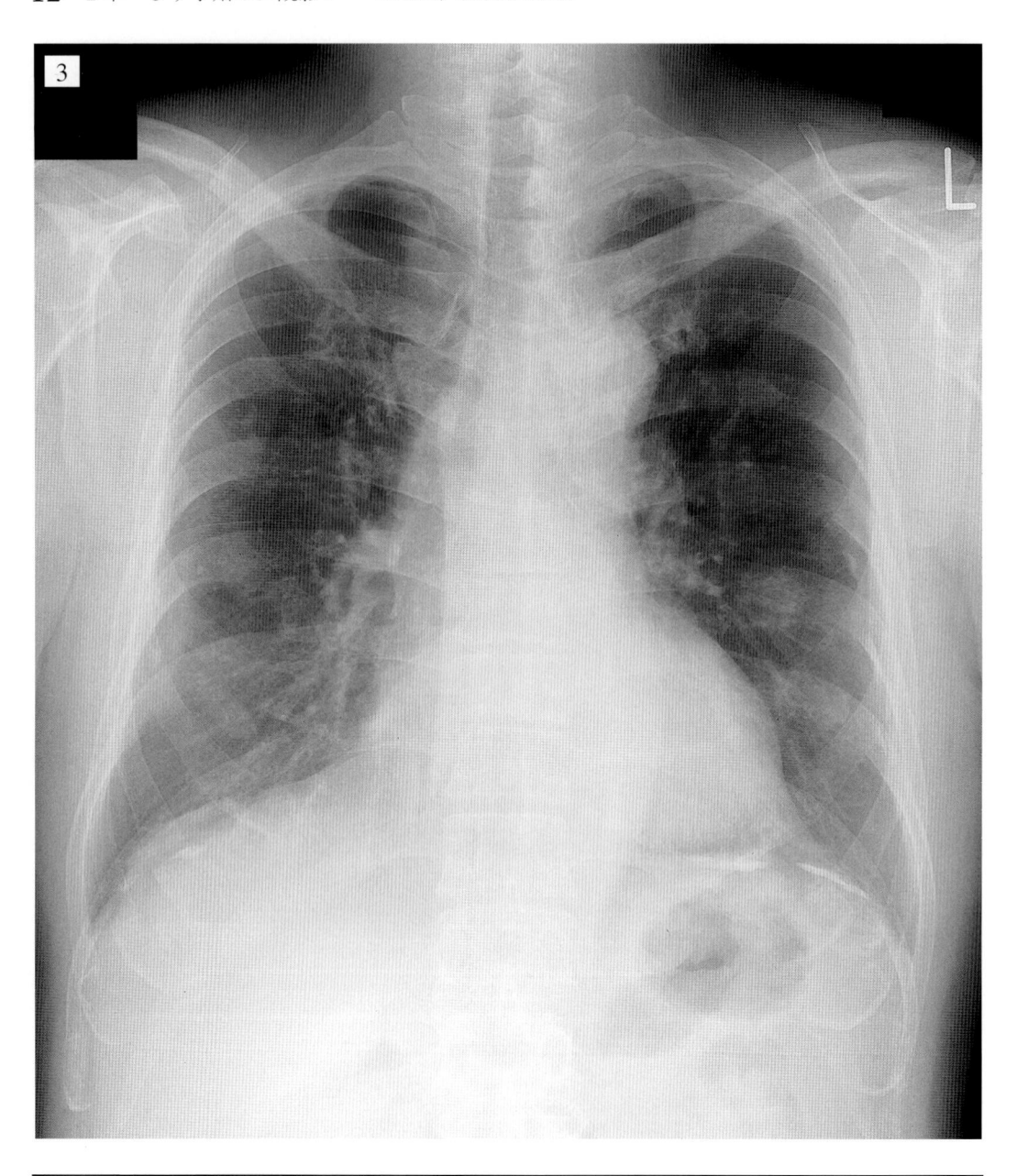

12　2章　まず手始めに読影を　− 30 症例，及第点は 90％ −

3

2 の解答 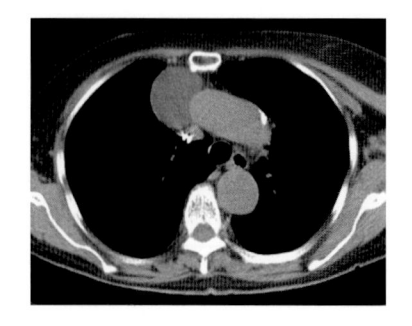　　　　　　　　　　　　　胸腺嚢胞

4

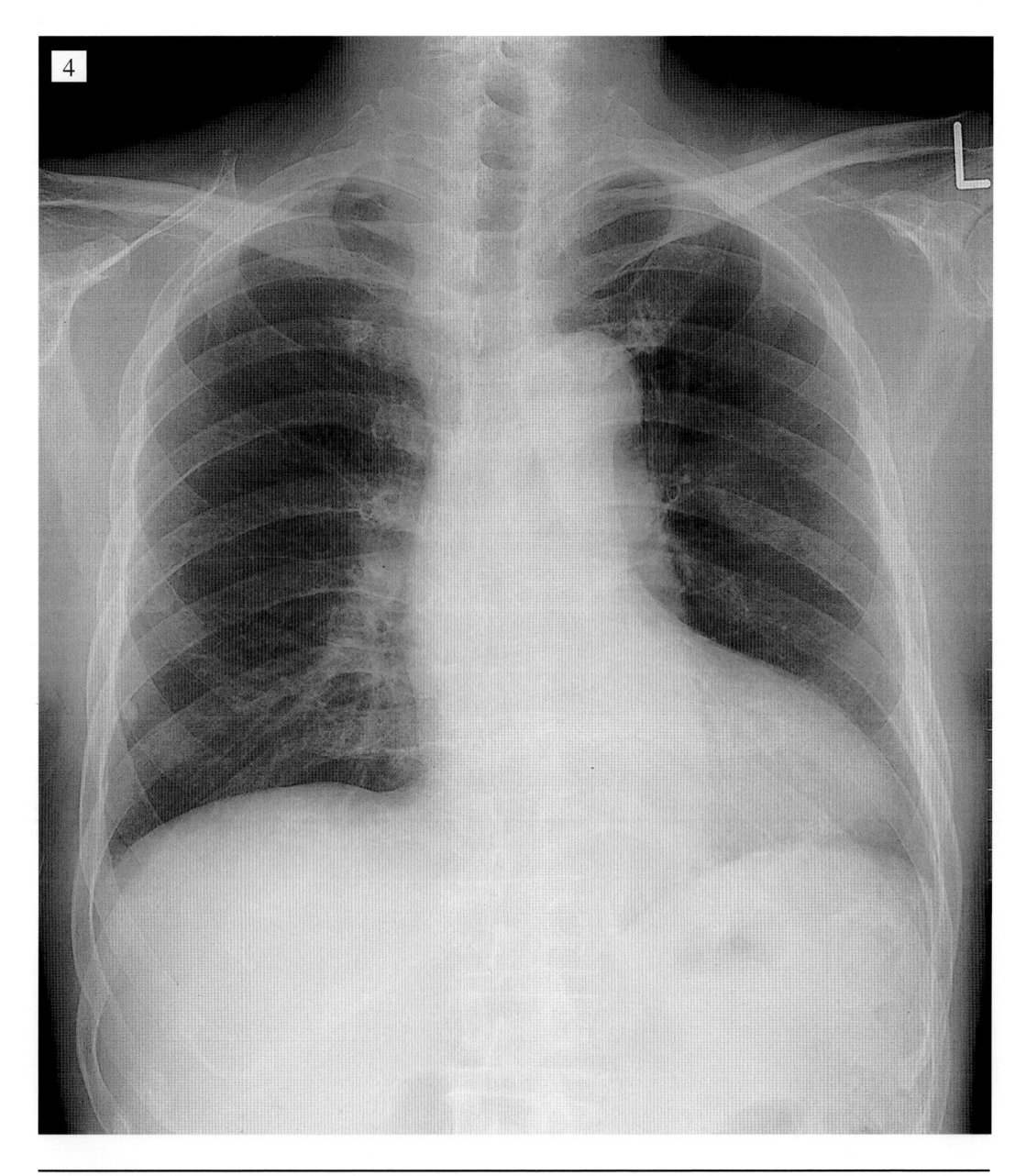

3 の解答

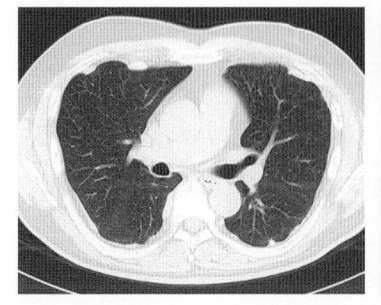

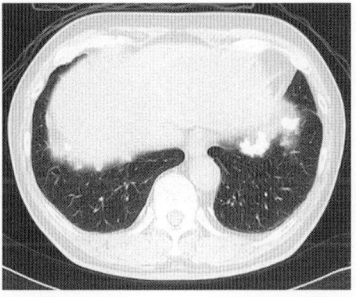

アスベスト曝露による胸膜石灰化

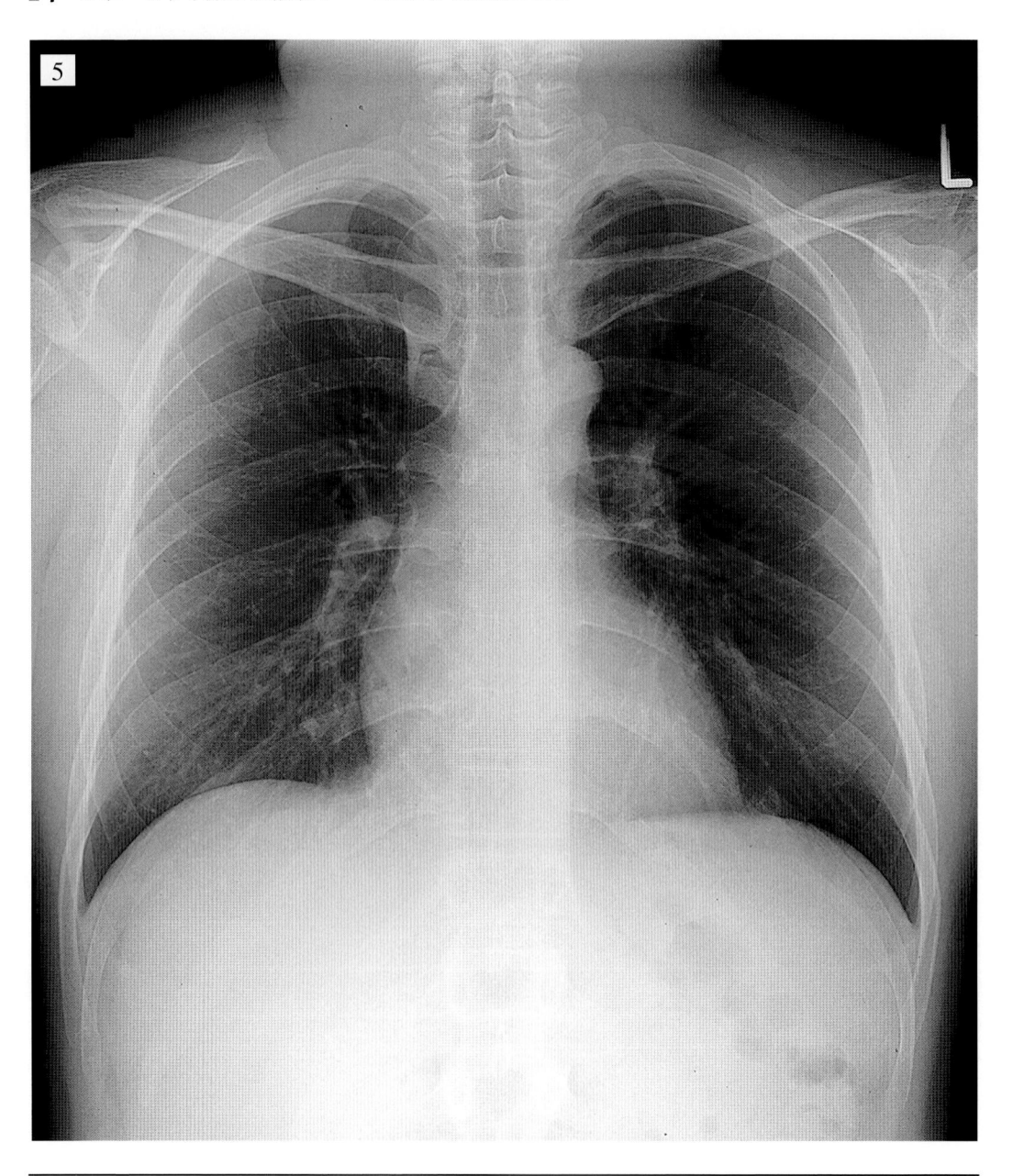

14　2章　まず手始めに読影を　－30症例，及第点は90％－

5

4 の解答 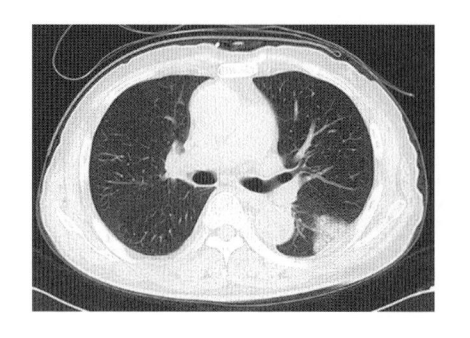　　　　　　　　　　　　腺癌

6

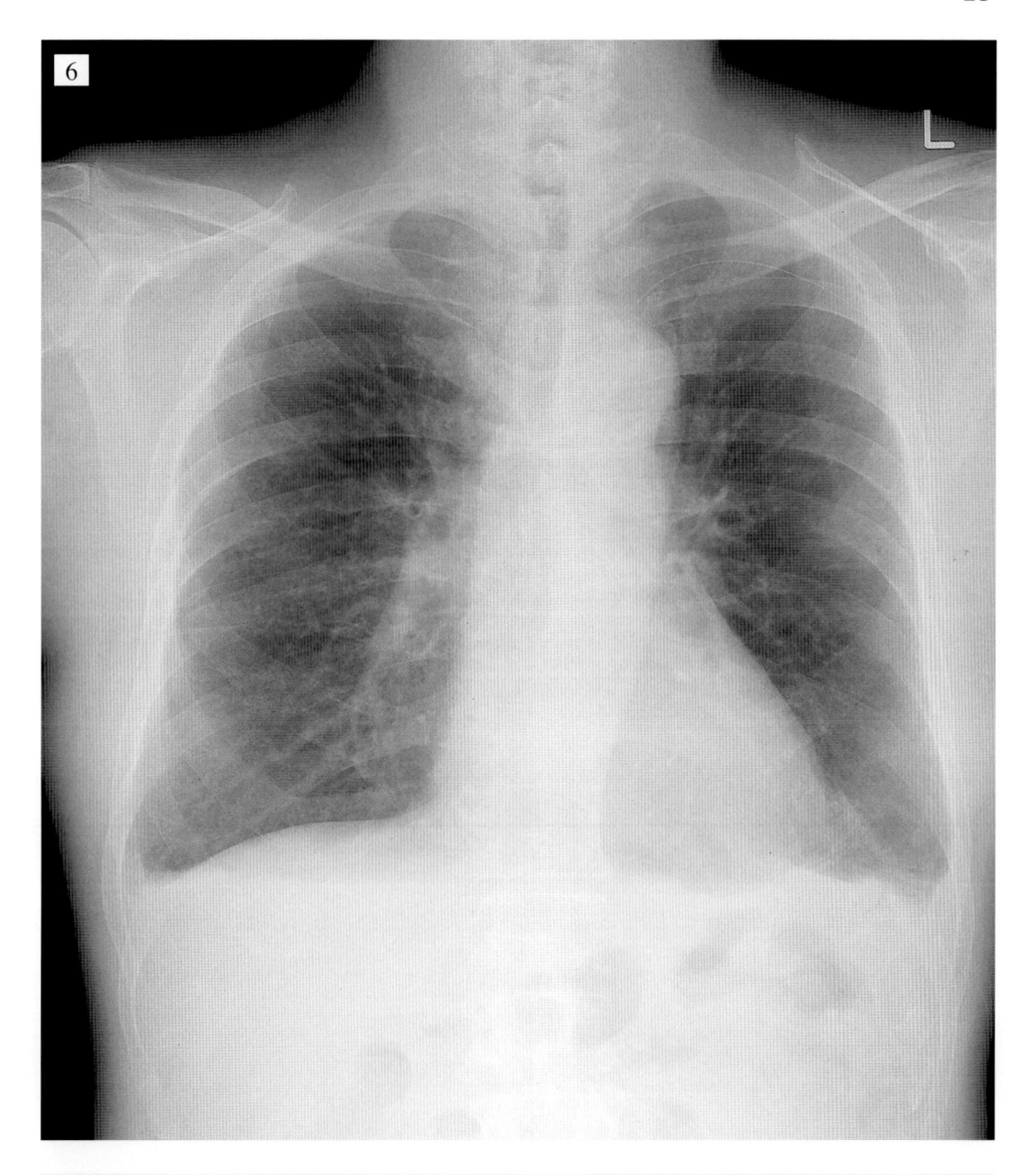

5 の解答

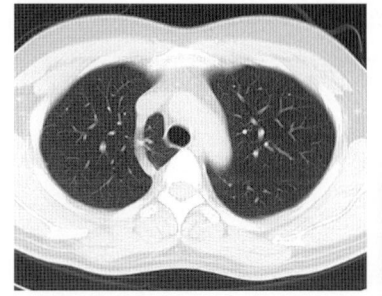

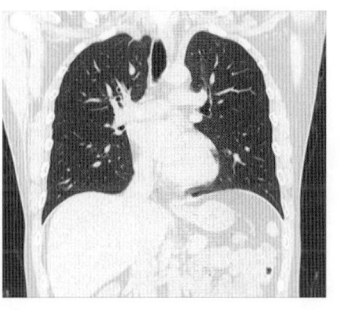

奇静脈葉

16 2章 まず手始めに読影を — 30症例，及第点は90％ —

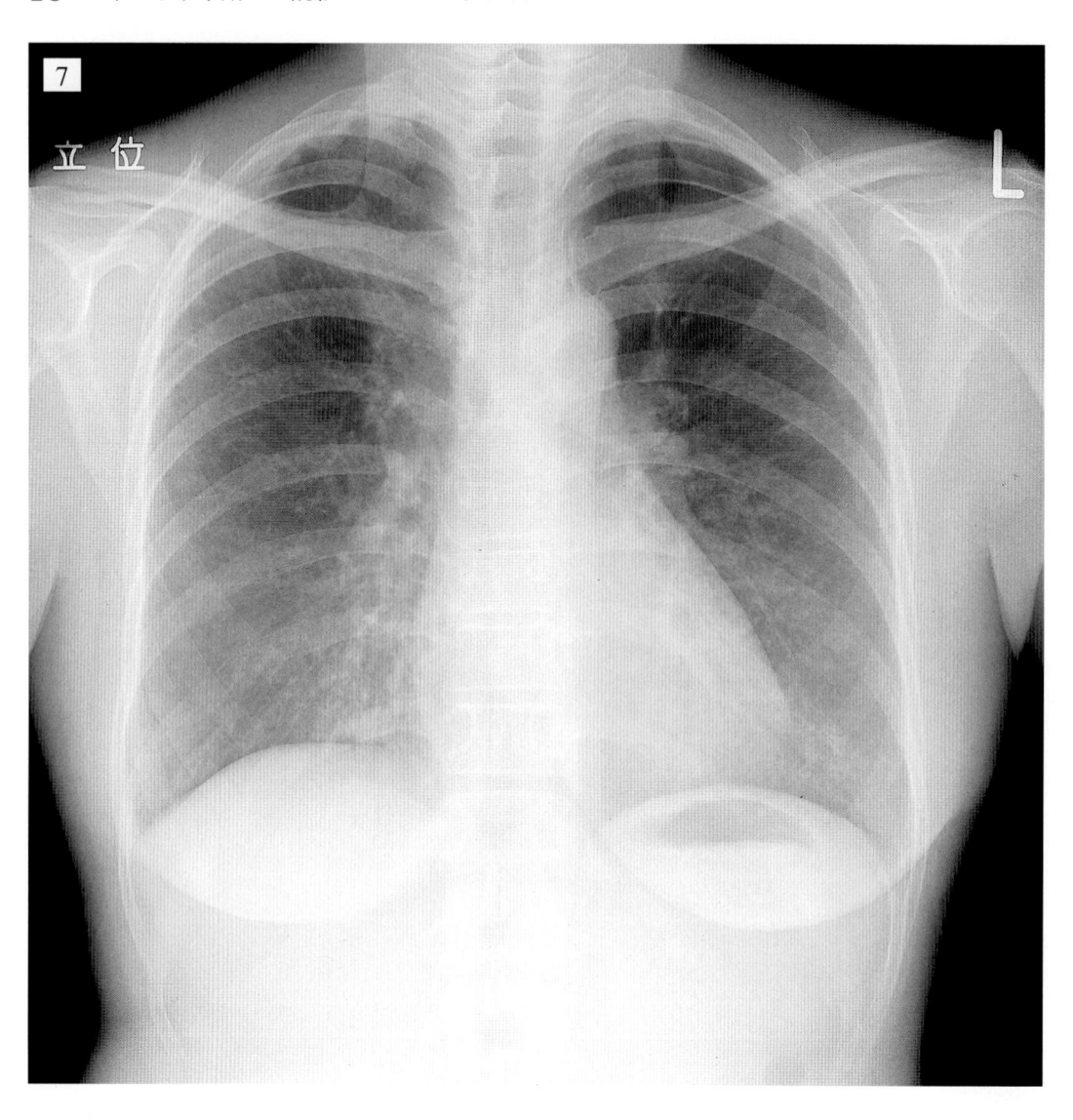

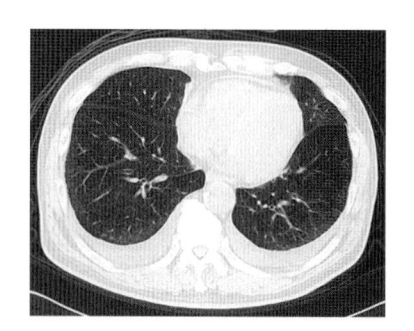

7 立位

---

6 の解答

腎不全による胸水

8

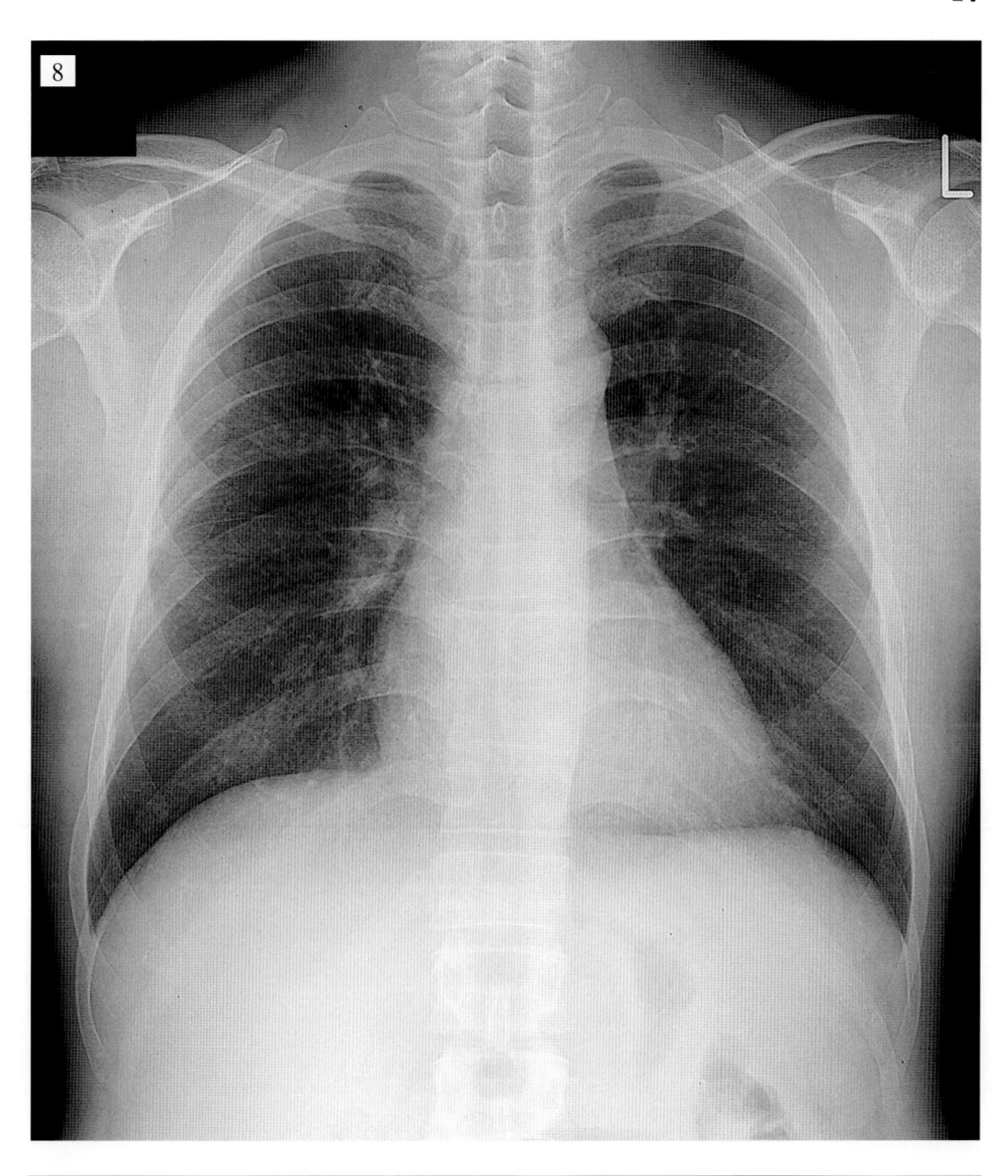

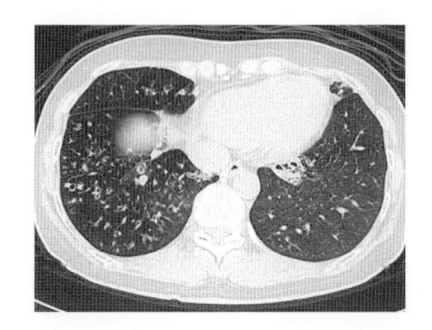

7 の解答

DPB

18 2章 まず手始めに読影を －30症例，及第点は90％－

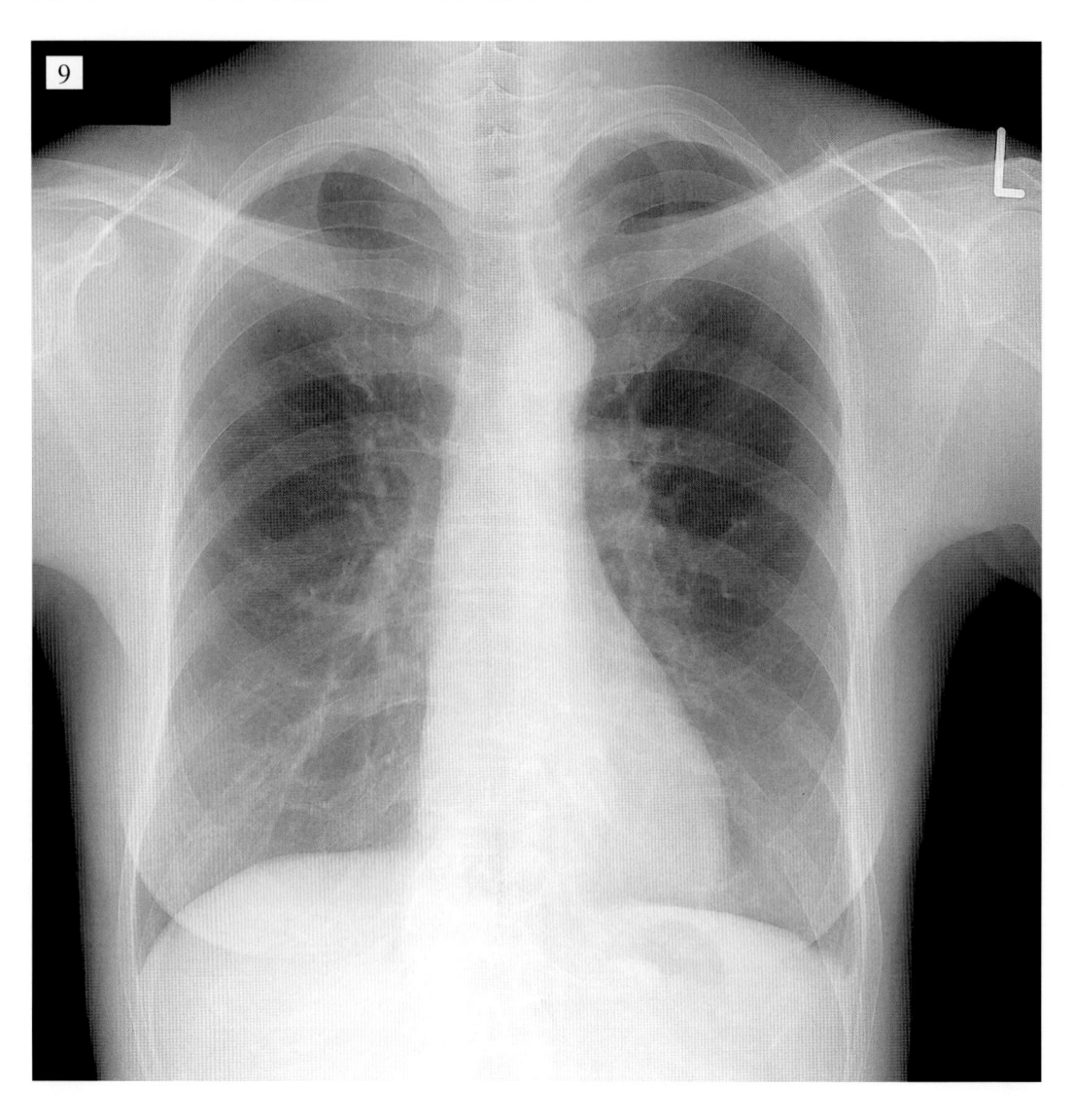

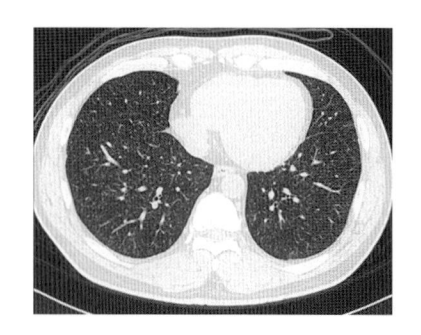

9

---

8 の解答

粟粒結核

9 の解答

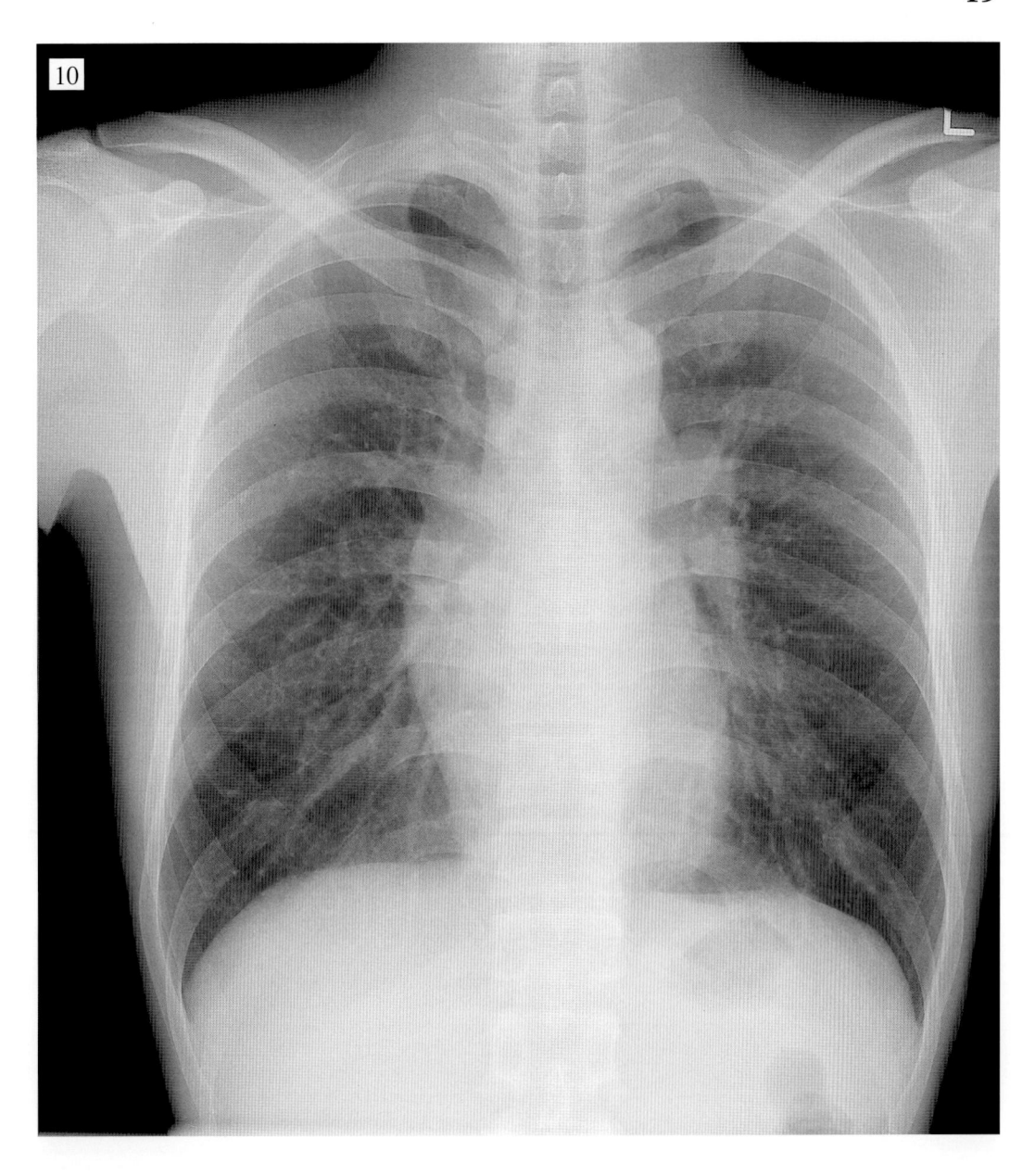

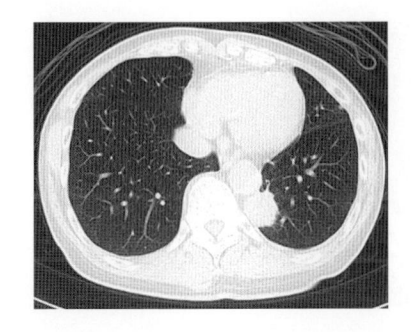

腺癌

20　2章　まず手始めに読影を　－30症例，及第点は90％－

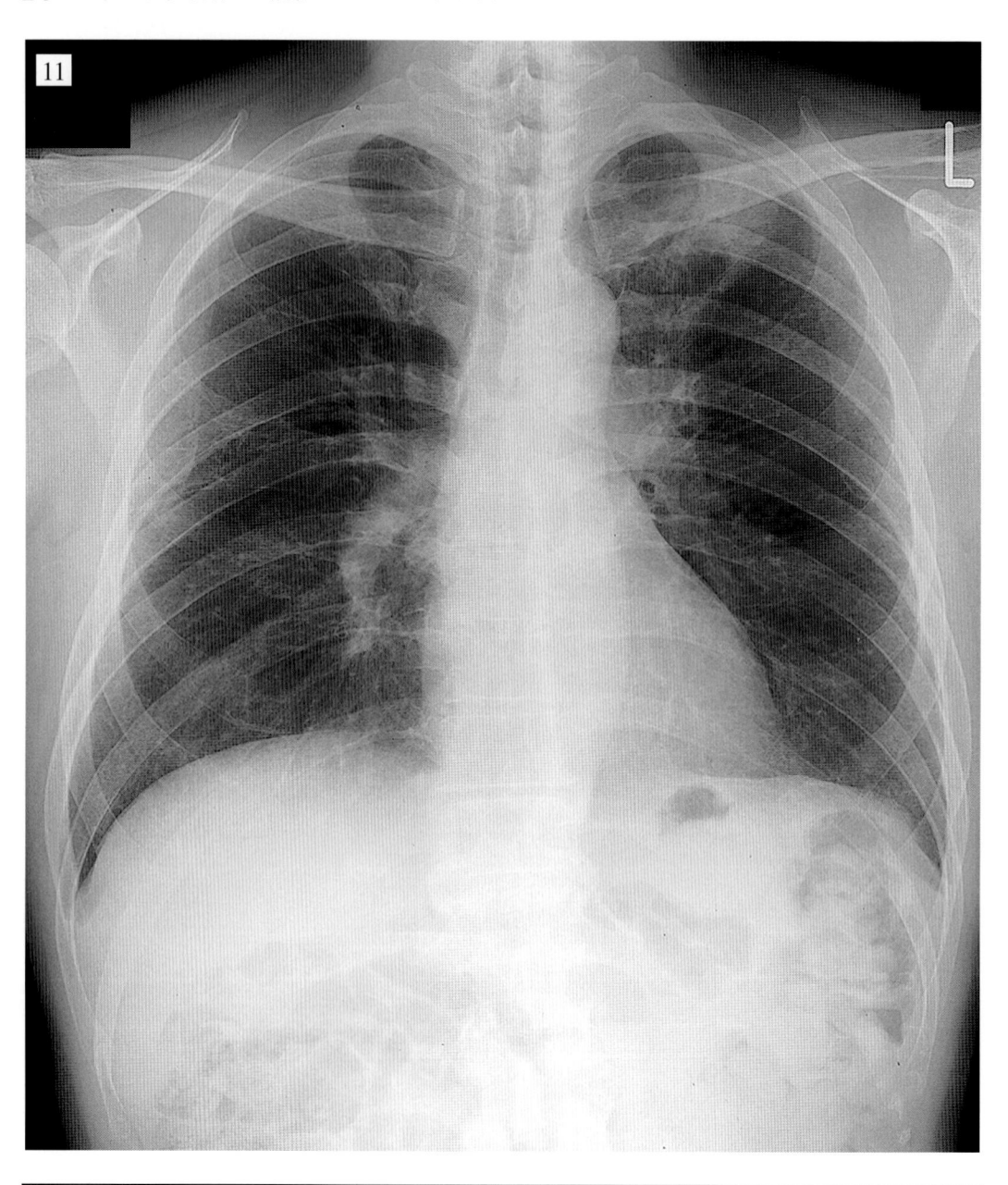

11

10 の解答

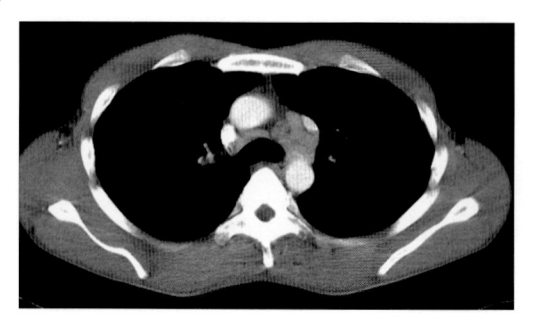

サルコイドーシス

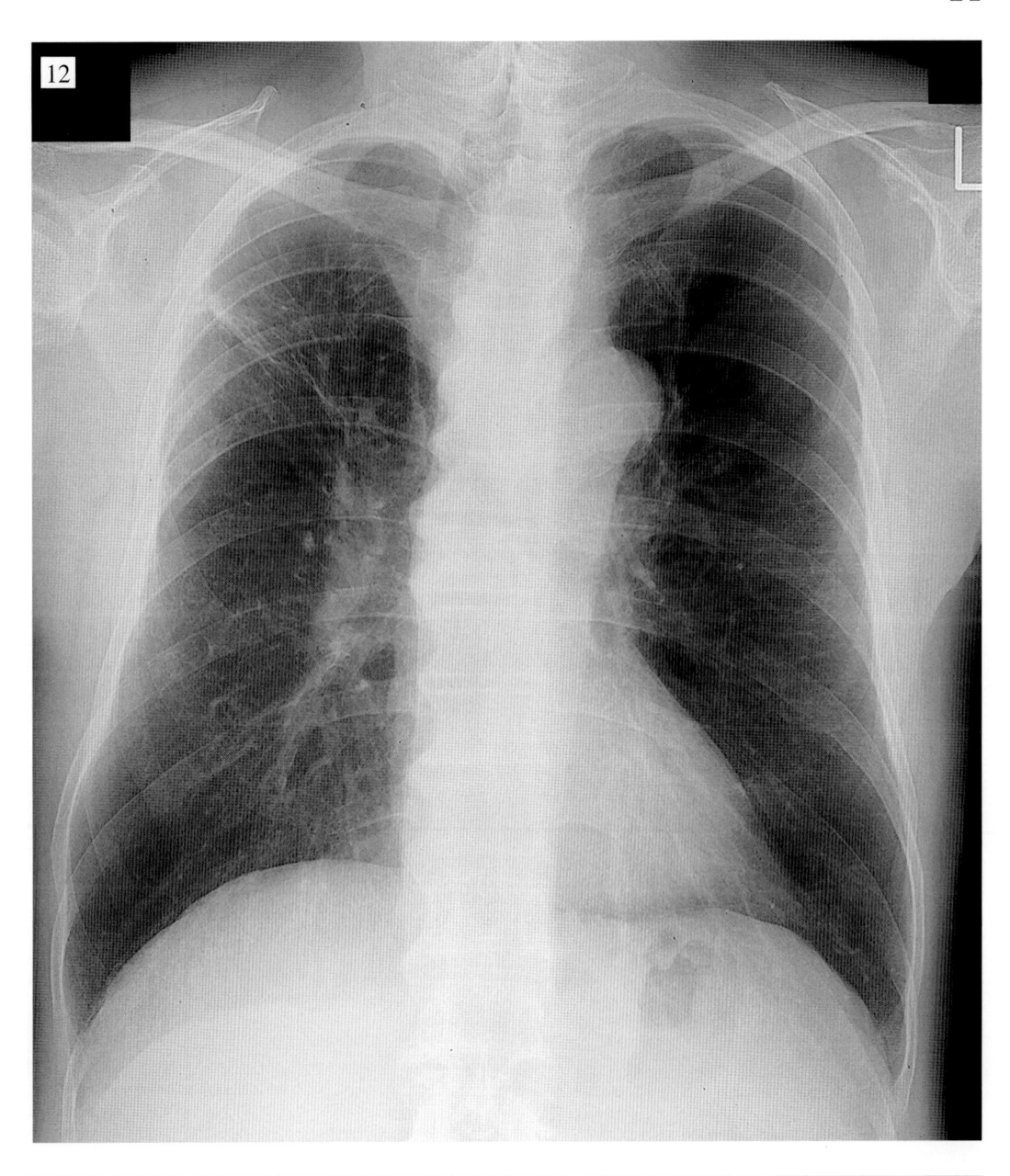

11 の解答

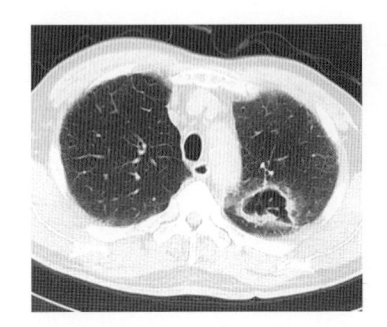

腺癌

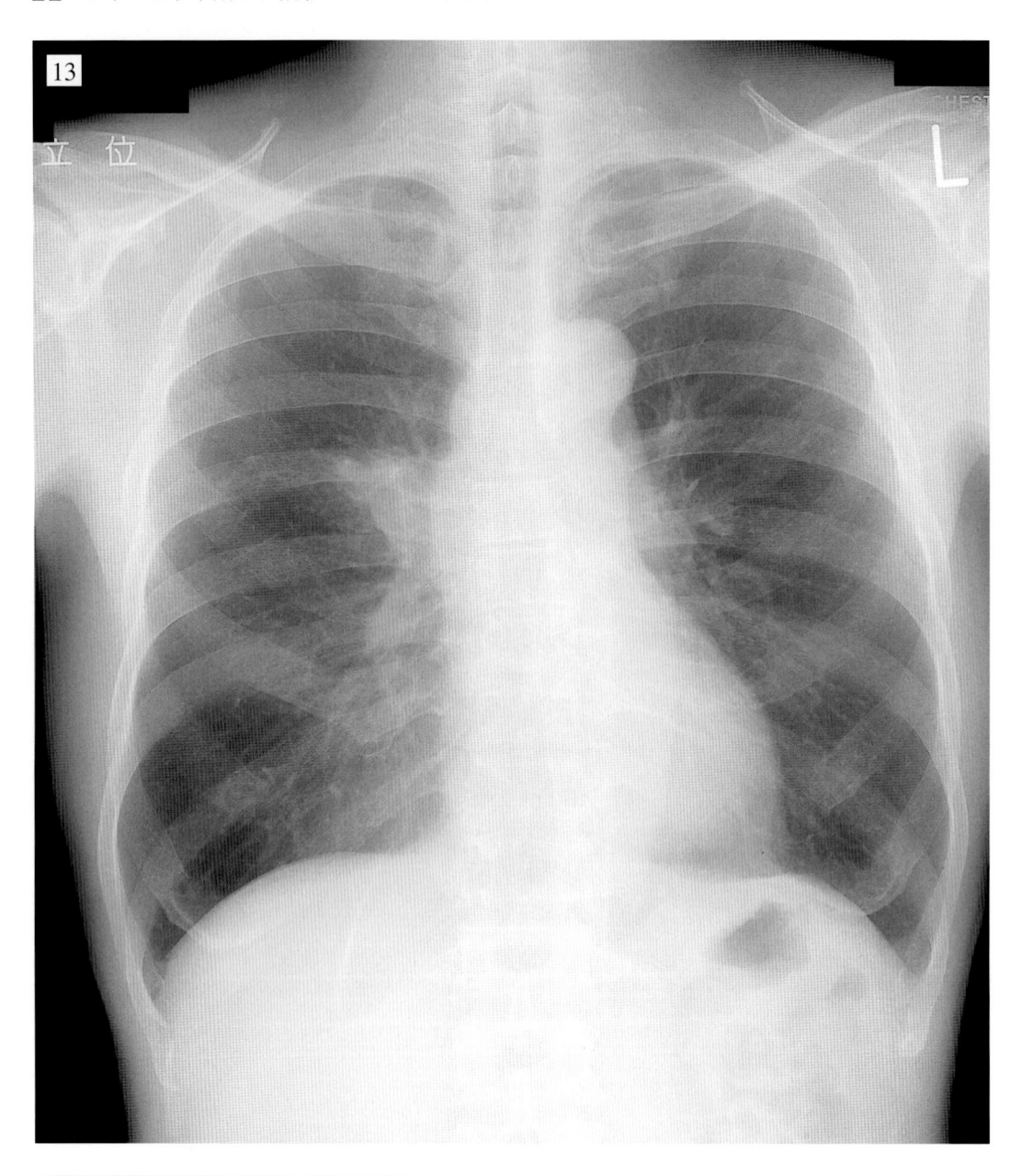

22　2章　まず手始めに読影を　− 30症例，及第点は 90% −

13

12 の解答

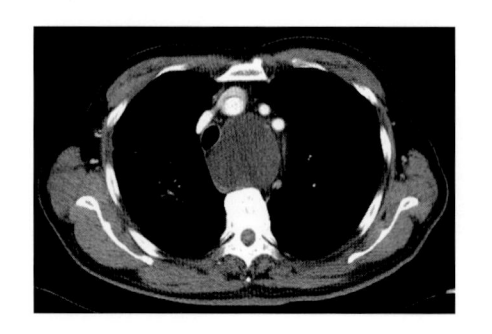

縦隔嚢腫

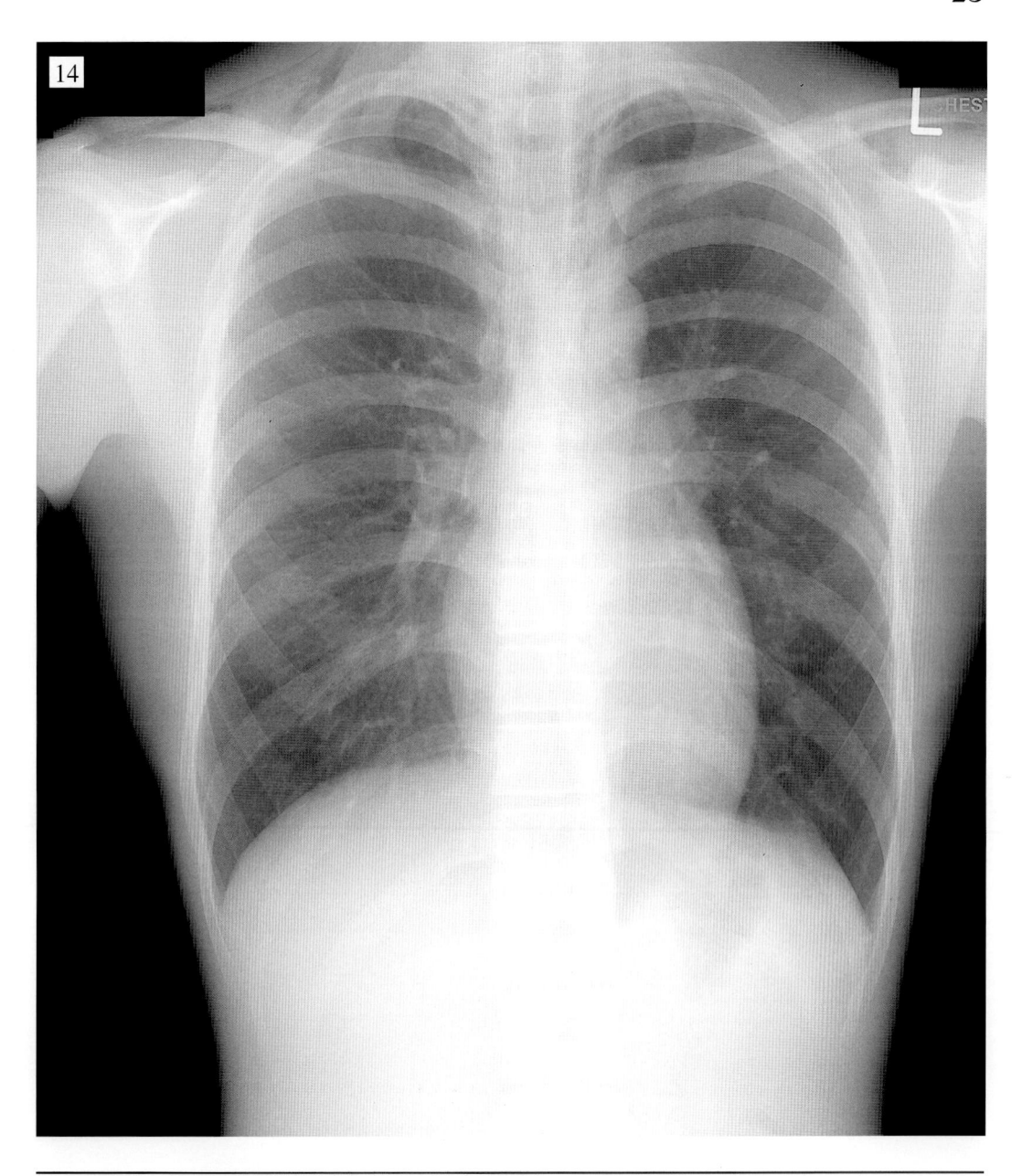

13 の解答

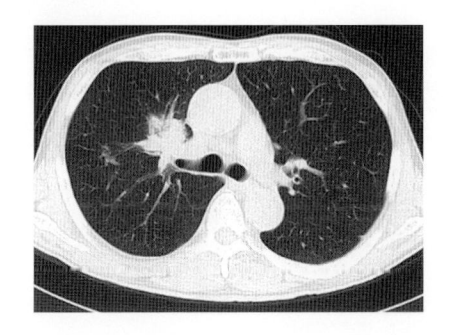

小細胞癌

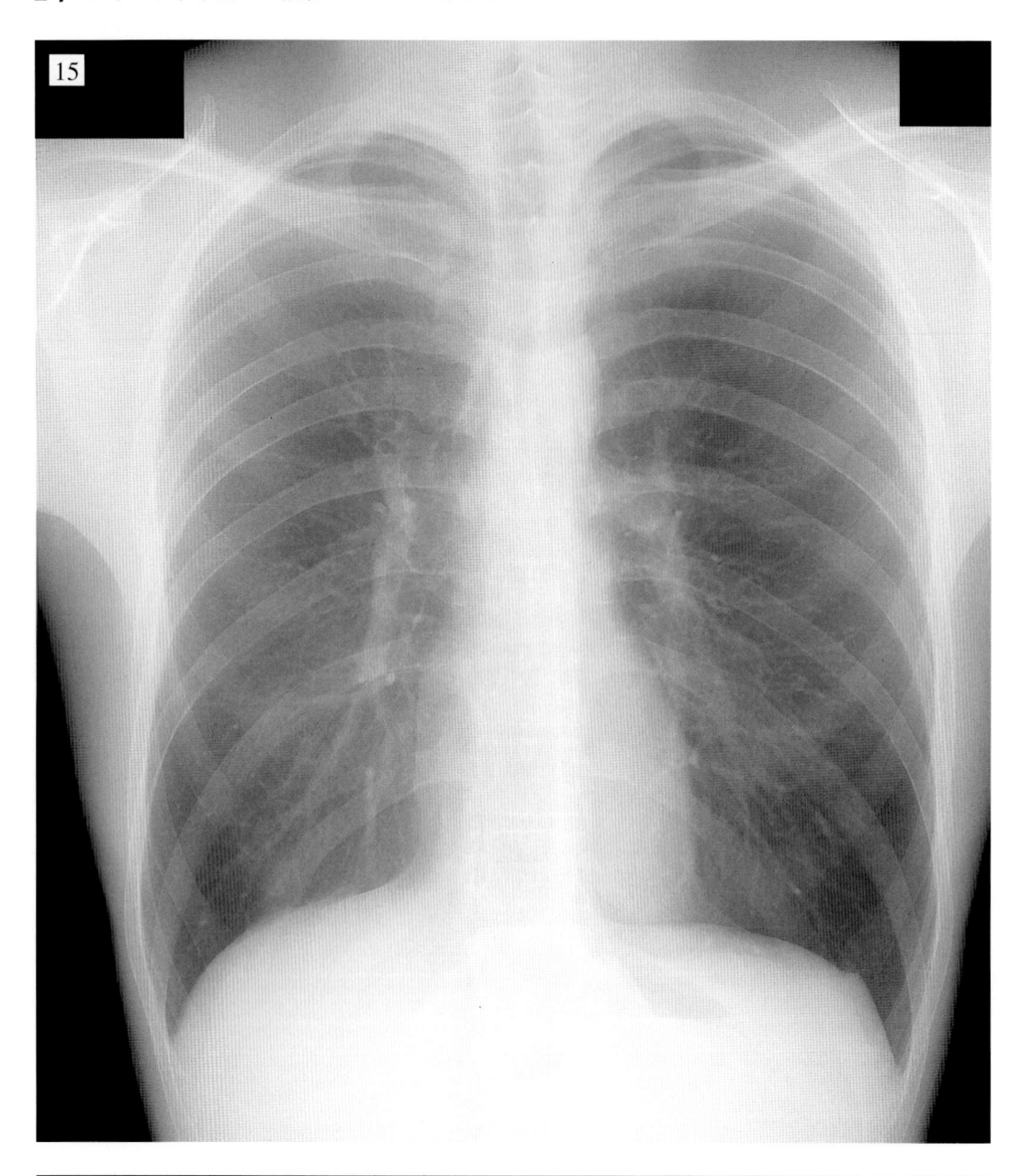

24　2章　まず手始めに読影を　− 30症例，及第点は 90% −

15

14 の解答

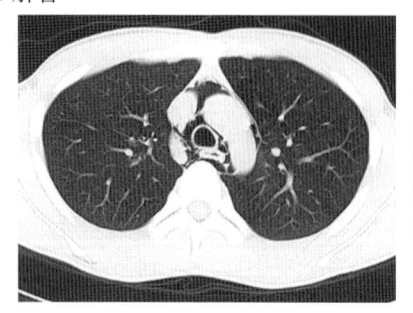

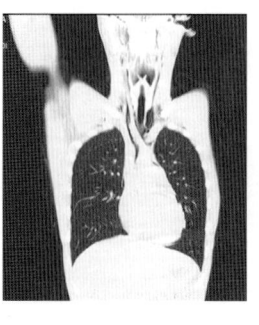

縦隔気腫
（運動時）

16

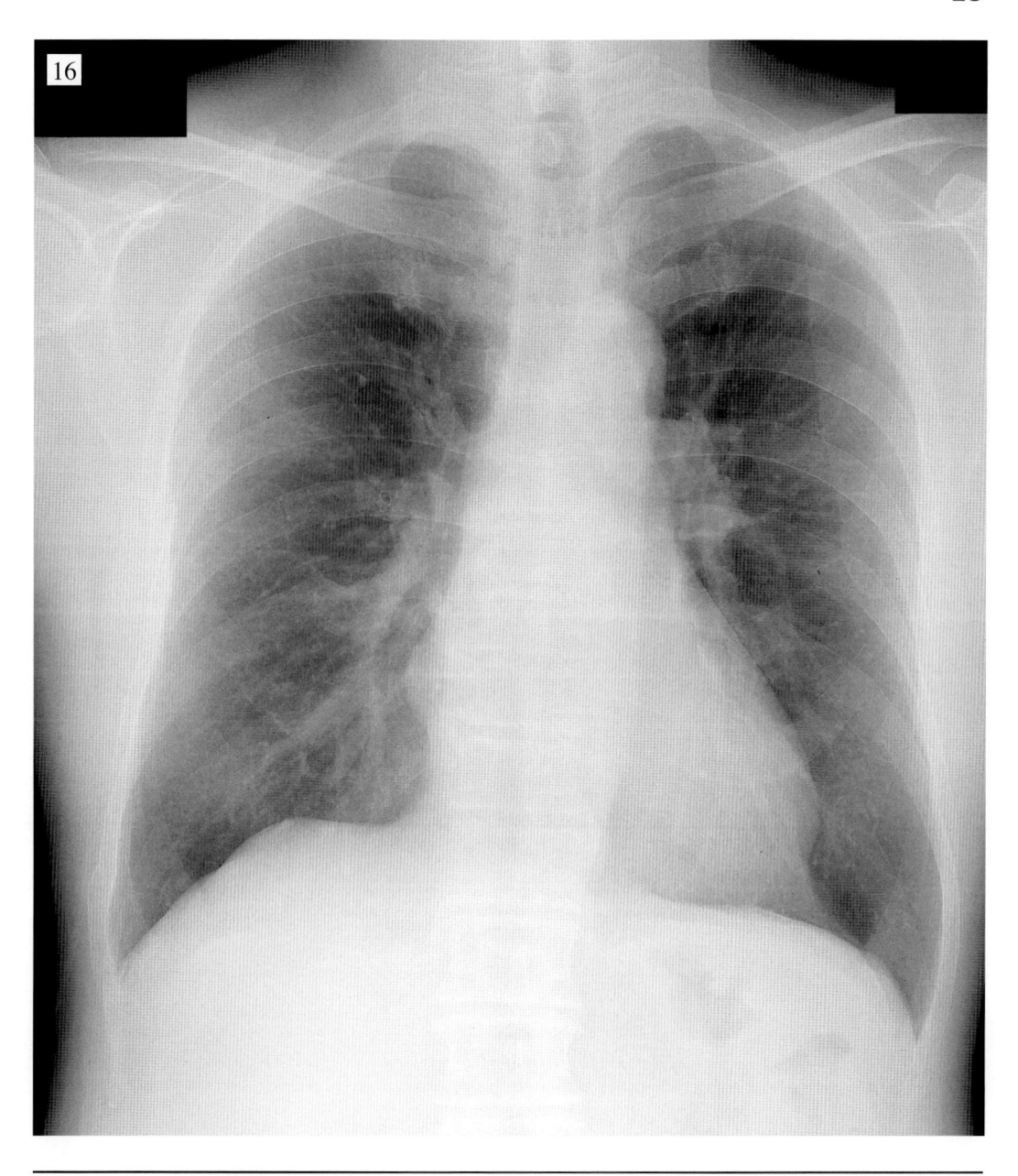

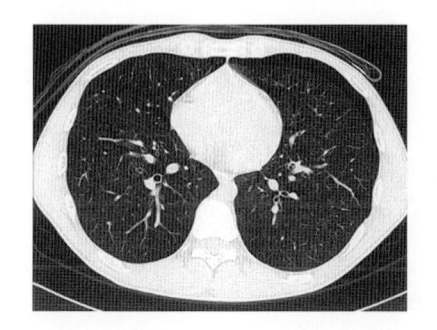

---

15 の解答　　　　　　　　　気胸

26 2章 まず手始めに読影を －30症例，及第点は90％－

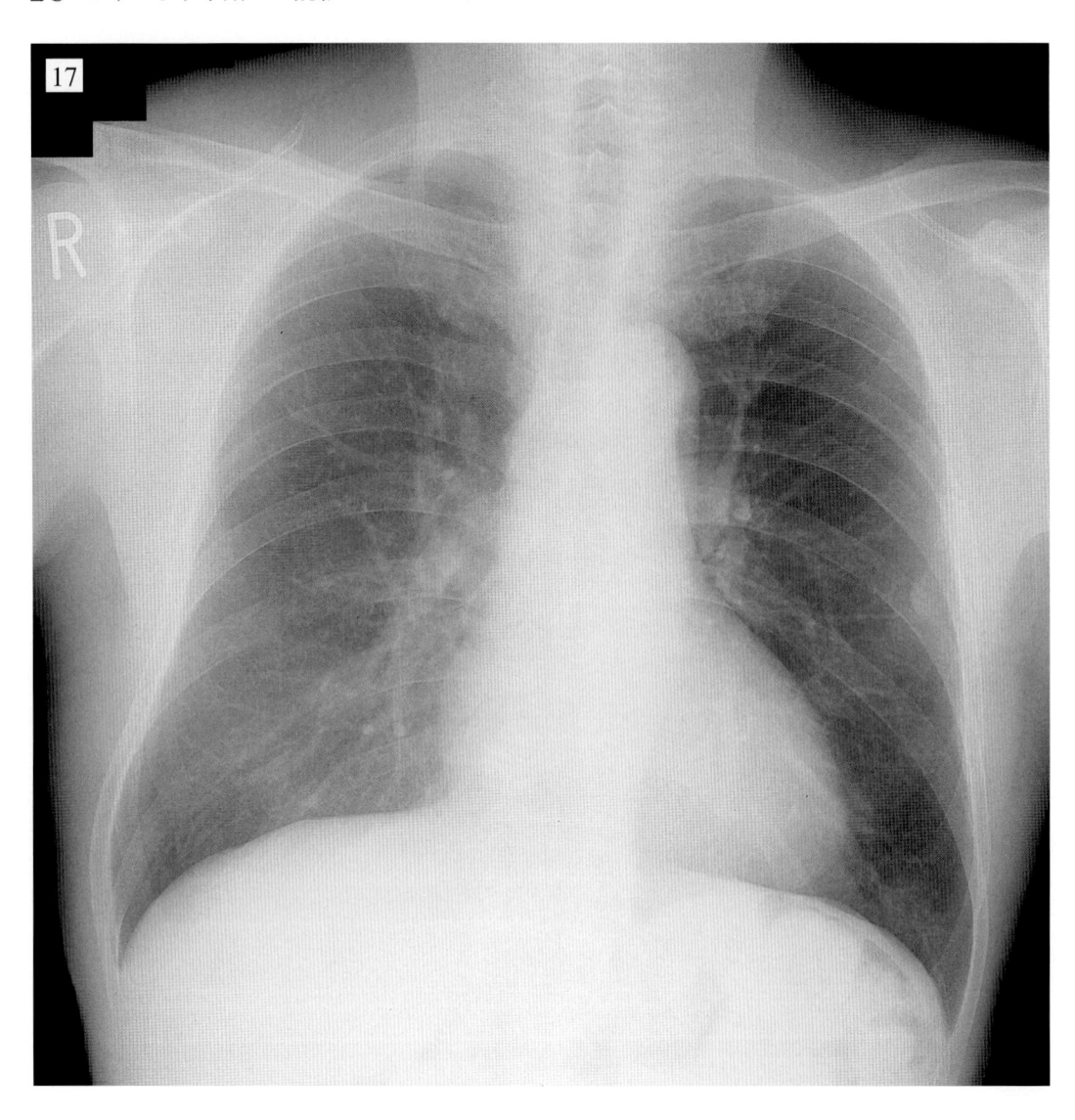

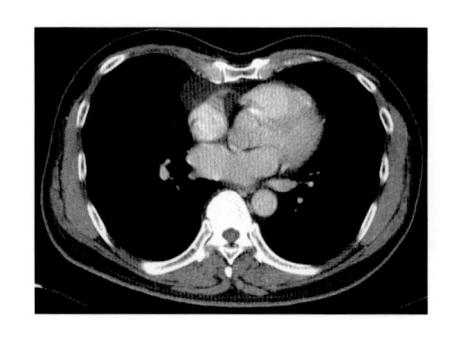

17

---

16 の解答　　　　　　　　　　心膜囊胞

17 の解答

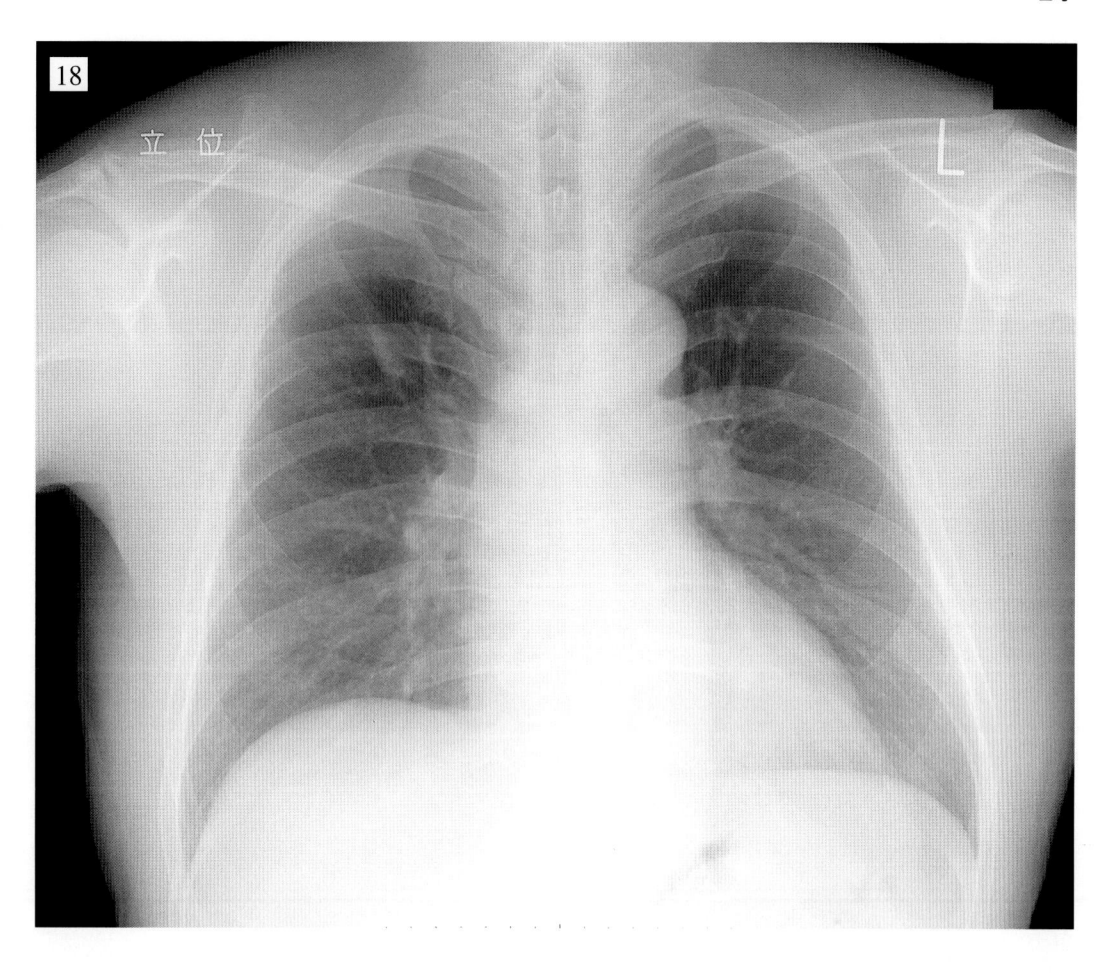

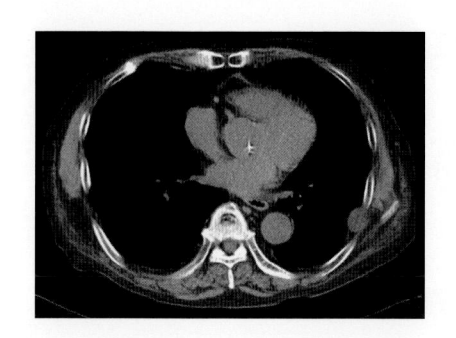

胸壁腫瘍

28　2章　まず手始めに読影を　− 30 症例，及第点は 90％ −

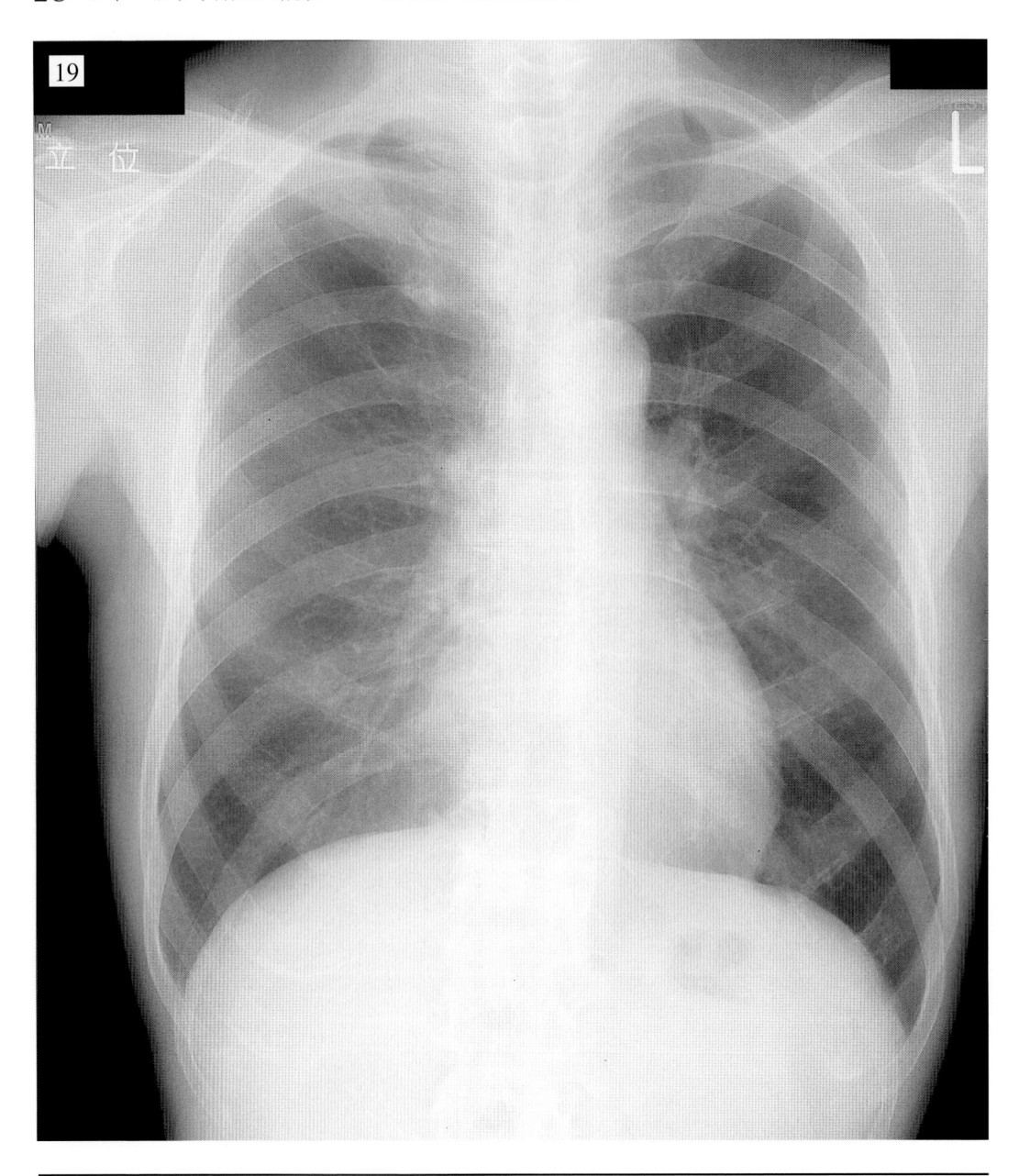

19

18 の解答

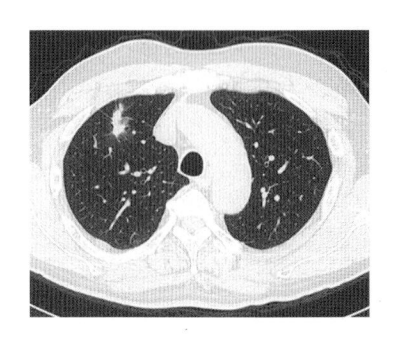

腺癌

19 の解答

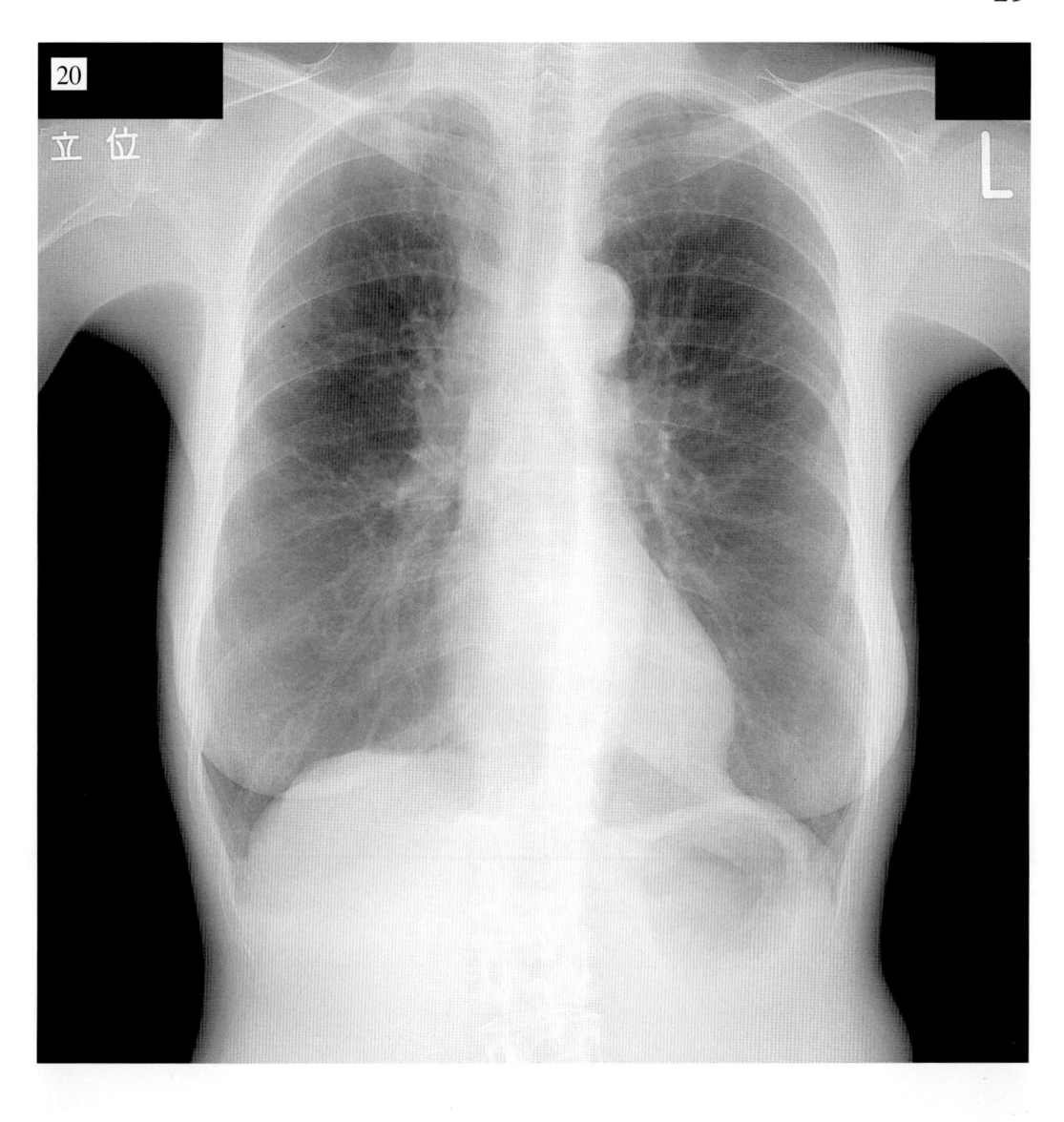

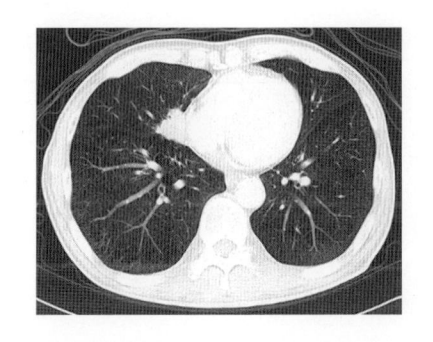

扁平上皮癌

30　2章　まず手始めに読影を　- 30症例，及第点は90% -

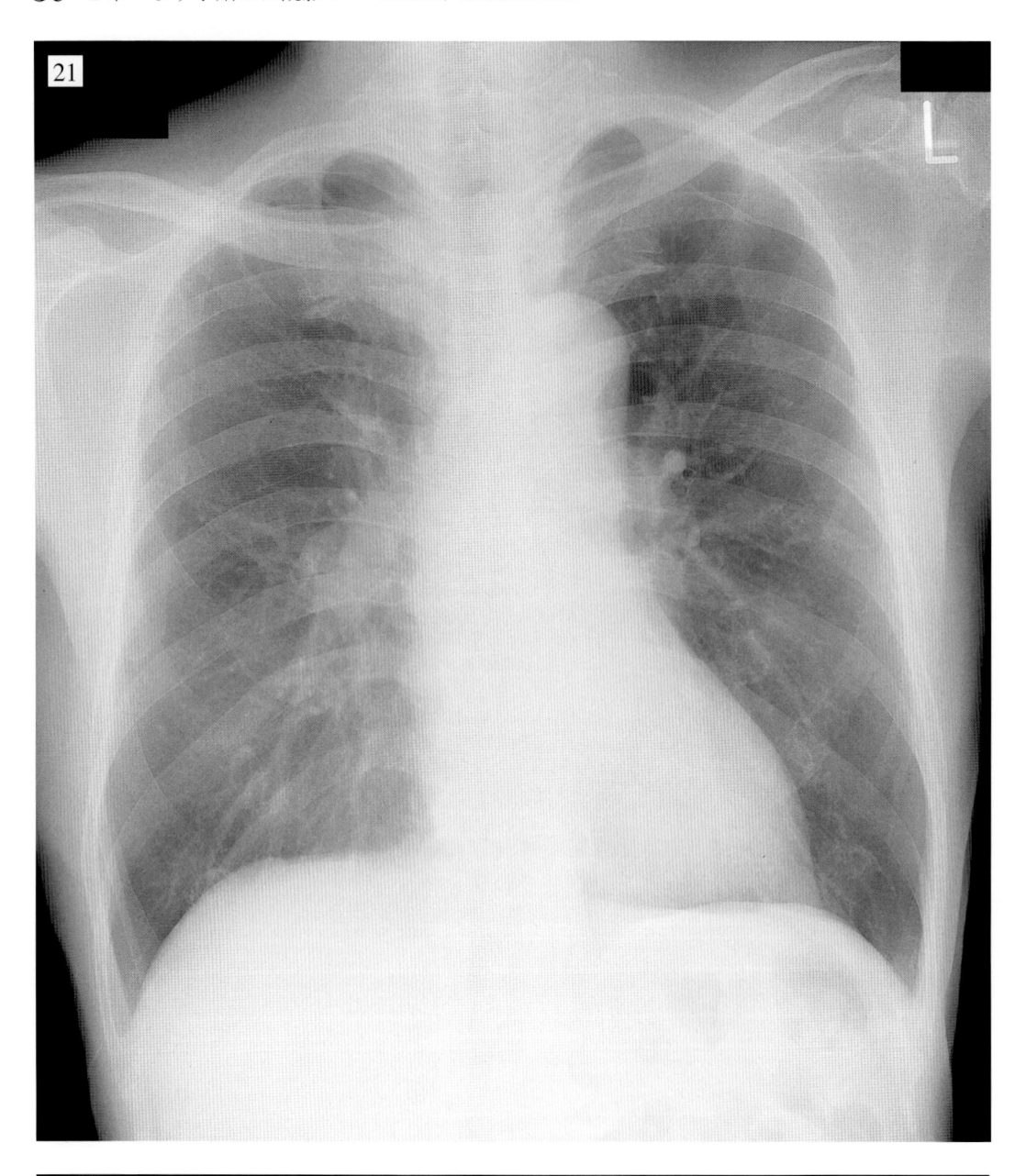

21

20 の解答

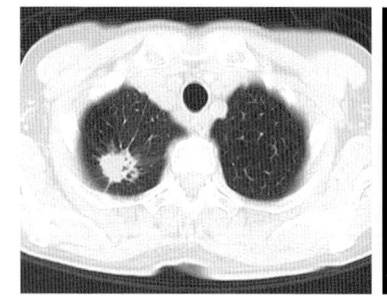

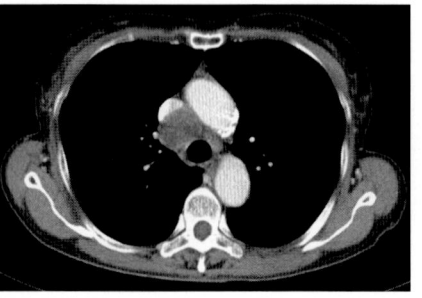

腺癌

22

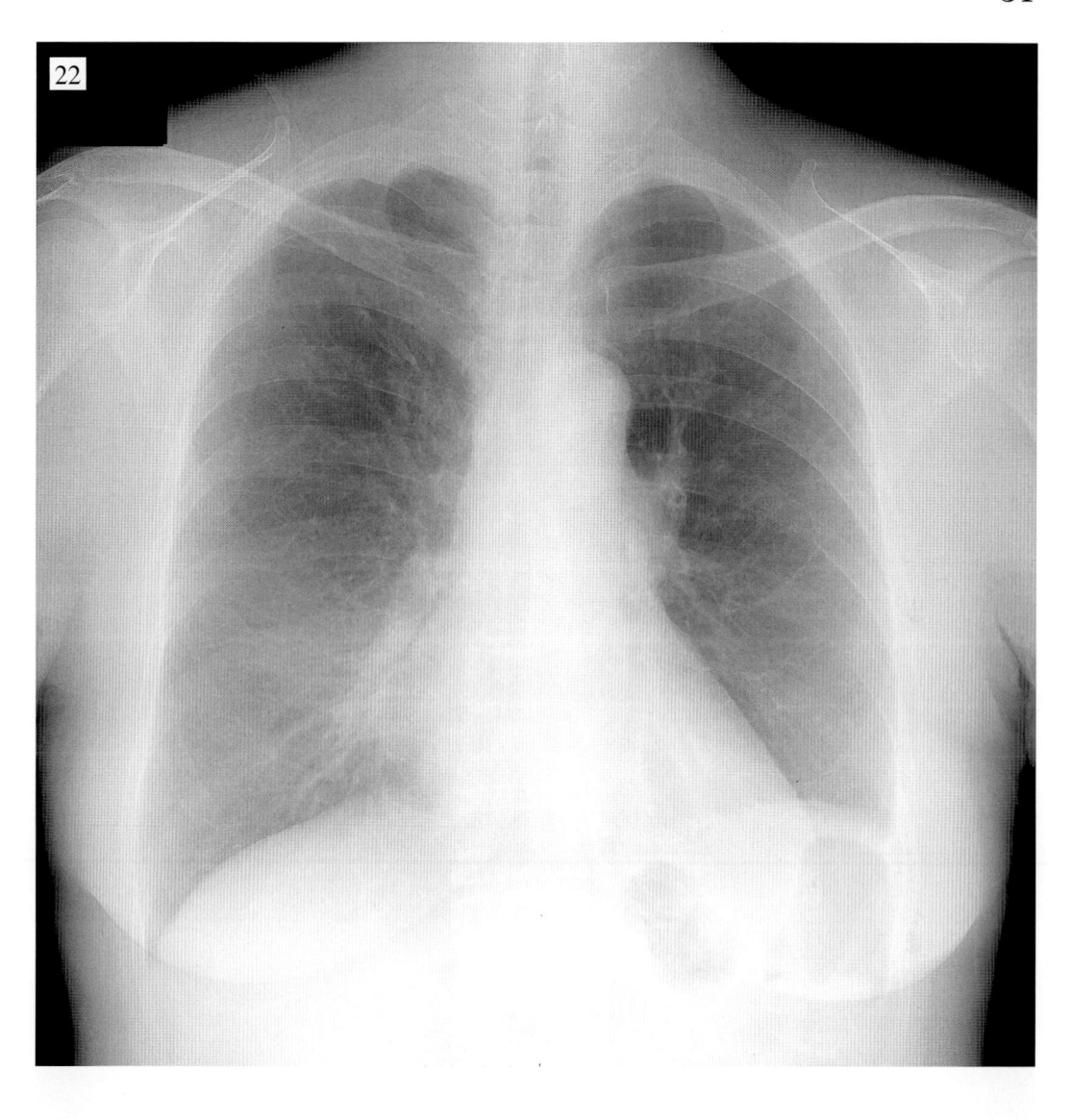

21 の解答

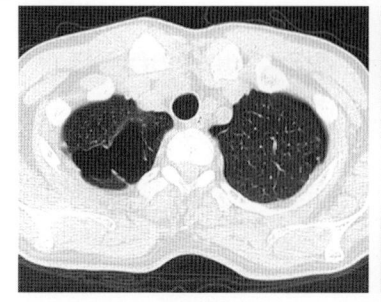

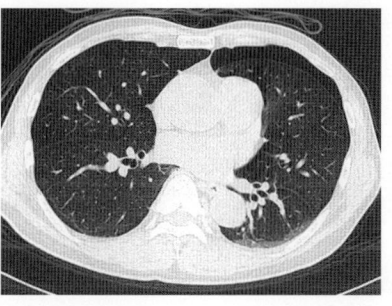

ブラ（右）
気胸（左）

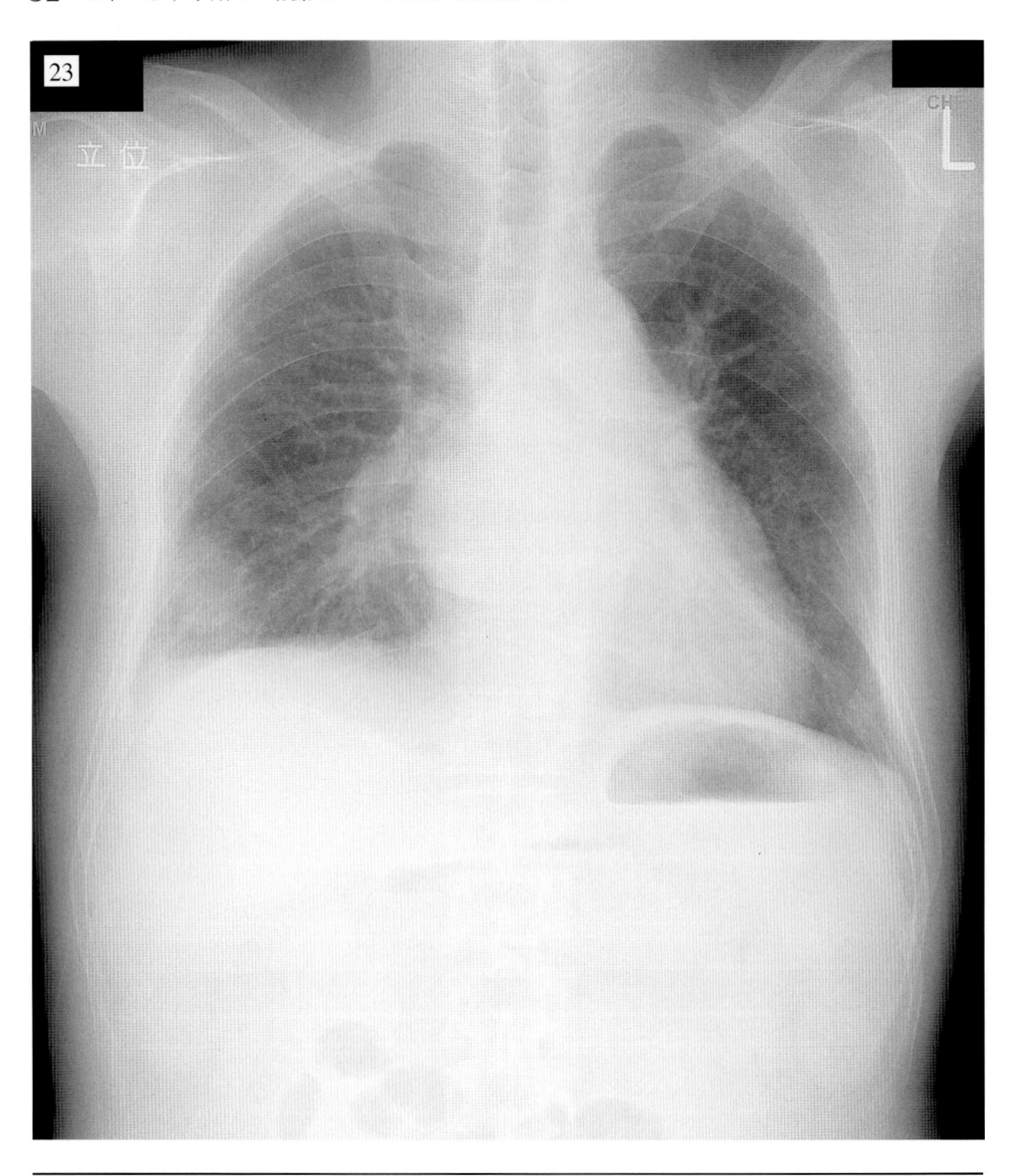

22 の解答

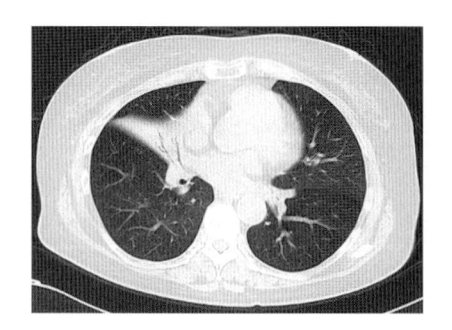

気管支喘息
喀痰による中葉の無気肺

24

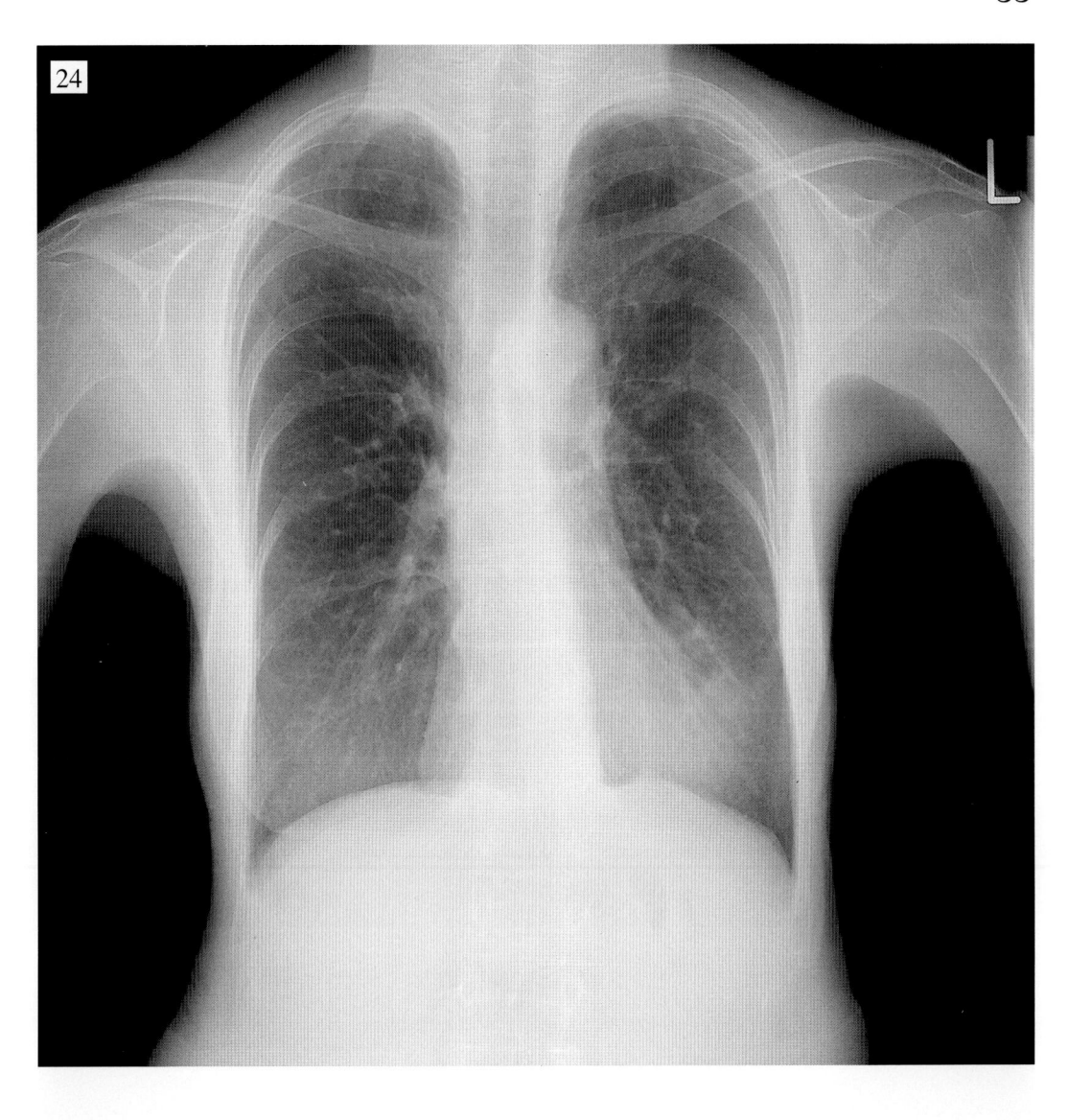

23 の解答

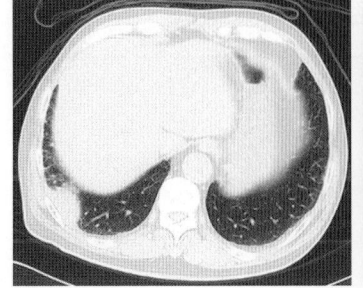

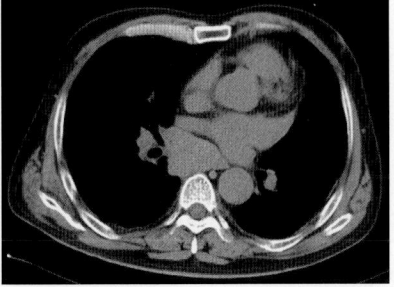

小細胞癌

34 2章 まず手始めに読影を － 30症例，及第点は90％ －

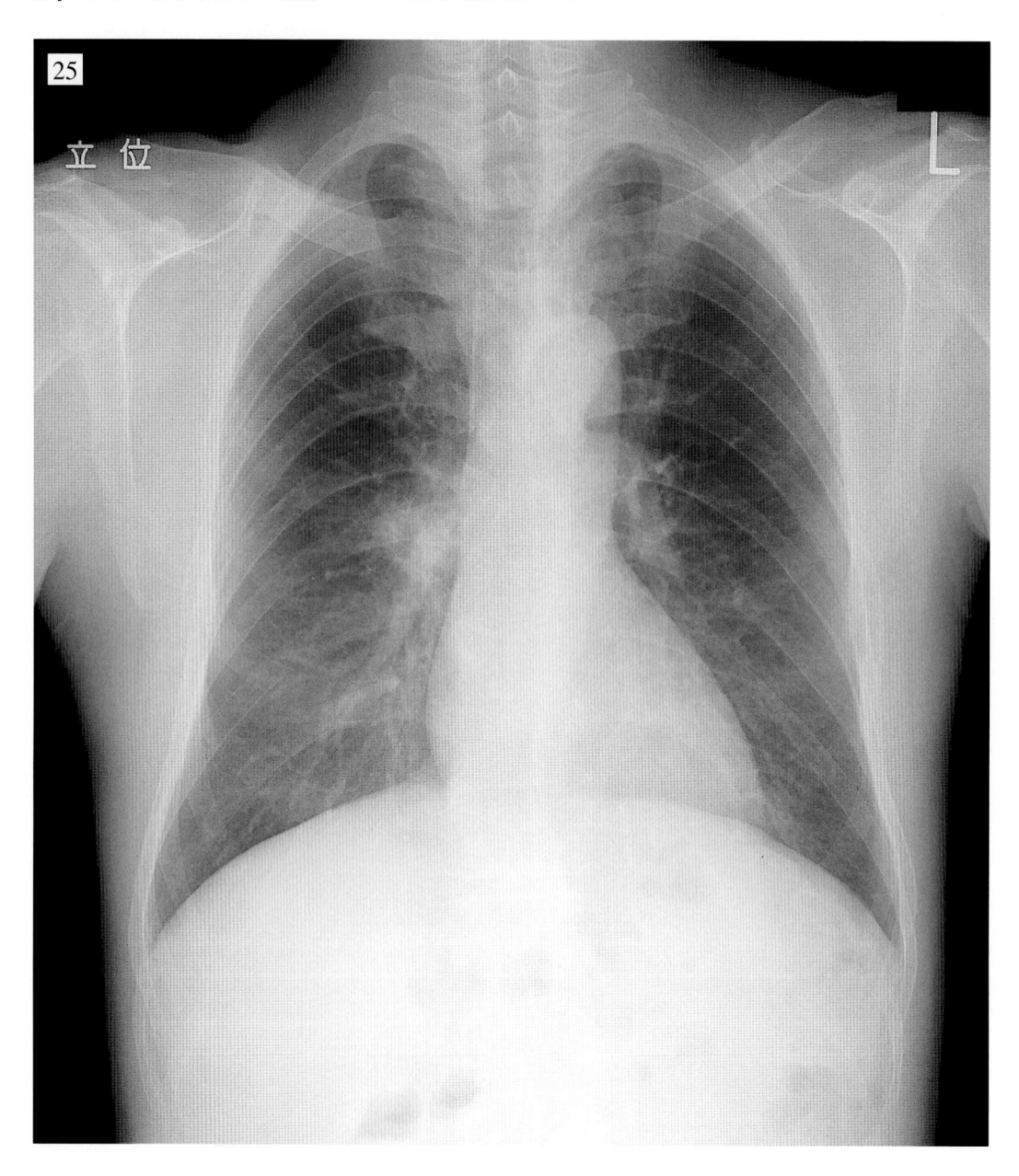

25 立位 L

---

24 の解答

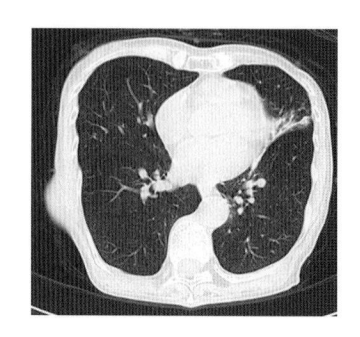

舌区症候群

25 の解答　　　　　　　　　　　　　　　　**腺癌**

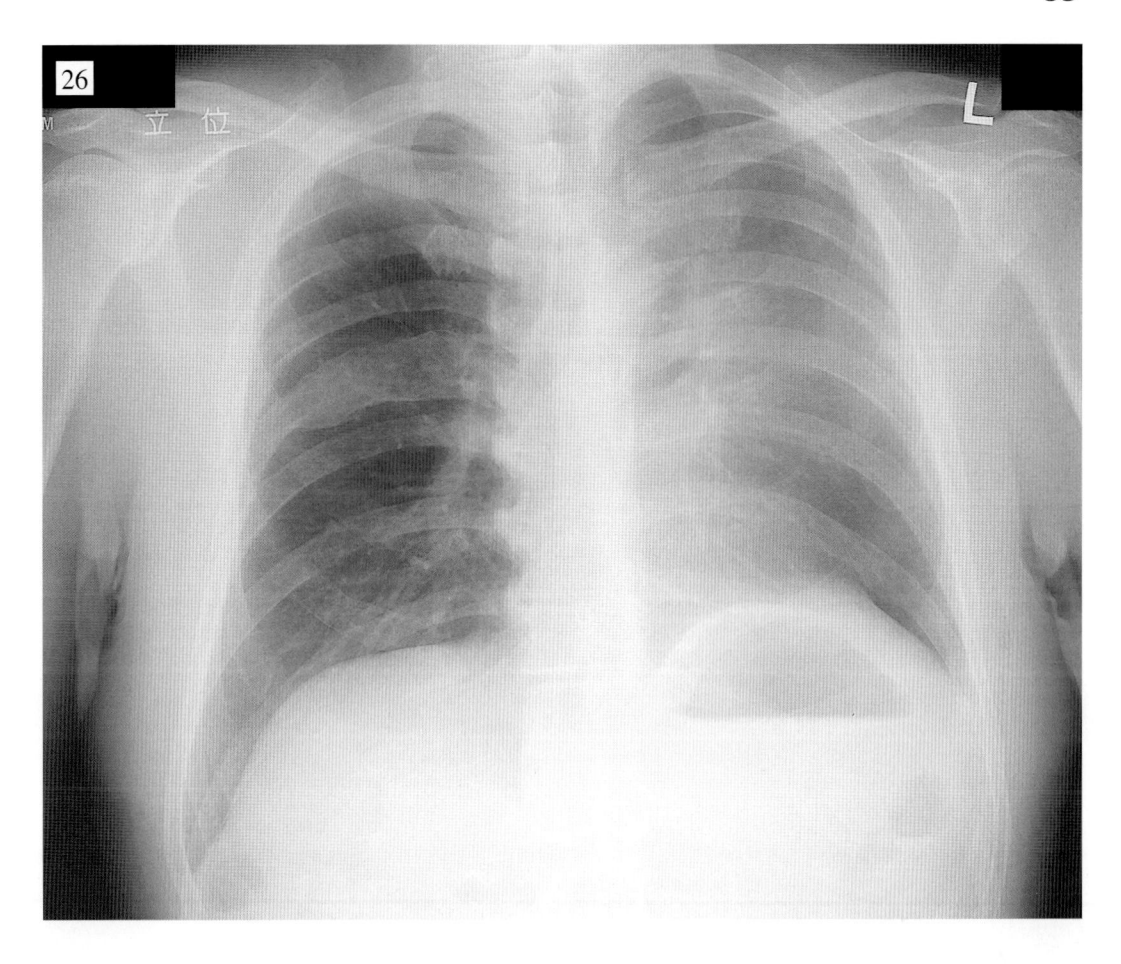

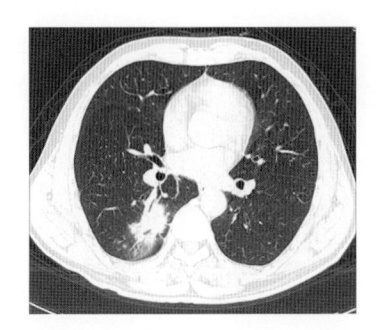

36　2章　まず手始めに読影を　－30症例，及第点は90％－

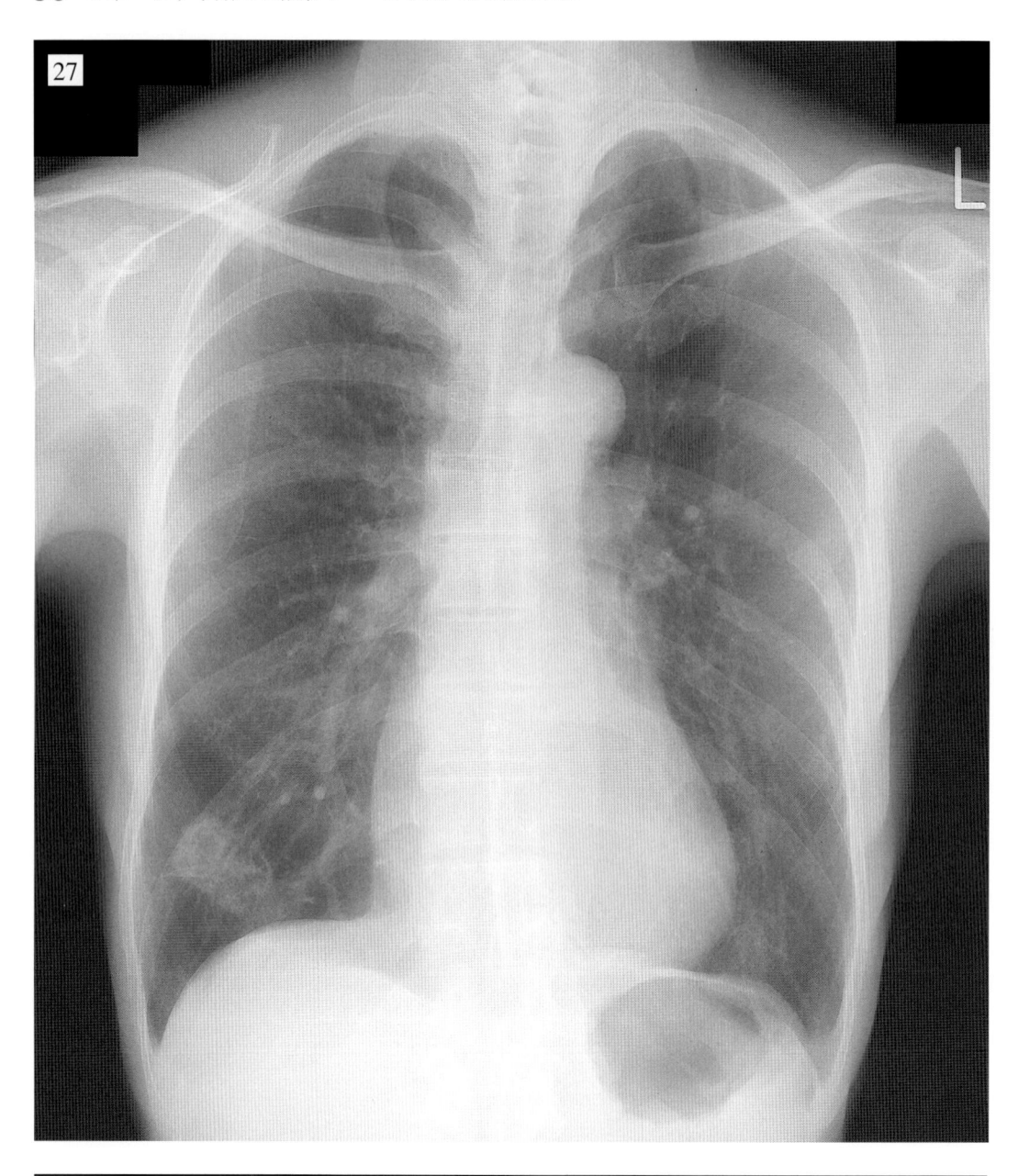

27

---

26 の解答

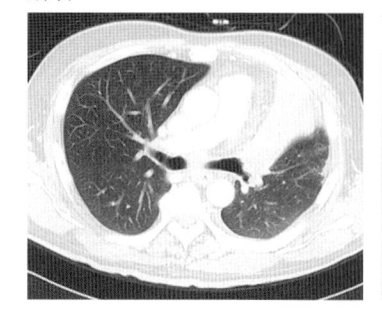

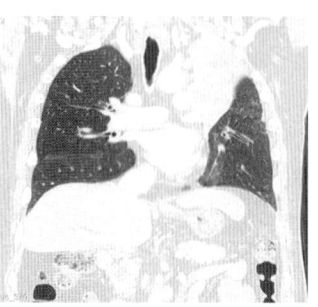

小細胞癌
左上葉無気肺

28

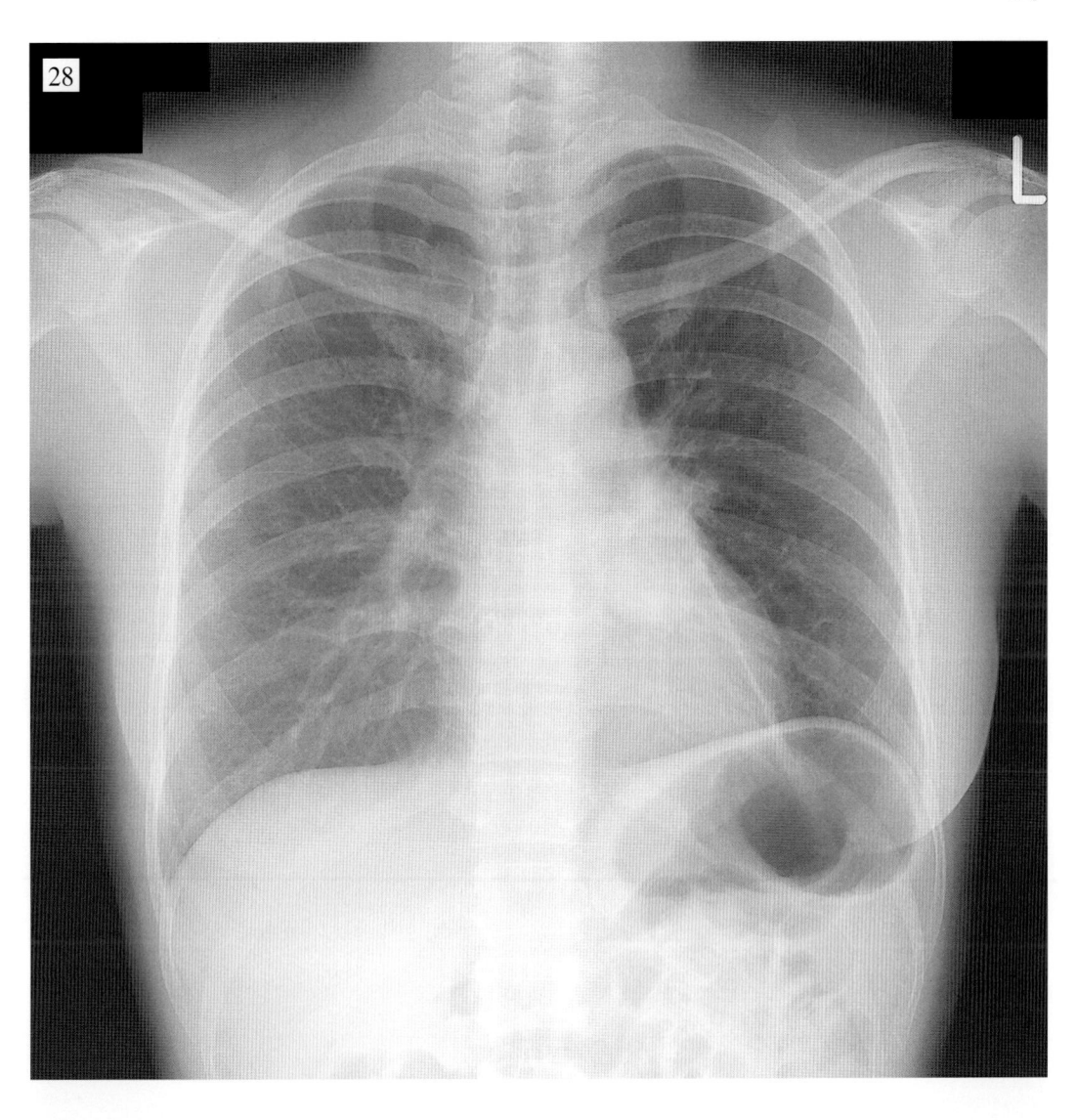

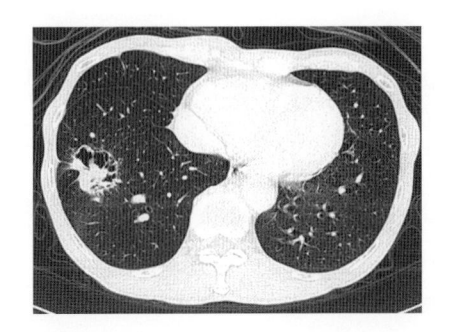

---

27 の解答

腺癌

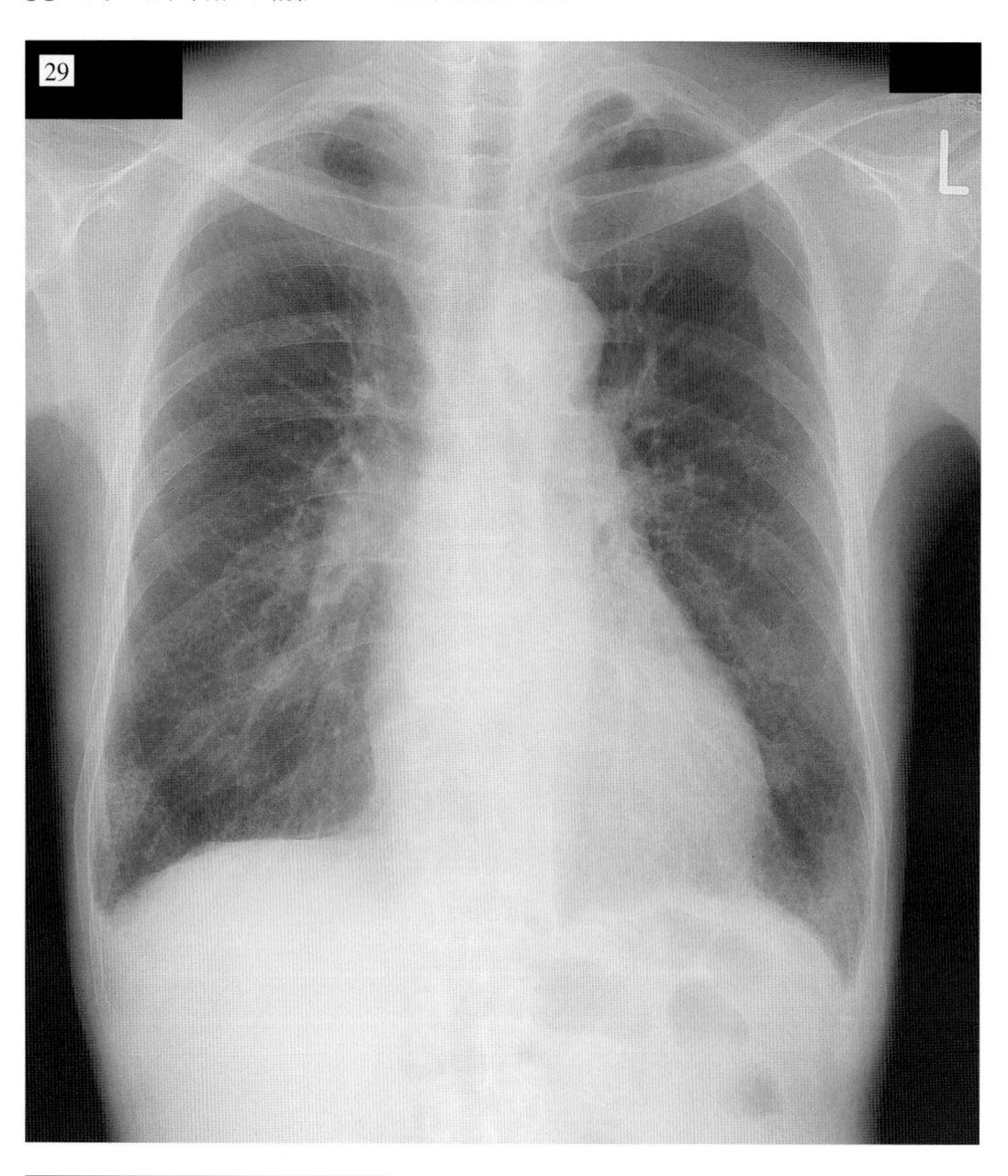

38　2章　まず手始めに読影を　－30症例，及第点は90％－

29

---

28 の解答 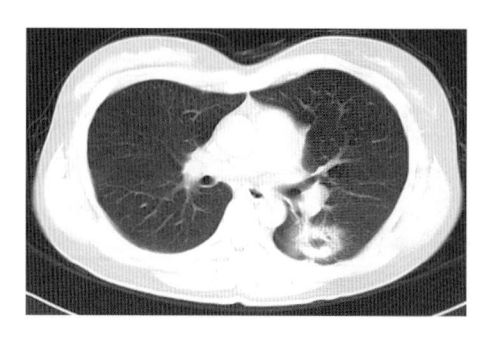　　　　　　　　　　腺癌

30

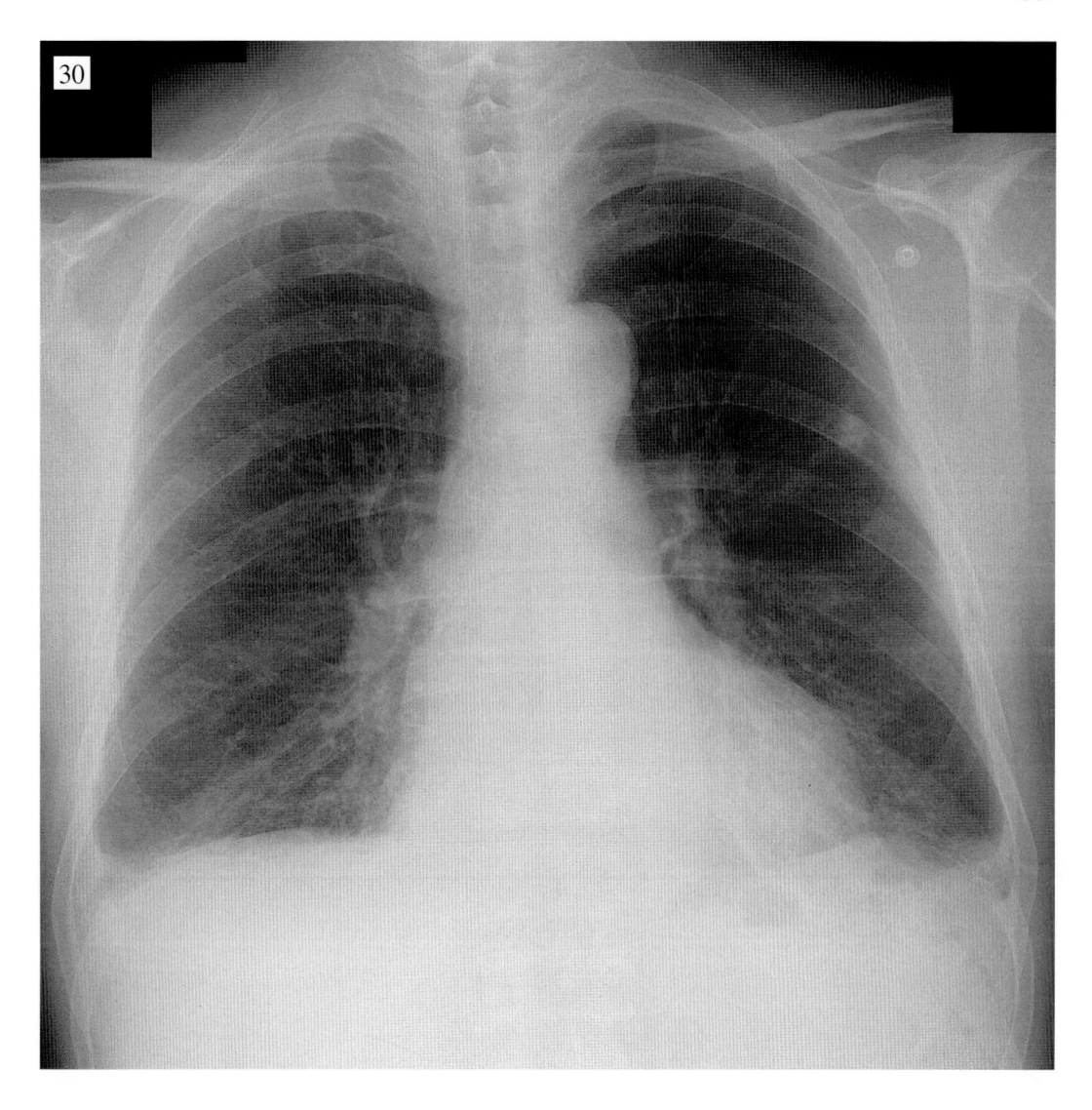

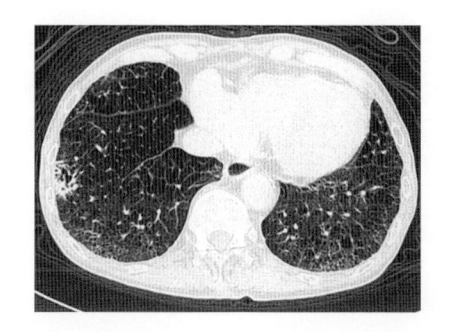

---

29 の解答　　　腺癌

いかがでしたか？

---

30 の解答

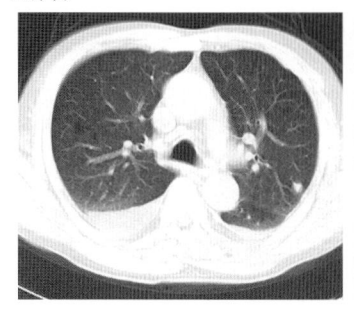

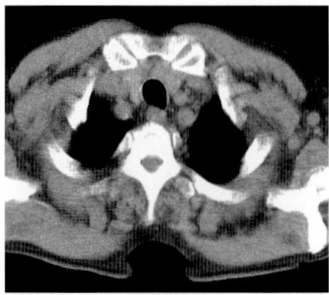

・心不全
・肺下胸水
・軟骨性過誤腫

3章
検診時に気になる所見
―異常所見？それとも正常範囲？―

A.
胸膜肥厚（?）
胸膜癒着（?）

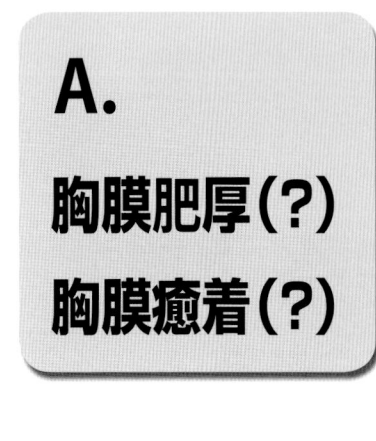

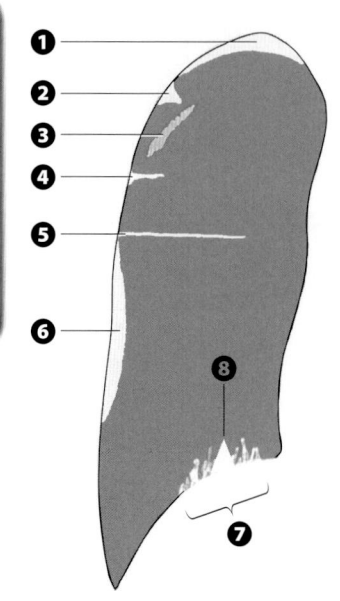

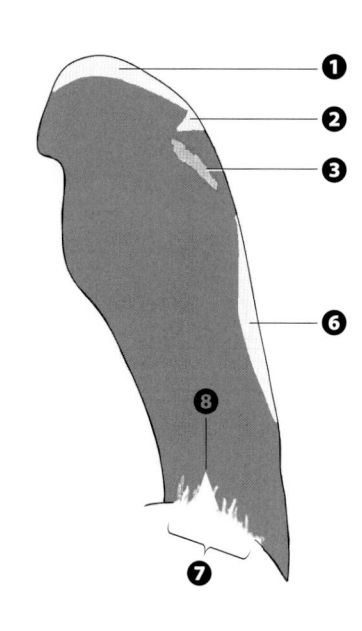

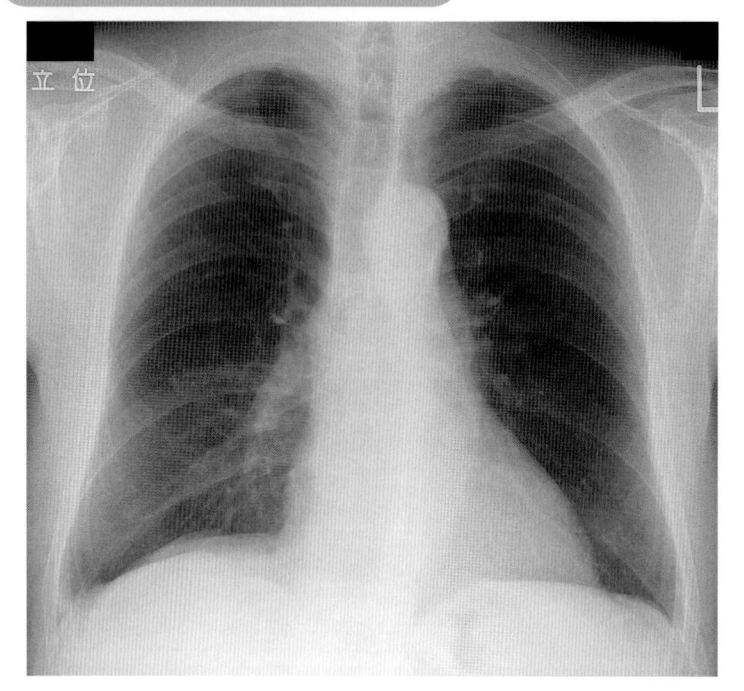

❶ 肺尖部胸膜肥厚（?）

いわゆる apical cap（肺尖帽）である．このような所見を呈する病態は，
 1. 肺尖部胸膜肥厚
 2. 肺尖部の陳旧性肺結核
 3. 肺尖部脂肪織
 4. 胸水による apical cap

A. 胸膜肥厚（？）胸膜癒着（？） **43**

1. 肺尖部の胸膜肥厚

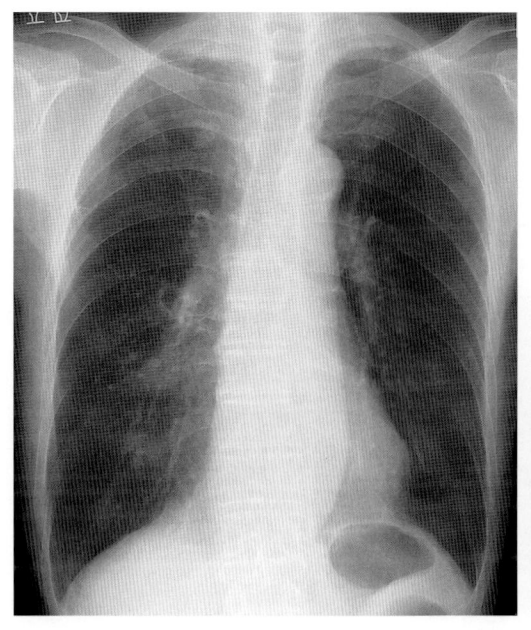

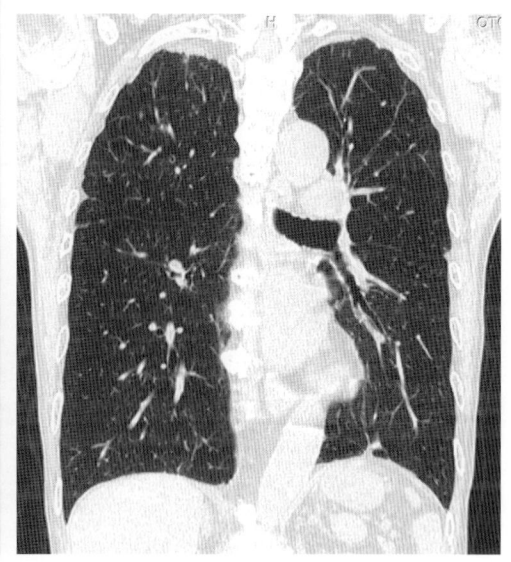

　肺尖部の胸膜肥厚は，成人では，かなりの率で認められる．肺手術時に観察すると，肺尖部の肺胸膜が不透明な肥厚した胼胝(べんち)として認められる．原因としては，結核の初期感染の瘢痕が考えられる．また，陰圧の胸腔内で肺尖は最も血流が阻害される部分であるため，阻血による瘢痕が招来されるという意見もある．両側性のことも多い．

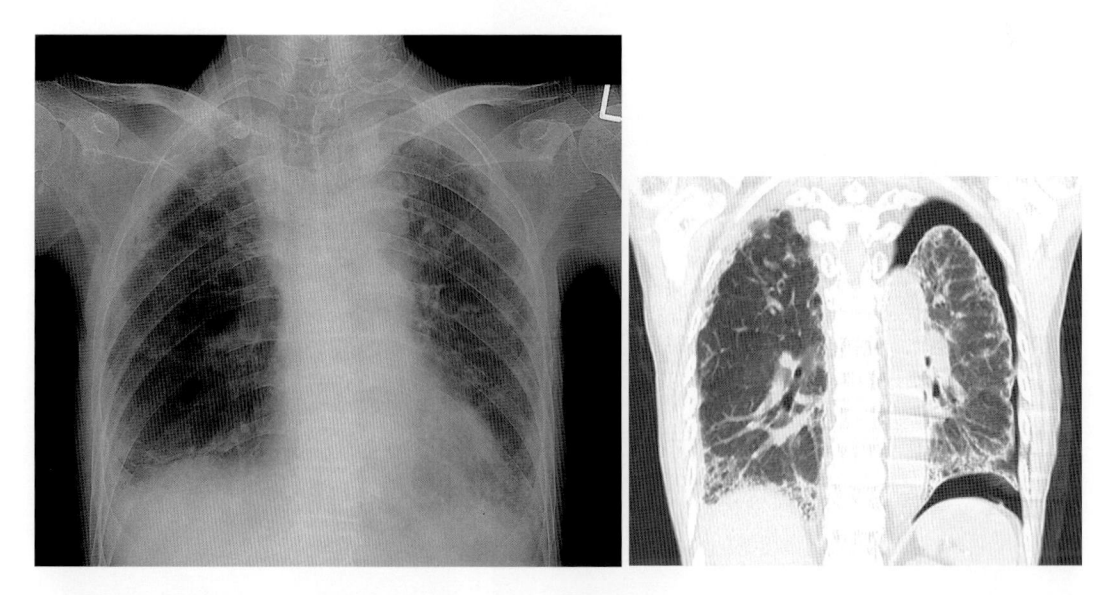

　肺尖部の胸膜肥厚は，肺胸膜の肥厚であり，壁側胸膜の肥厚は稀である．気胸で胸膜頂から分離した肺尖部に肺胸膜の肥厚がみられるが，壁側胸膜には肥厚はみられないことがわかる．

44　3章　検診時に気になる所見　−異常所見？それとも正常範囲？−

但し，一側の胸膜肥厚が対側に比べて極端に分厚い場合や肥厚部分の肺に面する辺縁が不整な場合は注意を要する．パンコースト腫瘍の初期の可能性が考えられるからである．

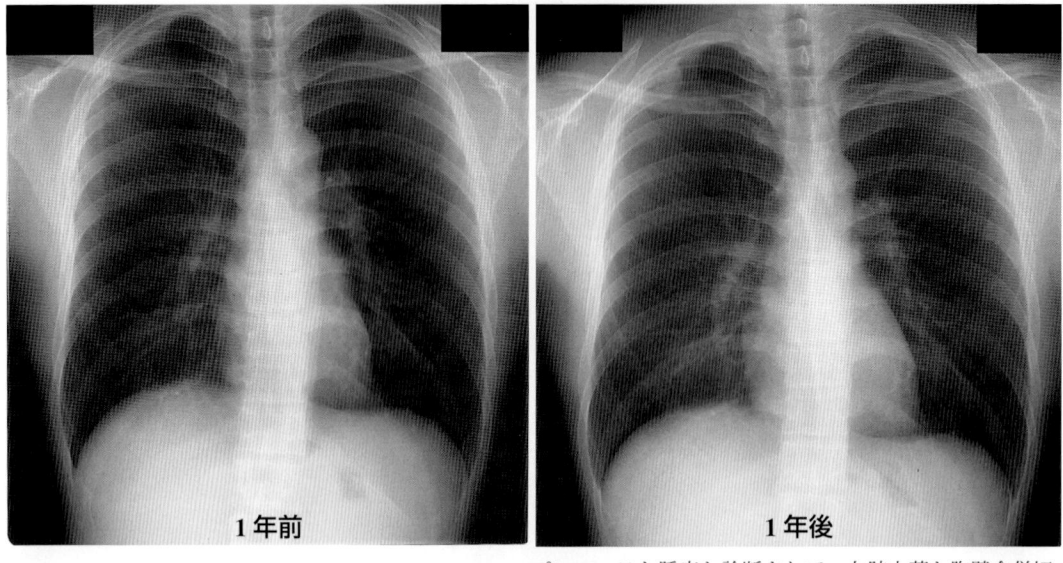

1年前　　　1年後

パンコースト腫瘍と診断されて，右肺上葉と胸壁合併切除．

2. 肺尖部陳旧性肺結核（硬化巣）

肺尖部に限定して発症した肺結核の治癒後の瘢痕である．前項とほぼ同じ所見であるが，肺野の随伴病巣を伴っている．

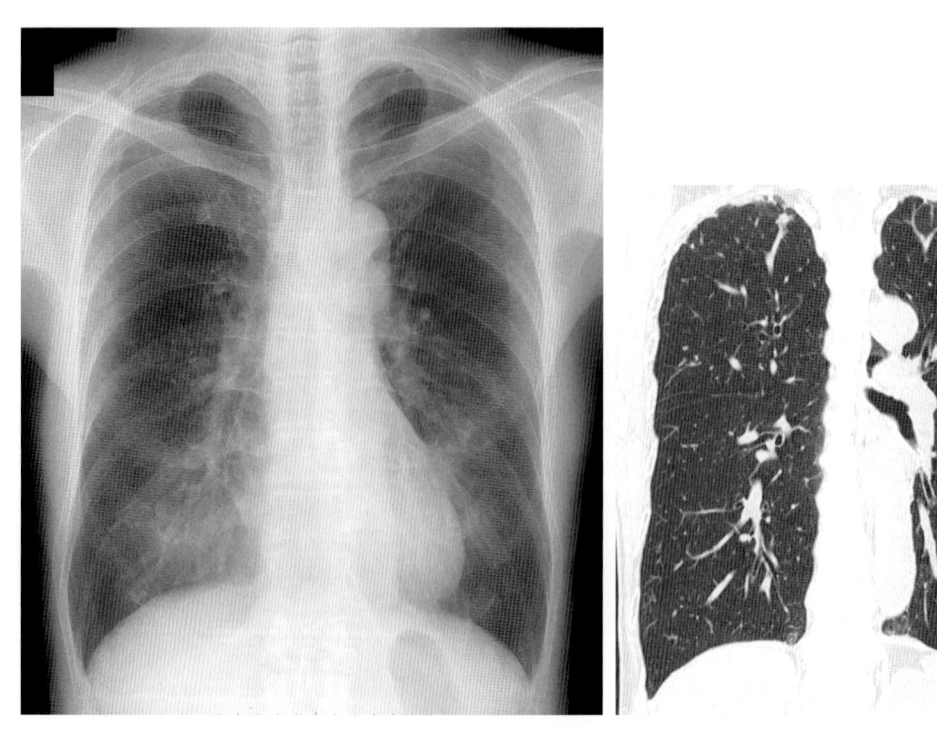

3. 肺尖部脂肪織

両肺尖部に辺縁がスムーズで均一の濃度の帯状陰影があり，随伴病巣（satellite lesion）を伴わない例も「胸膜肥厚」と判定されることがある．

この例のように肥満体では，肺尖部の壁側胸膜下に fat deposit がみられる．

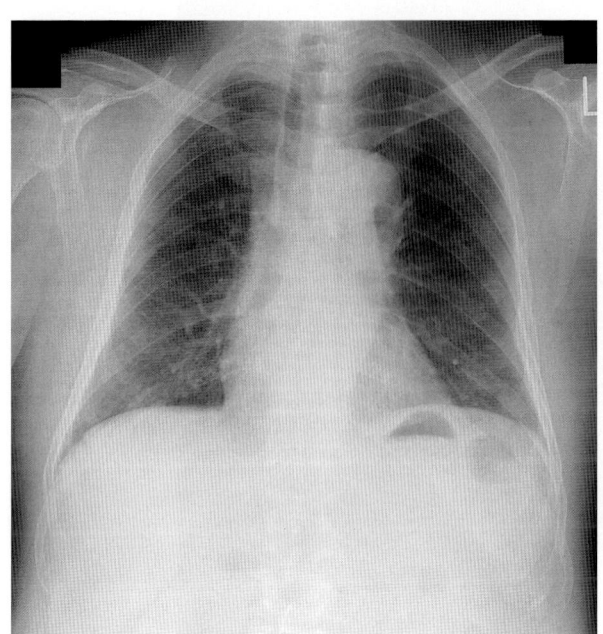

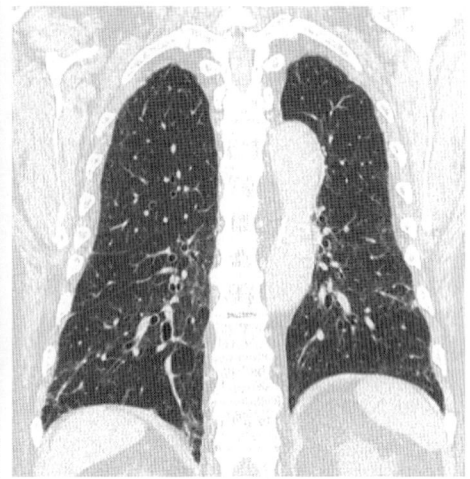

4. 胸水による apical cap

胸水が大量に貯留した場合や，ポータブル写真の撮影のため仰臥位になった胸水貯留例では胸水の一部は背側から胸膜頂へ移動し，肺尖部と胸膜頂の隙間に胸水が出現する．これを apical cap という．

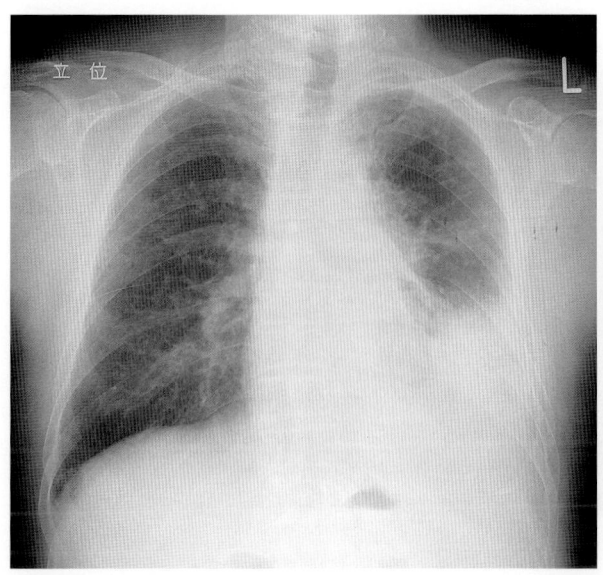

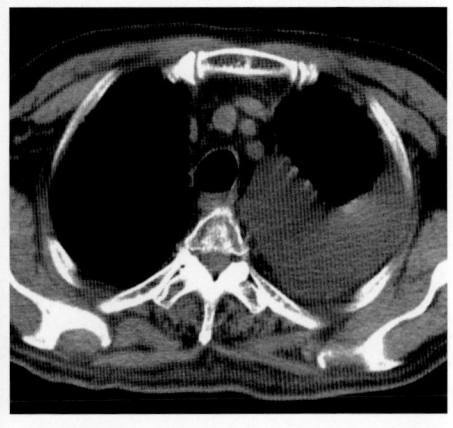

癌性胸膜炎

❷ 胸膜癒着（？）

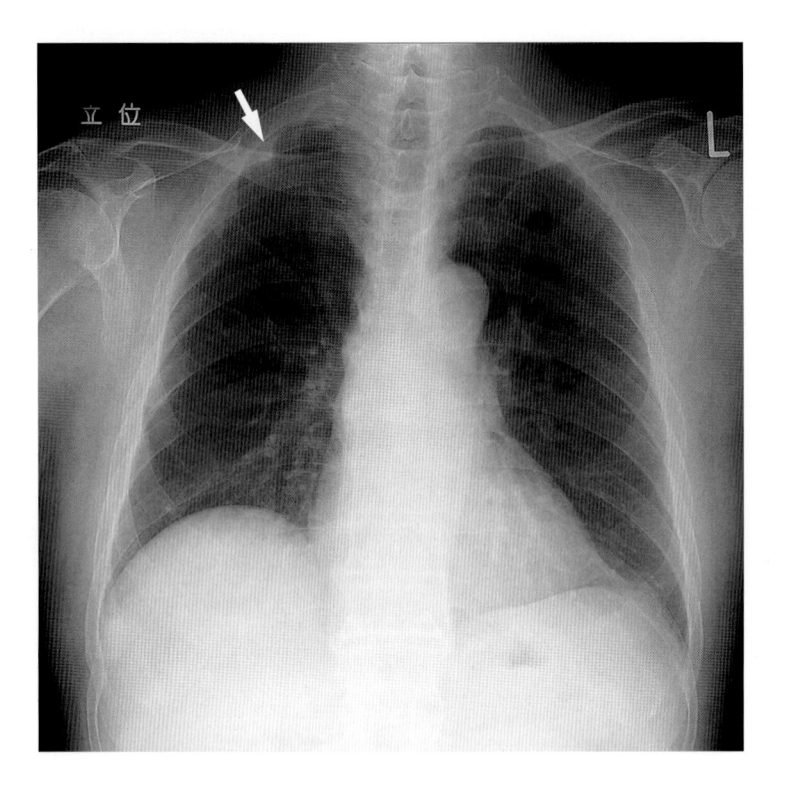

　主として上肺野の第3肋骨に接して，三角形の陰影がみられる．第2肋骨の円弧と第3肋骨の円弧の大きさが大幅に異なるためにこの段差が一種の肋骨随伴陰影として，このような三角形の陰影を呈する．肋間筋や筋膜下脂肪がその構成分である．CTでは，次のような所見がある．

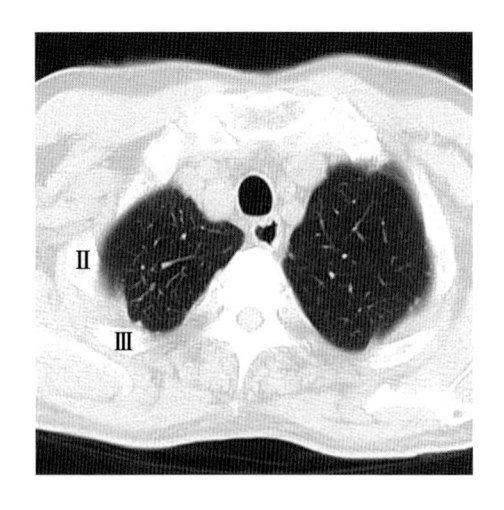

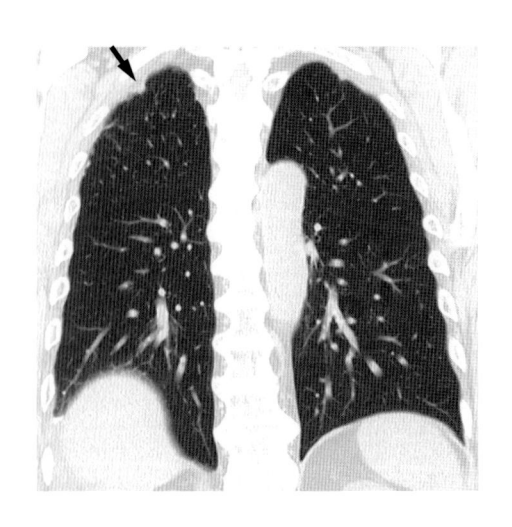

A. 胸膜肥厚（?）胸膜癒着（?） **47**

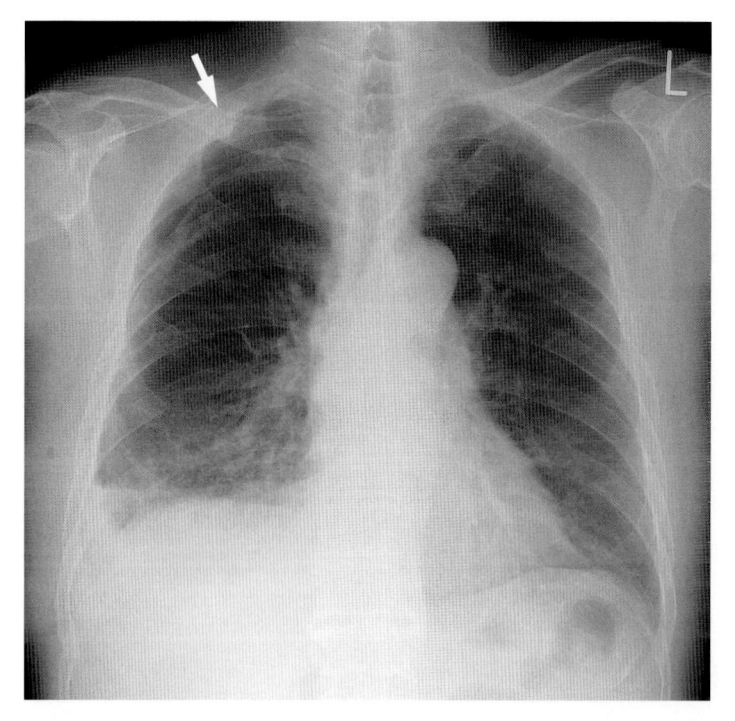

　この症例が偶然に右気胸を併発した時の写真でも全く同じ所見がみられる．このことからも，この三角形の陰影が胸膜肥厚，胸膜癒着あるいは副葉裂に引き込まれた壁側胸膜と脂肪織などではないことが判る．

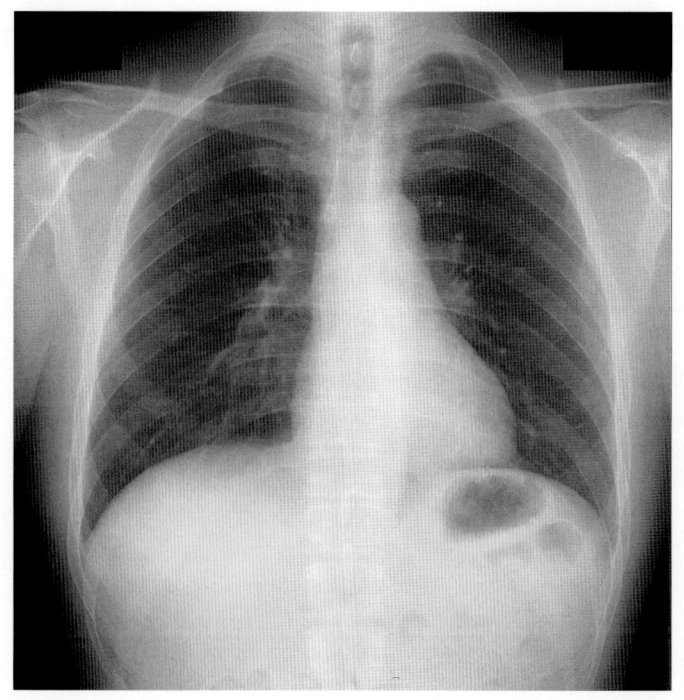

　この所見は，両側性のこともある．また第2～第3肋骨間でなく，第3～第4肋骨間にも出現することもある．

❸ 胸膜肥厚（？）

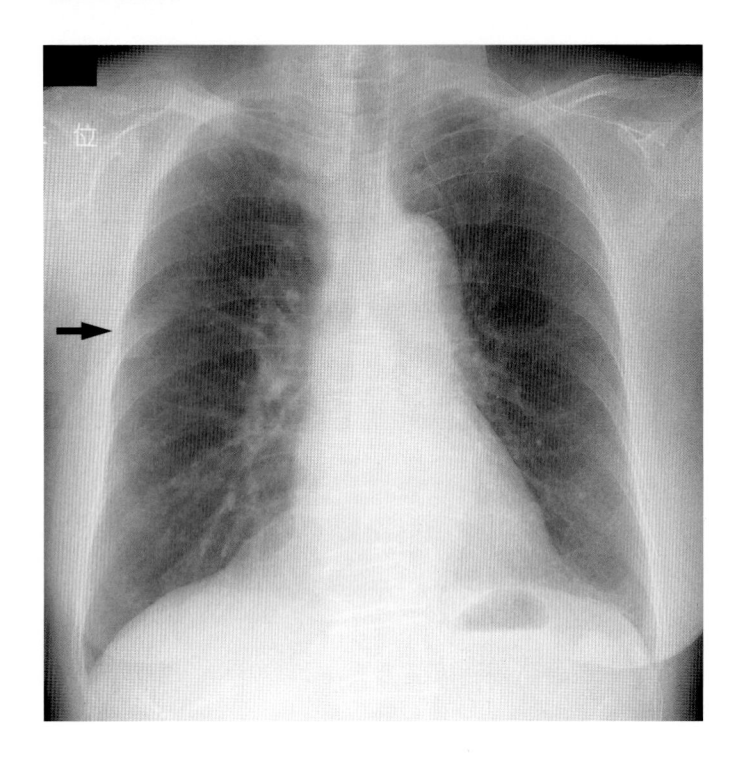

　上肺野の側胸部から斜め上方へ向かう辺縁不鮮明な帯状の陰影がある．一側性のこともあるし，両側性のこともある．

　この陰影は，上下葉間（すなわち，$S^2 \sim S^6$）に嵌入した壁側胸膜および胸膜下脂肪織によるものと考えられる．

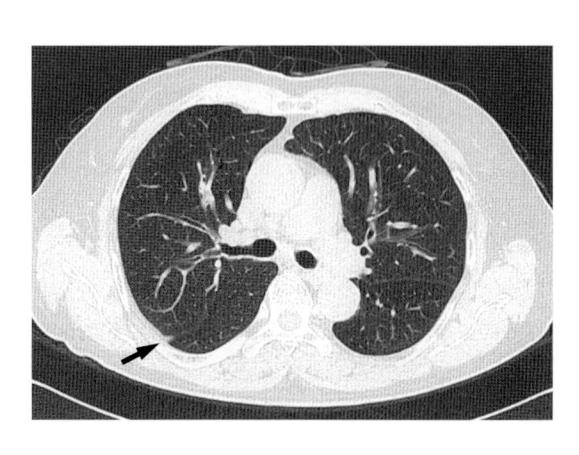

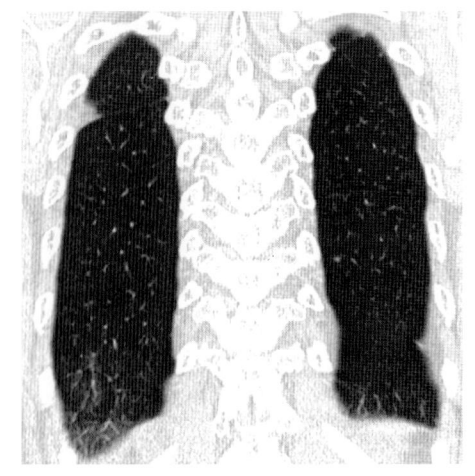

肺胸膜の肥厚や陳旧性肺結核の可能性は少ない．

A. 胸膜肥厚（？）胸膜癒着（？） **49**

次の例は両側にみられる．

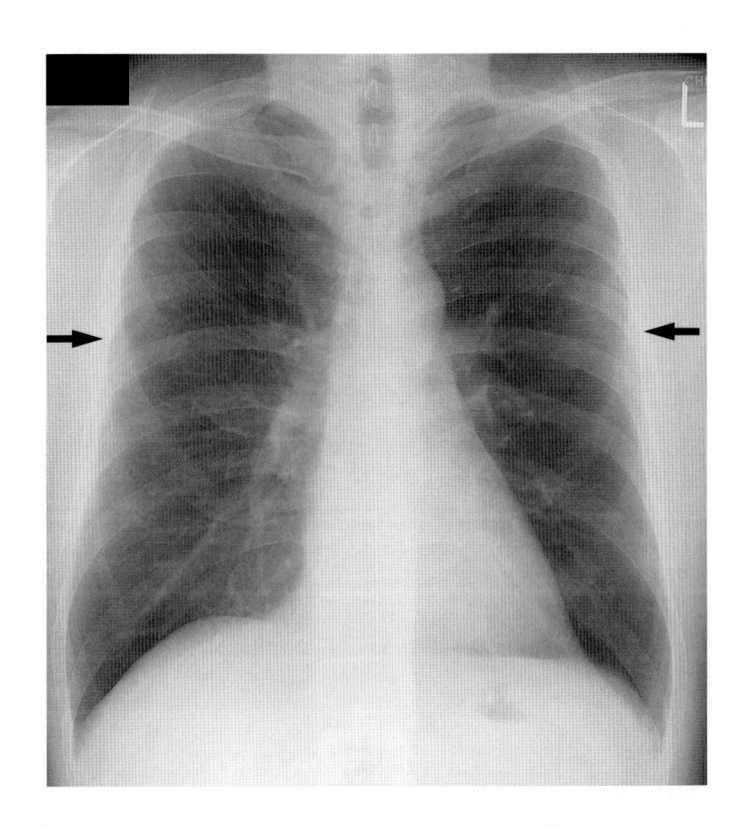

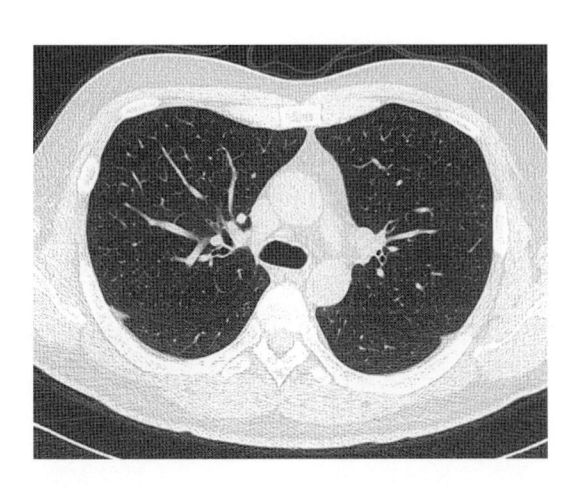

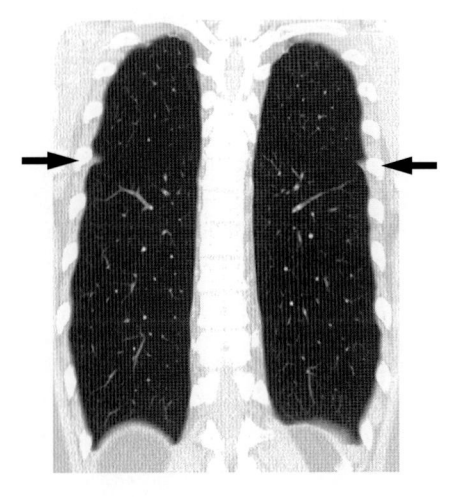

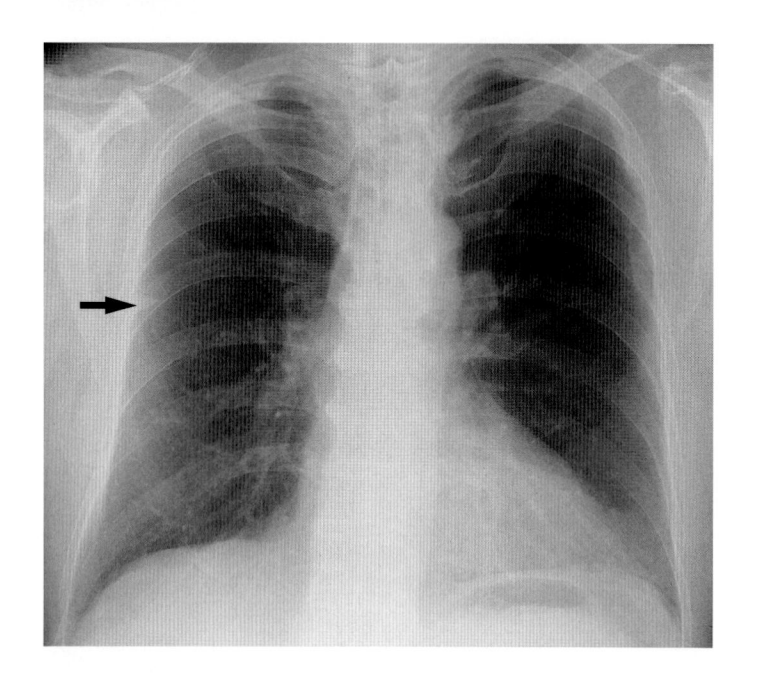

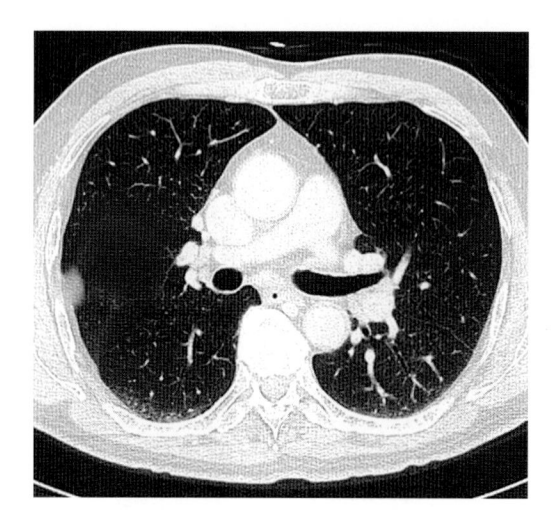

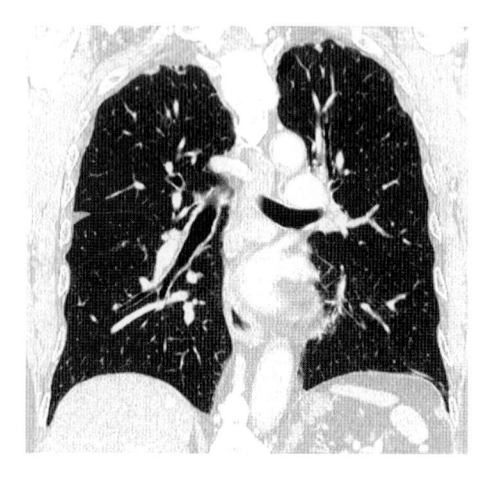

50　3章　検診時に気になる所見　－異常所見？それとも正常範囲？－

❹ 胸膜肥厚（？）

　側胸部から水平に肺門へ向かう線状ないし索状の短い陰影が「胸膜肥厚」と判定されることがあるが，葉間胸膜炎は非常に稀である．この所見はX線束と正接している水平裂の胸膜と水平裂の間隙に引きこまれた壁側胸膜と胸膜下脂肪織による陰影である．
　稀にはS^3とS^2，S^3とS^1に生じる副葉裂あるいはS^6と肺底区間の副葉裂のこともある．

A. 胸膜肥厚（？）胸膜癒着（？）　51

❺ 水平裂の陰影について

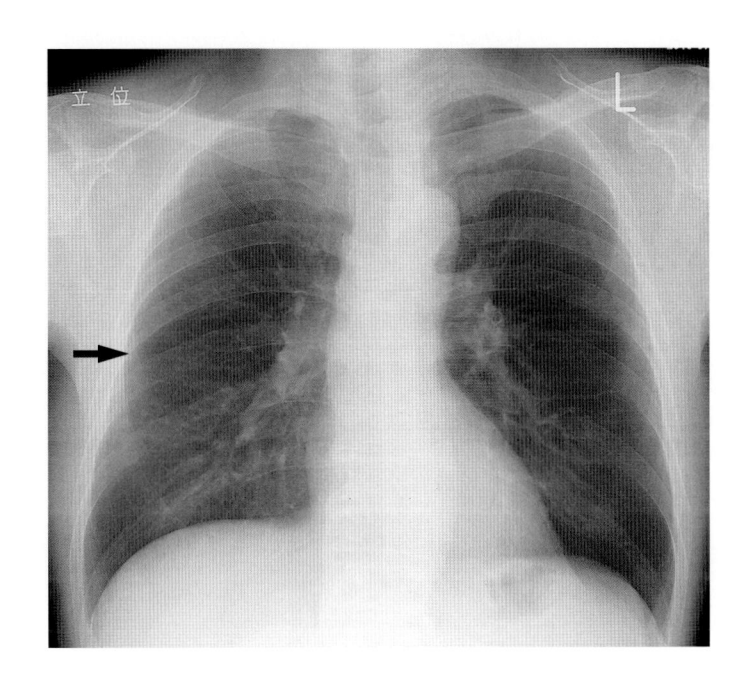

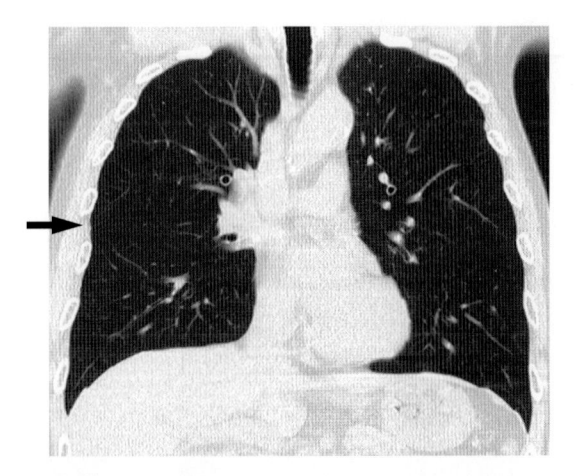

　側胸部から肺門まで届く水平の線状陰影は，水平裂による陰影である．
　この陰影は通常，第7ないし第8胸椎の高さにみられる．
　時に「水平裂が高位なのは右上葉が無気肺になりつつある証拠」という意見がある．これは正確には「水平裂が，以前は通常の高さにみられていたのが徐々に頭側に移動してくるのは，右上葉の容積が減少している証拠」が正しい．
　水平裂の高さは個人差がある．

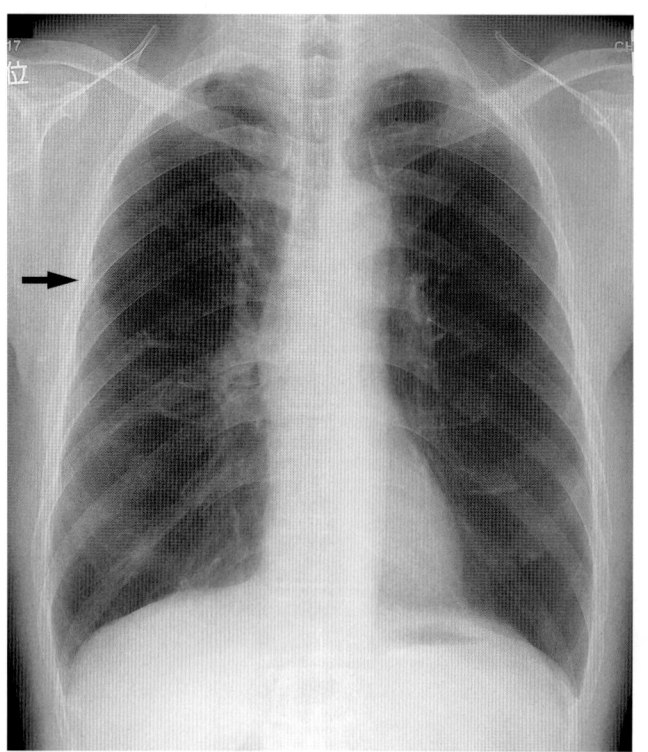

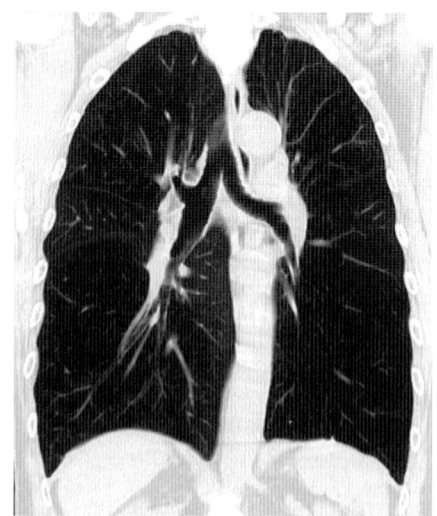

52　3章　検診時に気になる所見　－異常所見？それとも正常範囲？－

高目の例もある.

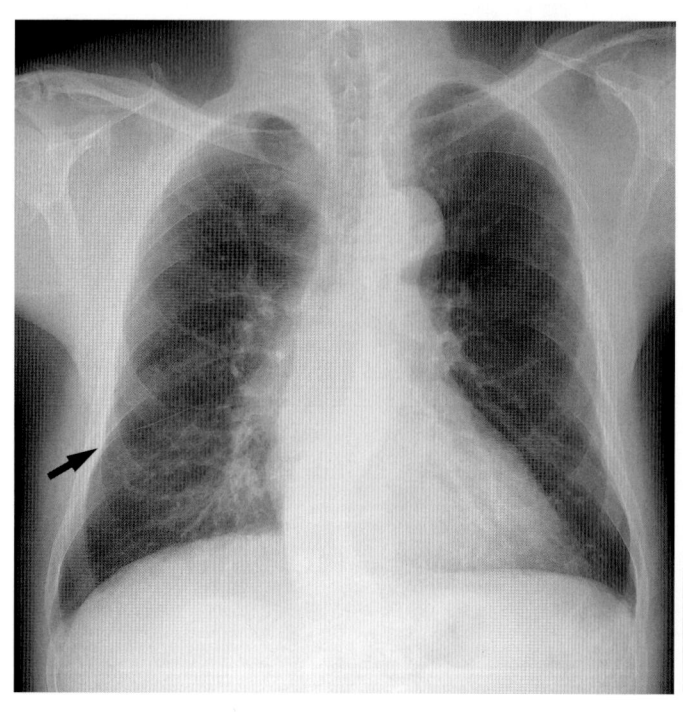

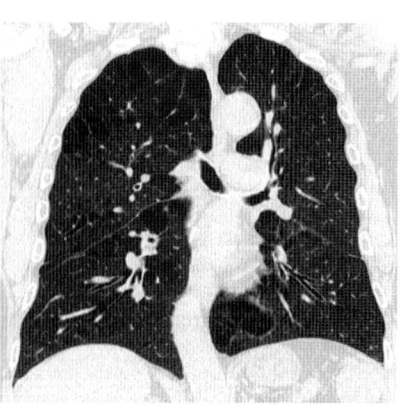

逆に低位の例もある.

A. 胸膜肥厚（？）胸膜癒着（？） **53**

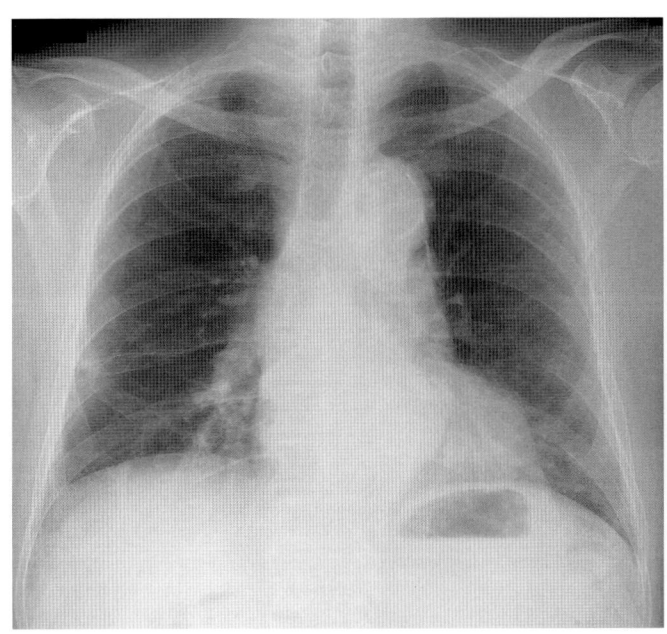

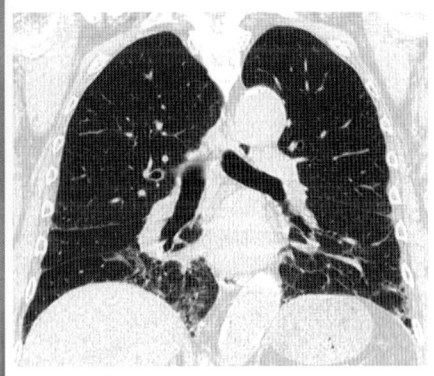

下葉の病変で下葉の容積が減少して，水平裂は下方へ移動している（特発性間質性肺炎）.

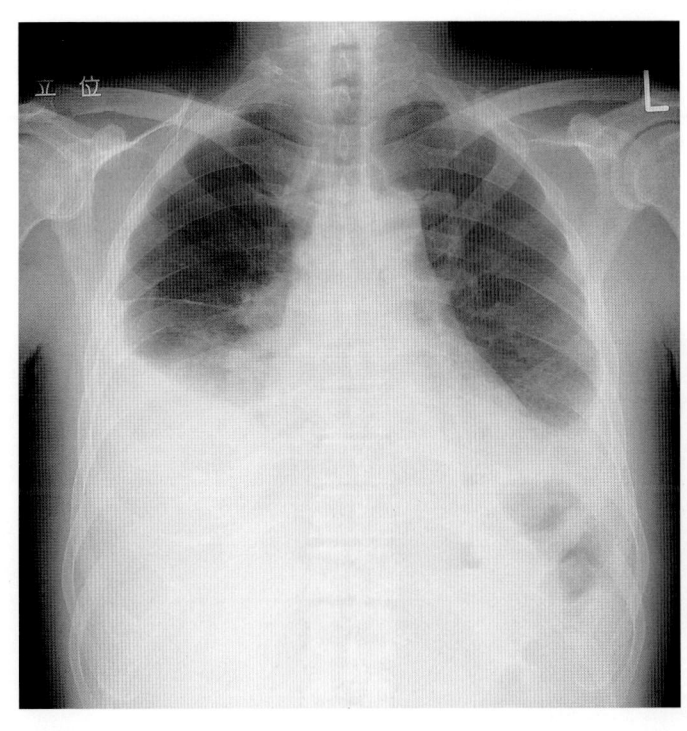

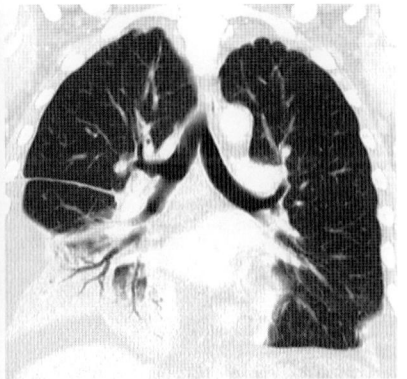

胸水が水平裂に侵入し，水平裂の陰影が明瞭になることがある（悪性リンパ腫による胸水）.

❻ 胸膜肥厚（?）

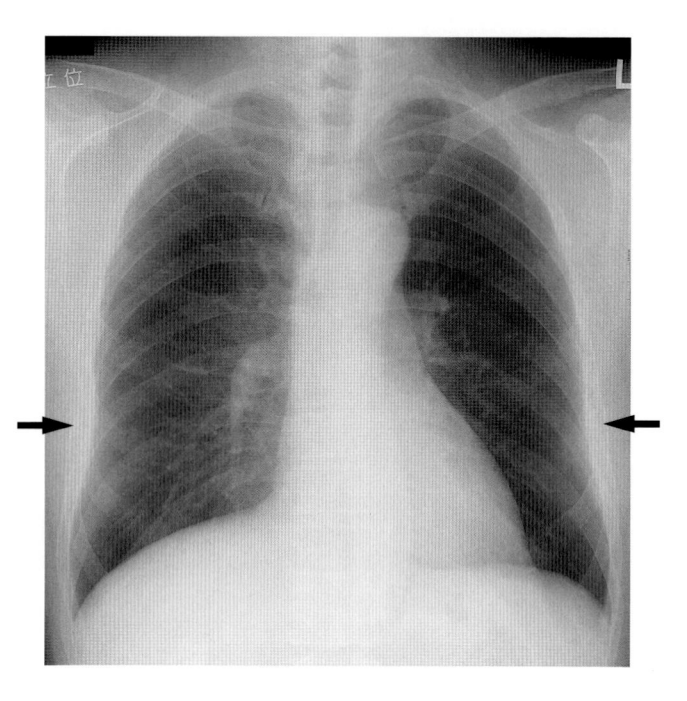

　このような両側の側胸部が分厚く見える所見を胸膜肥厚と判定されることがある．
　胸膜炎が悪化すれば胸水が増加（上昇）し，軽快すれば減少（下降）する．従って治癒遷延のため，胸膜の肥厚や癒着が生じるのは，下肺野，肺底部であり，側胸部の胸膜肥厚は基本的に起こりえない．このような所見は，胸郭の中部が外側へ張り出していないことと，肥満のため胸膜外の脂肪織が胸膜肥厚のように見えている．つまり胸壁の随伴陰影と考えられる．

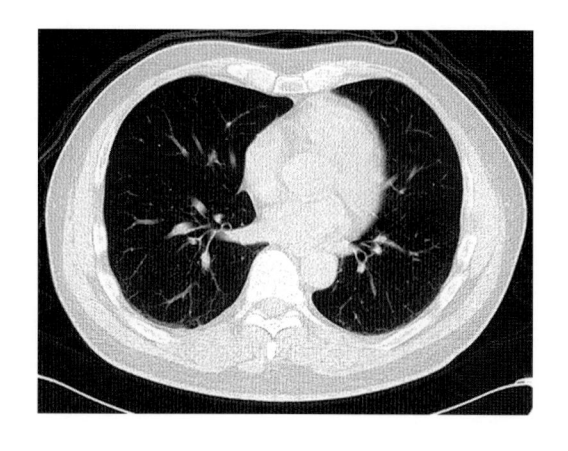

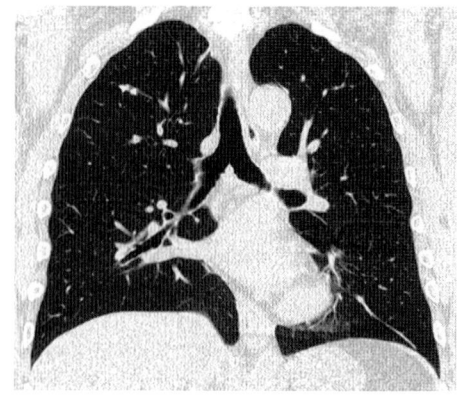

A. 胸膜肥厚（？）胸膜癒着（？） 55

　稀に病的な胸膜肥厚が側胸部にみられることがある．胸膜炎の治癒過程で胸水がいくつかの隔壁で遮られ，その一つが側胸部に残存した場合がある．被包化胸膜炎である．

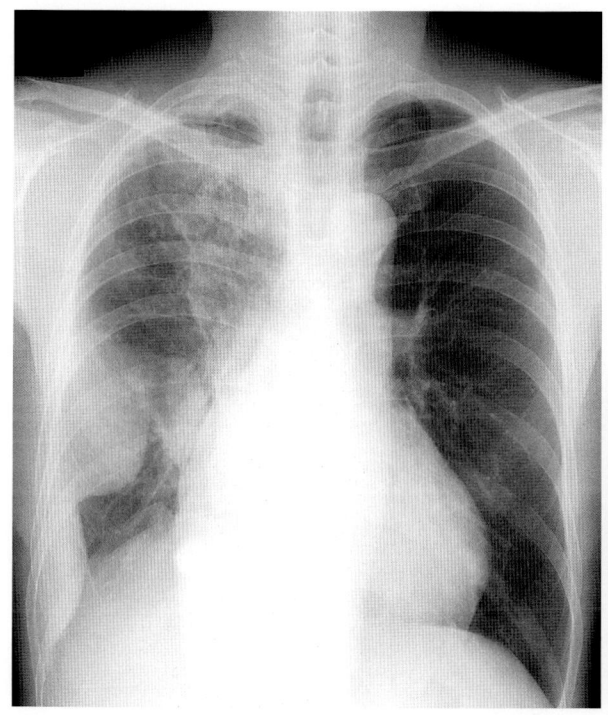

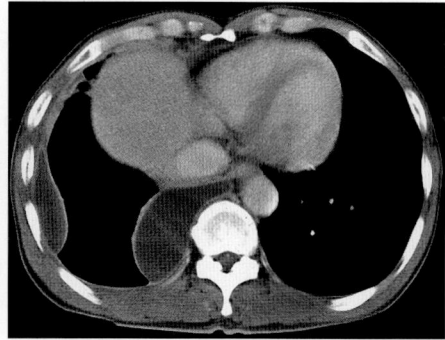

また，アスベスト曝露により胸膜肥厚や胸膜石灰化がみられる．側胸部，横隔膜，心膜面に認められる．

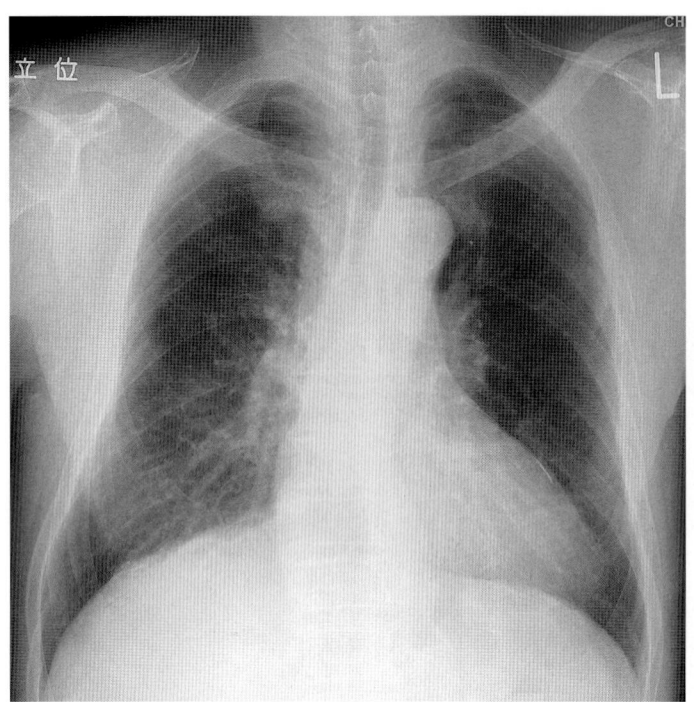

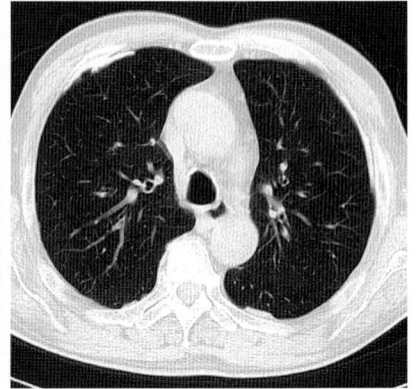

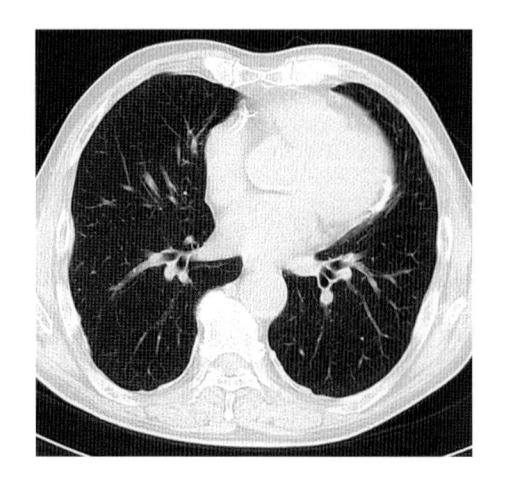

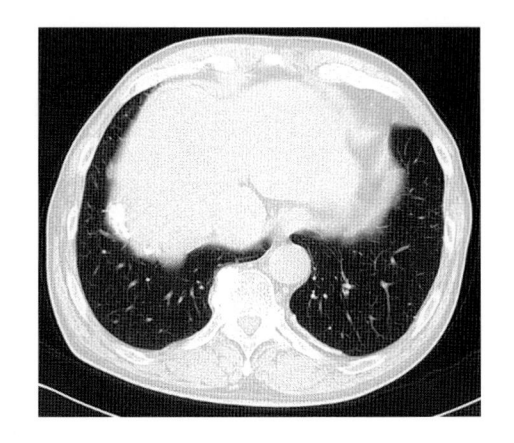

A. 胸膜肥厚（？）胸膜癒着（？）

また，一側の胸膜肥厚は症状がなくても病的な疾患（胸壁腫瘍）のこともある．

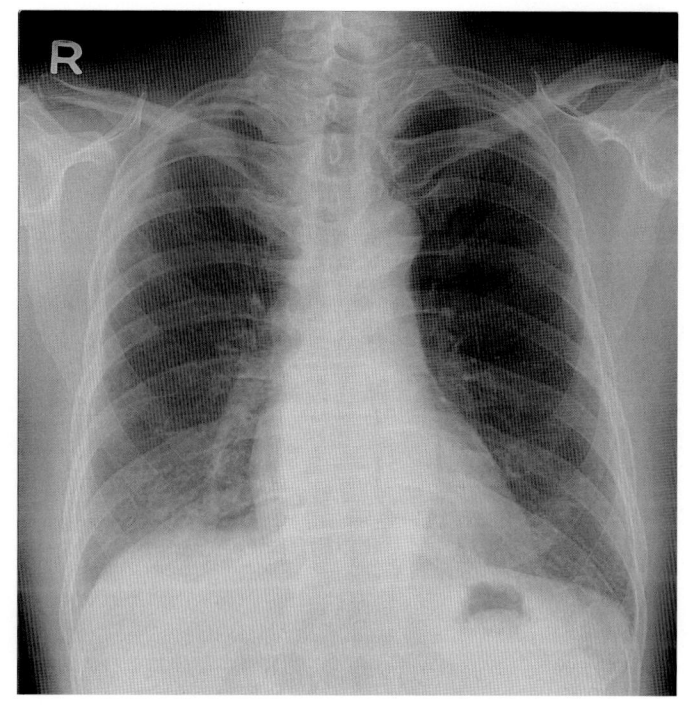

この例は右側胸部の胸膜肥厚がみられる．症状はない．

翌年，右胸痛が現れ，胸部X線写真では，前年にみられなかった浸潤陰影が，胸膜肥厚と平行してみられる．

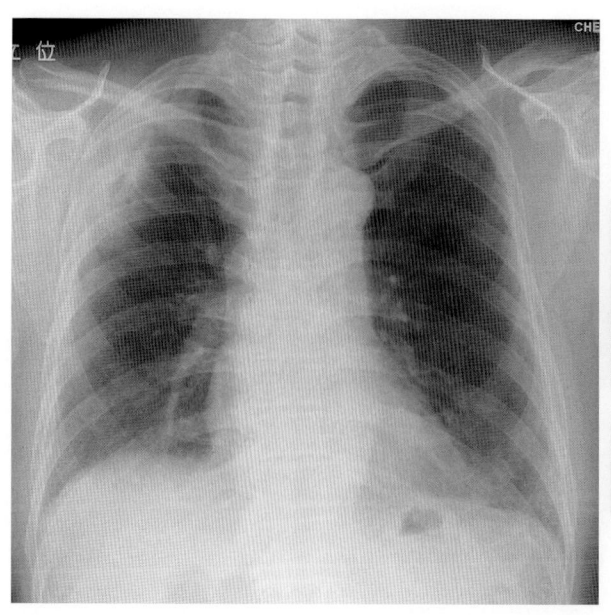

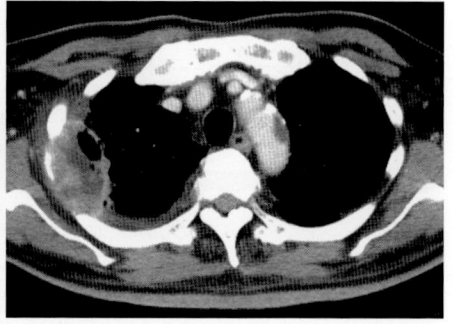

CTで肋骨の骨融解像がみられる（扁平上皮癌）．

❼ 胸膜癒着（？）

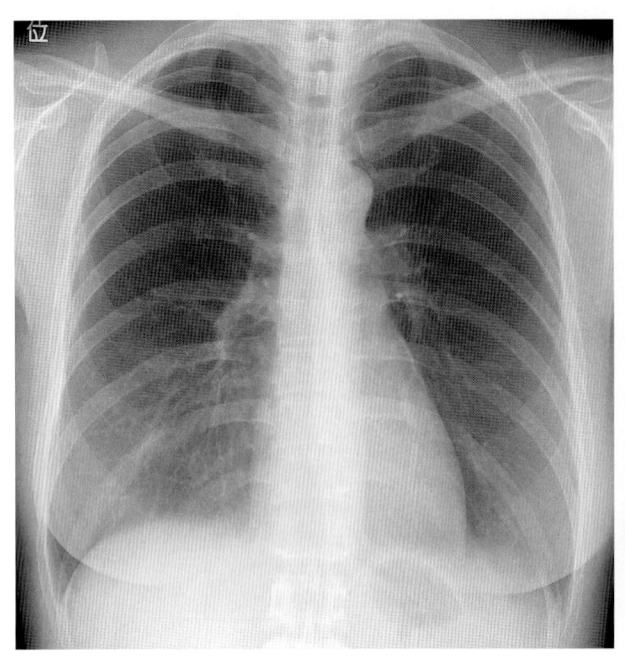

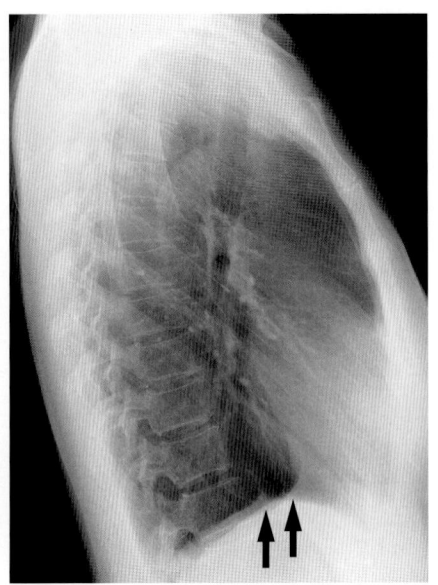

　横隔膜ドームが不鮮明で，時に，細い線状陰影を伴うと横隔膜と肺が癒着していると判定されることがある．

　側面写真をみると，横隔膜から頭側へ向かう三角形の峰が，2個認められる．前方のものが右横隔膜から，後方のものは左横隔膜から伸びている．

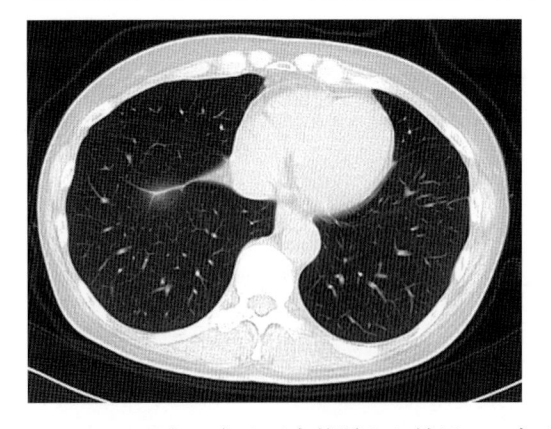

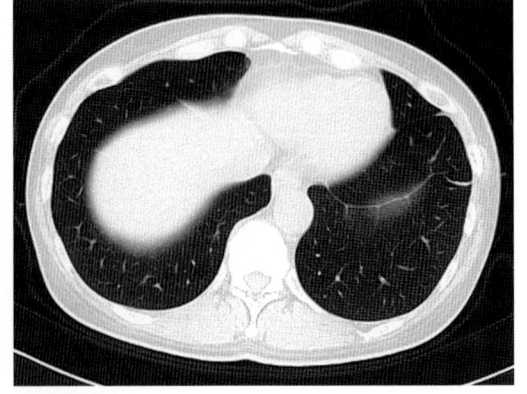

　CTでみると，右は下大静脈から外側へ，左は食道から外側へ伸びる線状陰影がみられる．これらは下葉の肺底にみられる溝で，ごく普通の所見である．ligamentum pulmo-diaphragmale 肺横隔膜靱帯といい，肺靱帯と連結していることが多い．

　このような溝が横隔膜ドームの頂上を横切っているため，正面写真ではドームの輪郭が不明瞭となって，あたかも癒着があるようにみえる．

A. 胸膜肥厚（？）胸膜癒着（？） **59**

この例は横隔膜の輪郭は明瞭である．

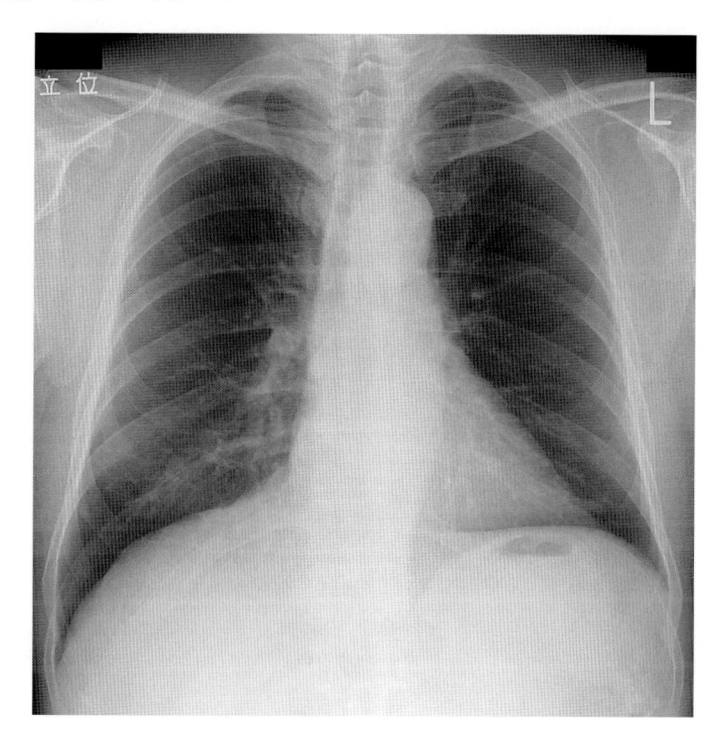

側面写真でも峰状の陰影はみられない．

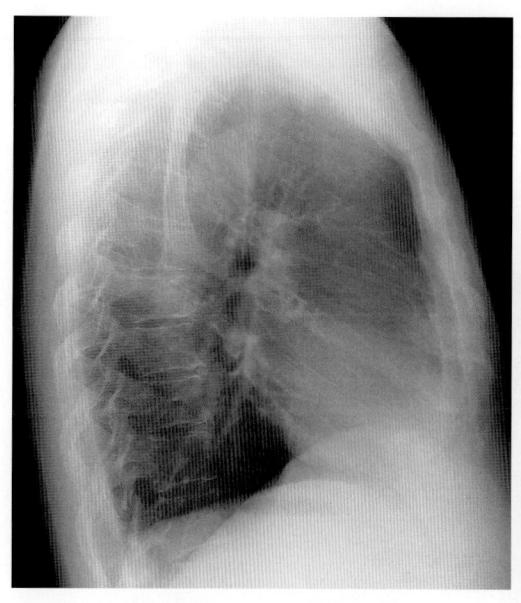

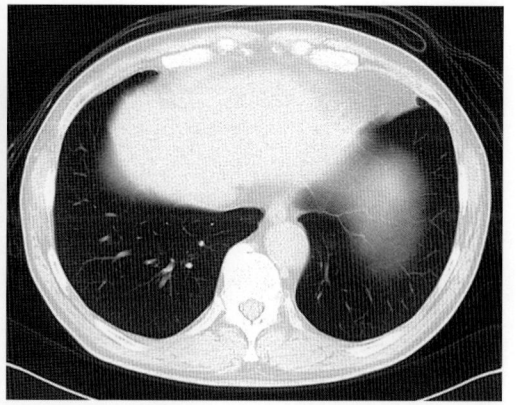

CTでも右にはligamentはみられず，左もごく浅いligamentがみられるのみで，このような例では横隔膜の輪郭がぼやけたり，線状陰影が出現することはない．

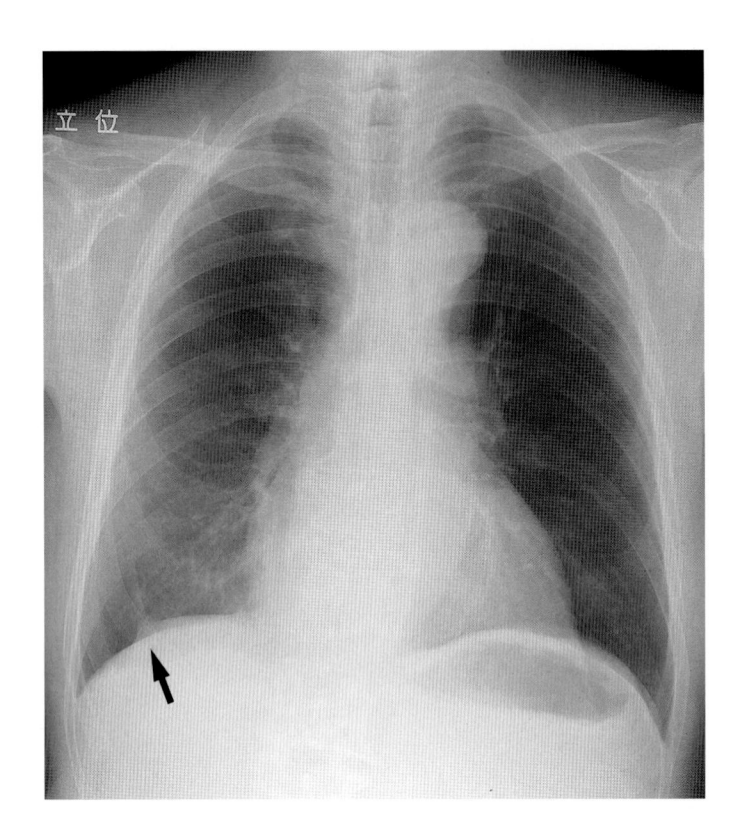

60　3章　検診時に気になる所見　−異常所見？それとも正常範囲？−

　胸膜炎後の胸膜癒着がみられる例である．胸膜炎が治療されて胸水が徐々に減少していき，治癒直前には，胸水は側胸部と肋骨横隔洞（Recessus costodiaphragmaticus）に貯留し，この部で胸膜癒着が起こる．したがって癒着が横隔膜ドームの頂上で顕在化することは稀である．また，癒着が認められるとしてもドームの頂点より外側である．CTでみても胸膜の癒着が明らかである．

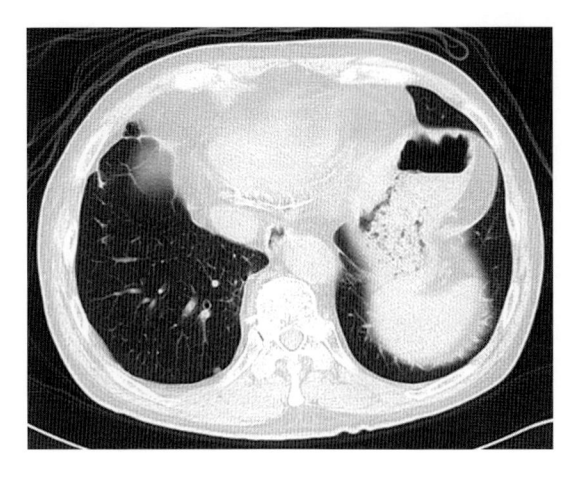

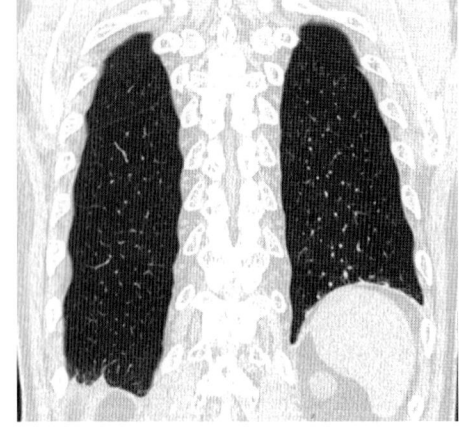

A. 胸膜肥厚（？）胸膜癒着（？)　**61**

　癒着とそうでない例の鑑別には，肋骨横隔膜角から下葉の後部がどの程度横隔膜に隠れているかが有用なことが多い．

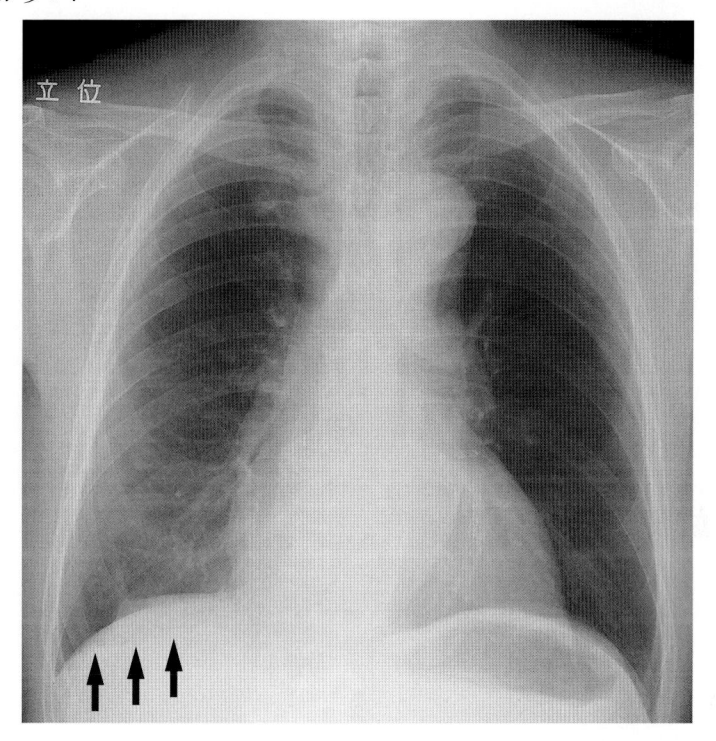

　この例では，横隔膜ドームと肺の最低部（つまり，肋骨横隔洞（矢印）との距離が僅かしかない）．

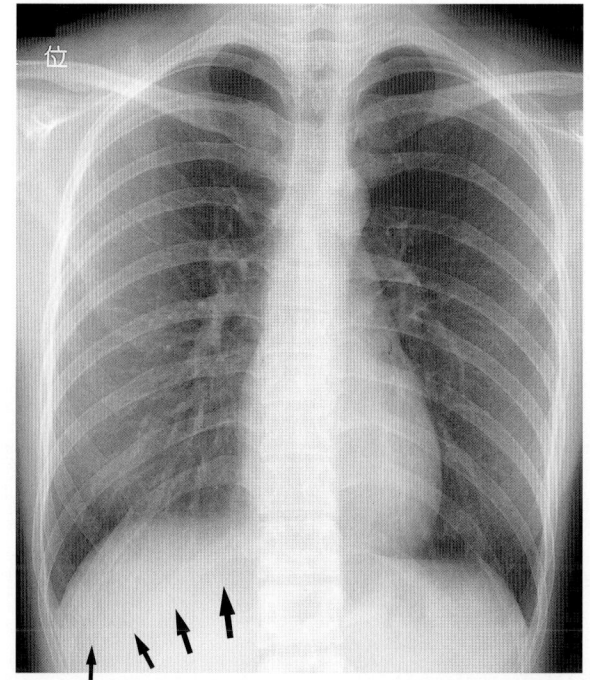

　これに対し，正常例では，横隔膜ドームの遥か下方まで肺が観察できる．

❽ 胸膜癒着（？）

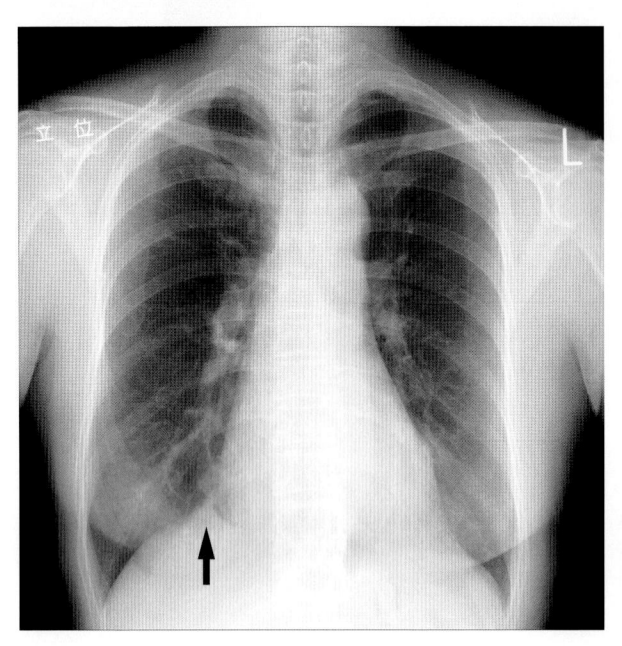

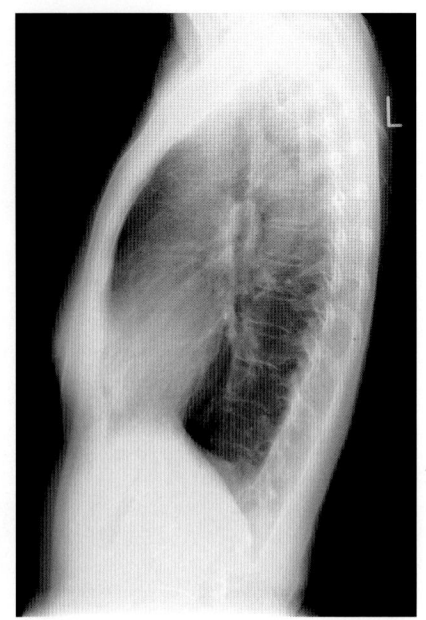

　横隔膜ドームを底辺として頭側へ向かうテント状の陰影がしばしば認められる．そして，これを「胸膜癒着」あるいは「胸膜肥厚」と判定されることがある．確かに中葉 S^5 や下葉 S^8 の肺炎治癒後の瘢痕や癒着としてこのような陰影がみられる可能性はあるが稀である．なぜなら，胸膜炎が徐々に治癒に向かい最終的に終息するのは胸郭の背側ないしは側面であり，そこで癒着や肥厚が遺残することはあっても横隔膜ドームの頂上で終焉を迎えることはないからである．

　この陰影は juxtaphrenic peak と命名されている．
　　juxta：近傍
　　phrenic：横隔膜の
　　peak：峰，隆起
日本語で「傍横隔隆起」あるいは「傍横隔膜峰」という．

　この陰影を呈する原因は，
　1. Ligamentum pulmo-diaphragmale（肺横隔膜靱帯）
　2. 横隔神経
　3. 葉間裂に嵌入した壁側胸膜と脂肪織
　4. inferior accessory fissure
　5. parenchymal scar

A. 胸膜肥厚（？）胸膜癒着（？）　63

1. Ligamentum pulmo-diaphragmale（肺横隔膜靱帯）

　肺底区の横隔面には，主として肺靱帯から連続している皺襞で，ほぼ全例に存在する．この皺襞に横隔膜表面の胸膜と脂肪織が引き込まれると胸部X線写真上でpeak状の陰影を呈する．

　Ligamentは樹枝状に分岐することが多いが，正面写真上でpeakとして見えるのはAであり，側面写真で見えるのは次ページのBである．つまり靱帯の方向によって正面写真でみえたり側面で見えたりするpeakは心陰影とは離れていることが多いが，横隔膜ドームの頂点より外側で認められることは稀である．

　上葉切除，特に右上葉切除後にこの陰影が明らかになることが多い（手術後のX線写真の項を参照）．

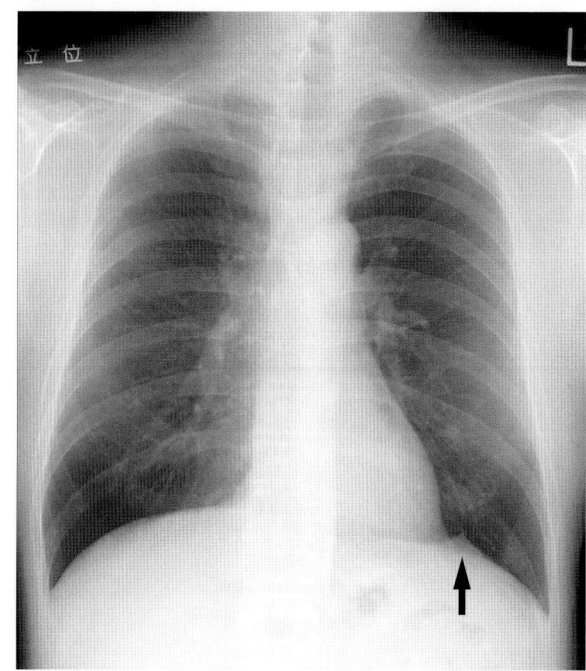

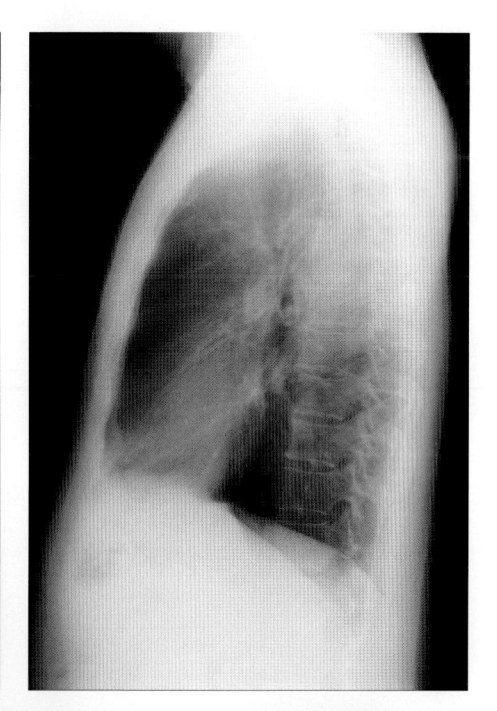

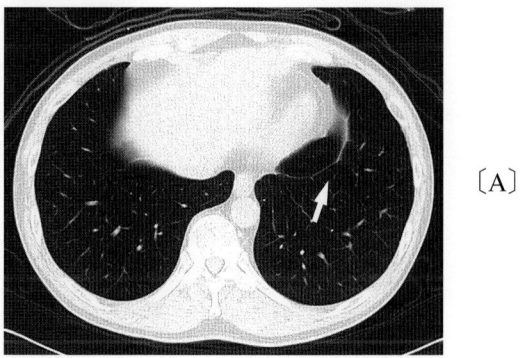

A

〔A〕

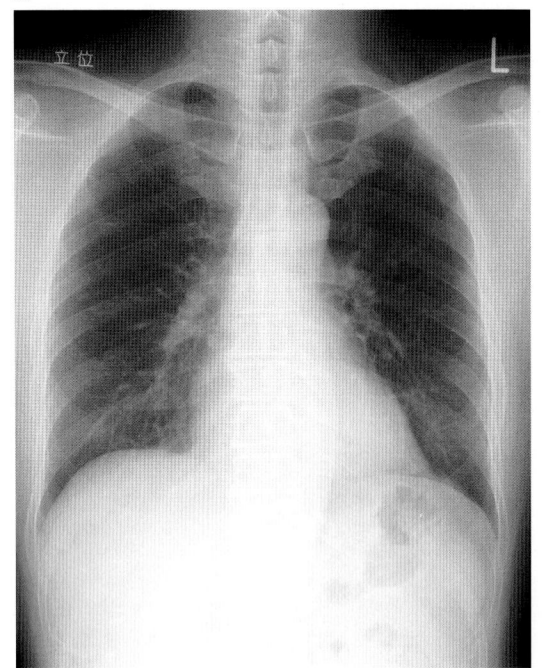

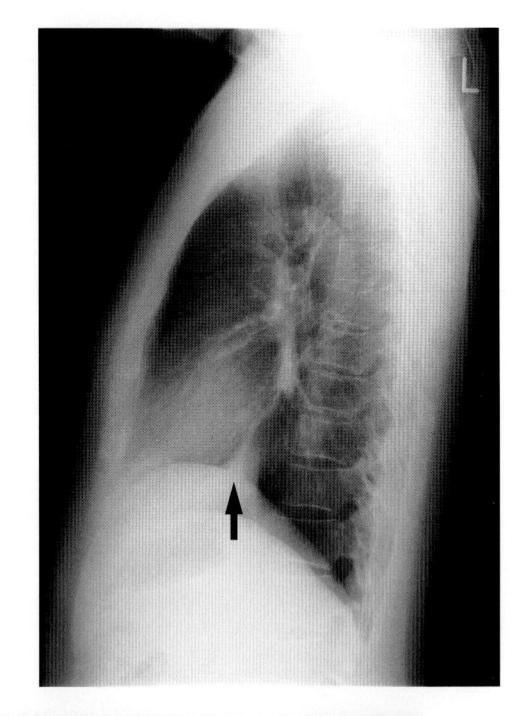

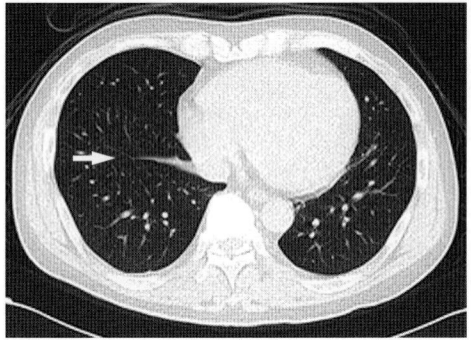

64　3章　検診時に気になる所見　－異常所見？それとも正常範囲？－

B

〔B〕

A. 胸膜肥厚（？）胸膜癒着（？） **65**

2. 横隔神経

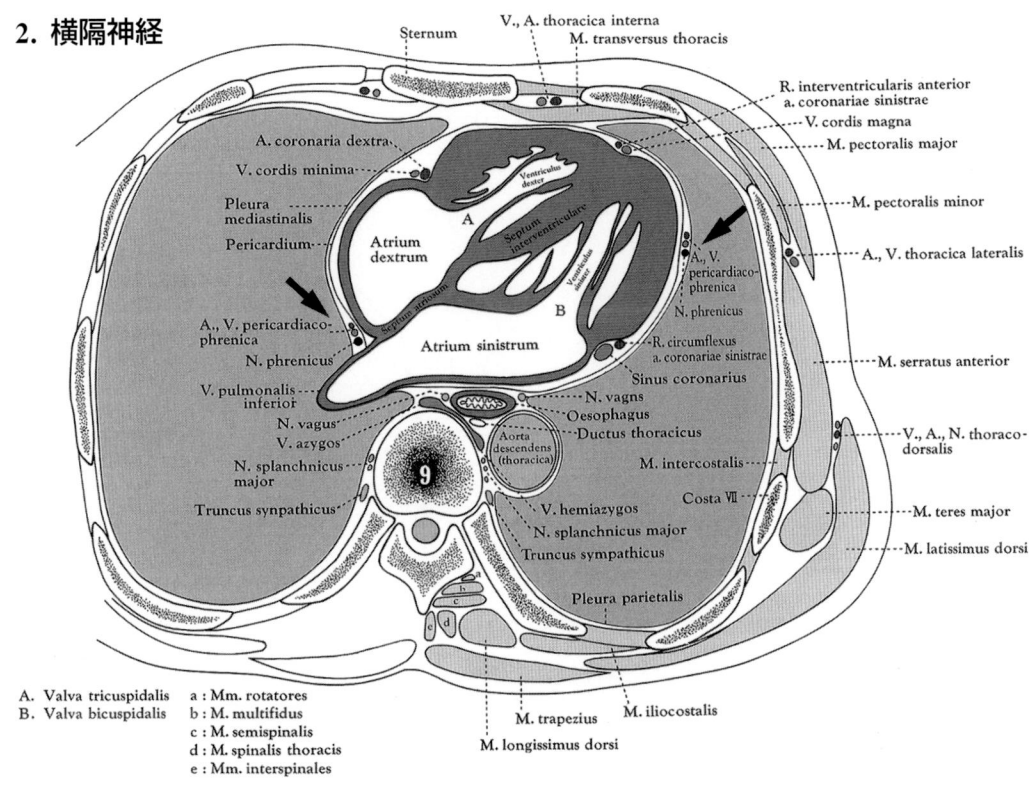

　横隔神経（矢印）は横隔膜に着床する部位が左右で異なる．右は下大静脈に沿って下行し横隔膜に至るが，左は心の側面中央を下行して横隔膜に至る．左右の横隔神経は横隔膜に至る直前に右は下大静脈から，左は心膜から離脱して横隔膜面に着床する．この時，神経の周囲には縦隔胸膜（下大静脈と心膜面の胸膜）と心臓周囲の fat pad が随伴する．これが三角形のテン

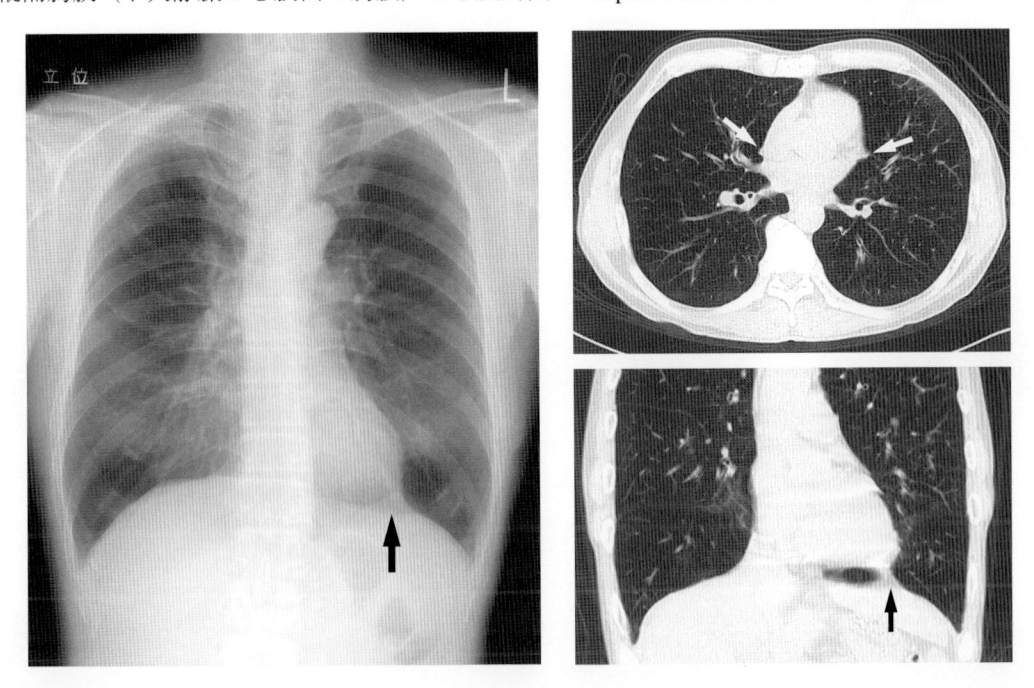

66 3章 検診時に気になる所見 −異常所見？それとも正常範囲？−

ト状陰影として心陰影に近接して出現することがある．右では下大静脈近傍に脂肪織が多くみられることと，横隔膜が左より高位であるためテント状陰影を背腹写真で認めることは少ない．また左横隔神経によるテント状陰影は必ず心横隔膜角に接してのみ出現する．

3. 葉間裂

右は中下葉間，左は上下葉間，つまり S^5 と S^8 の間に横隔膜表面の壁側胸膜と脂肪織が引き込まれてテント状の陰影を呈する．出現する部位は右図の通りである．

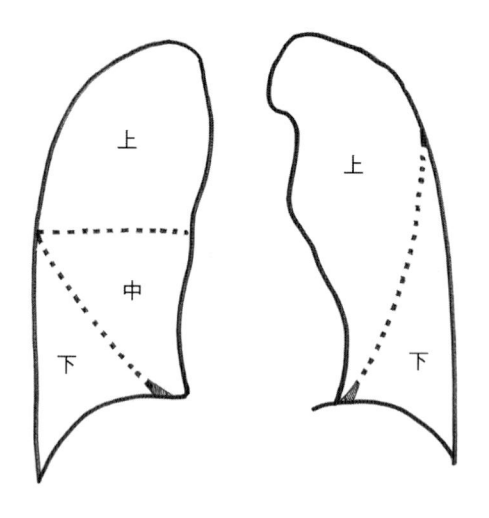

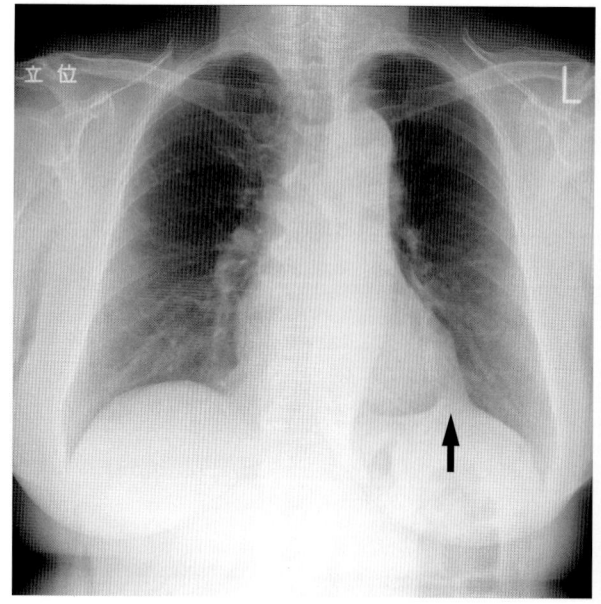

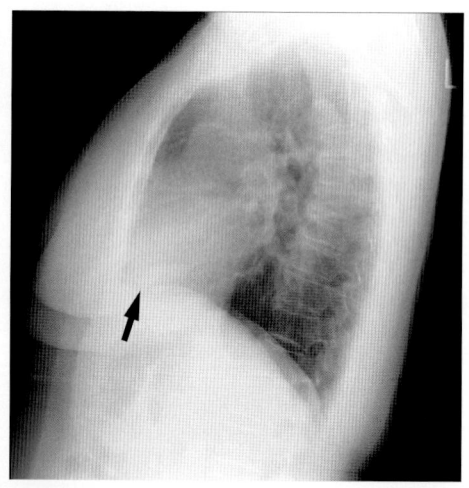

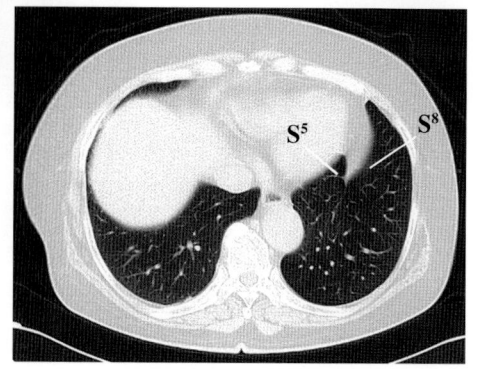

4. inferior accessory fissure（下葉の副葉裂）

肺葉間裂に似た fissure が肺区域間でもみられることがある．$S^7 \sim S^8$，$S^7 \sim S^{10}$，$S^9 \sim S^{10}$ の間に副葉裂があると横隔膜ドームから頭側へ伸びる線状ないし索状の陰影として認められる．．

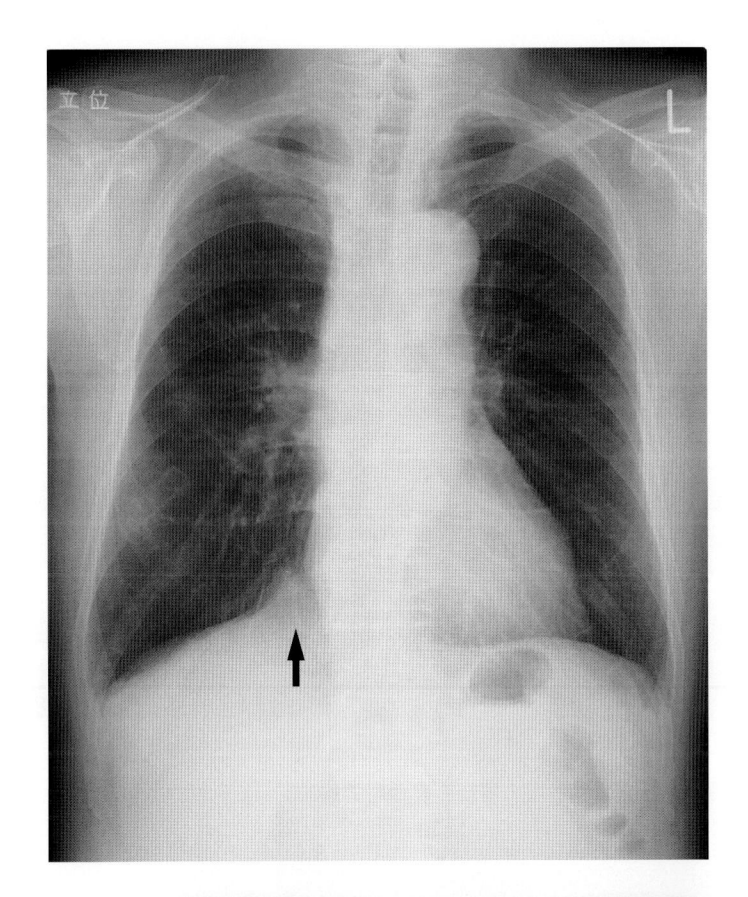

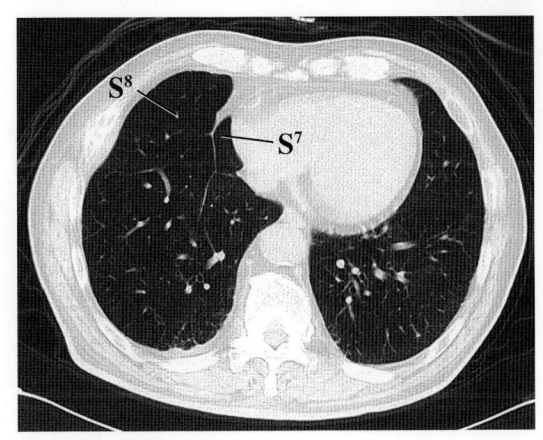

68　3章　検診時に気になる所見　—異常所見？それとも正常範囲？—

5. parenchymal scar（肺実質の瘢痕）

　下葉底区や中葉の炎症後の瘢痕や板状無気肺なども線状, 索状あるいは peak 状の陰影を呈する. 前記 1 ～ 3 の陰影は横隔膜ドームの頂点から心陰影までの範囲内に出現するが, 瘢痕による陰影は部位を選ばない. 従ってドーム頂点より外側で肋骨横隔膜角までの範囲にみられる peak ないし線状陰影は, 瘢痕, 無気肺, 胸膜癒着, 胸膜肥厚などの炎症治癒後と考えてよい.

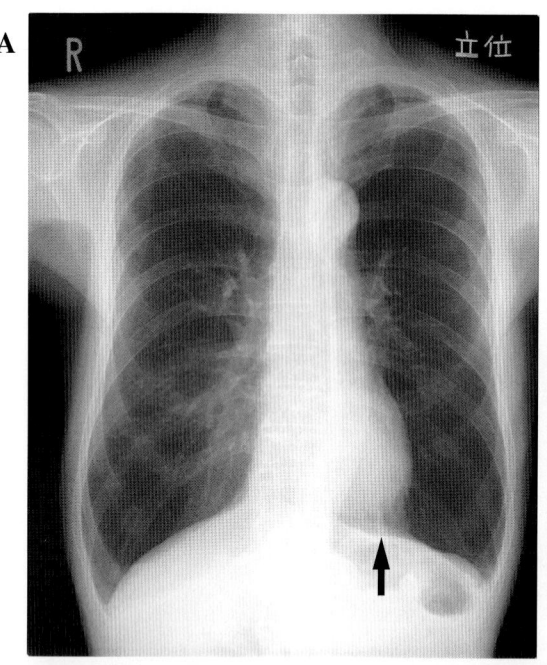

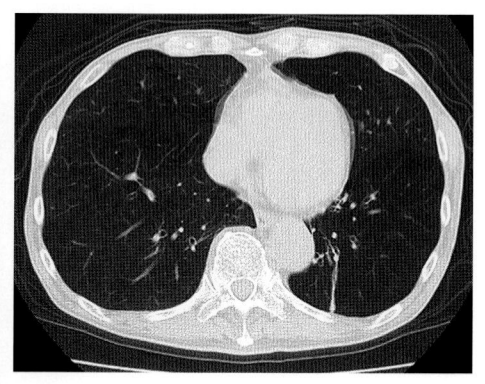

左下葉 S^{10} の板状無気肺.

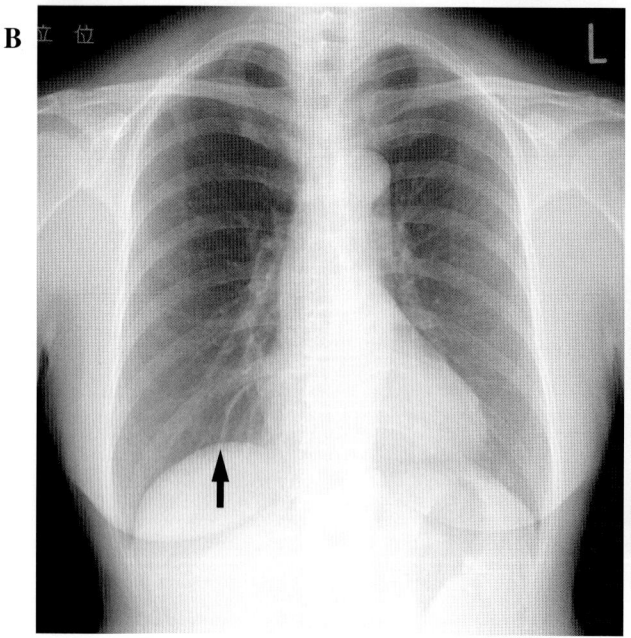

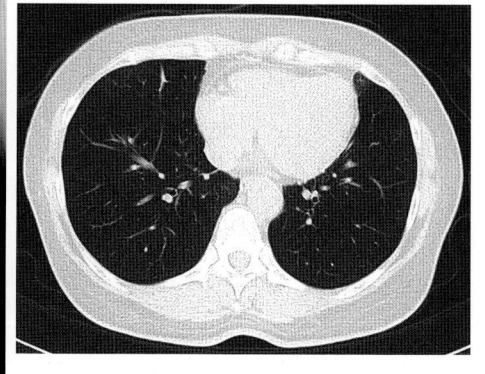

中葉内の炎症性瘢痕.

B. 横隔膜の異常？

① 横隔膜異常（？）

　横隔膜ドームの形状は，通常はスムーズな辺縁をもつ円蓋を呈するが，時には，このような凹凸がみられる．帆立貝（scallop）に似ているため scalloping という．

　横隔膜は，1枚の筋肉で出来た円蓋のように見えるが，実際は，剣状突起内面と第6～第10肋骨および肋軟骨からの筋束が6束，更に，第1～第3腰椎から起始する筋束から成っている．このような筋束が均等な長さで，収縮力が同じであればきれいなドームを形成するが，不均等であれば scalloping を形成することになる．

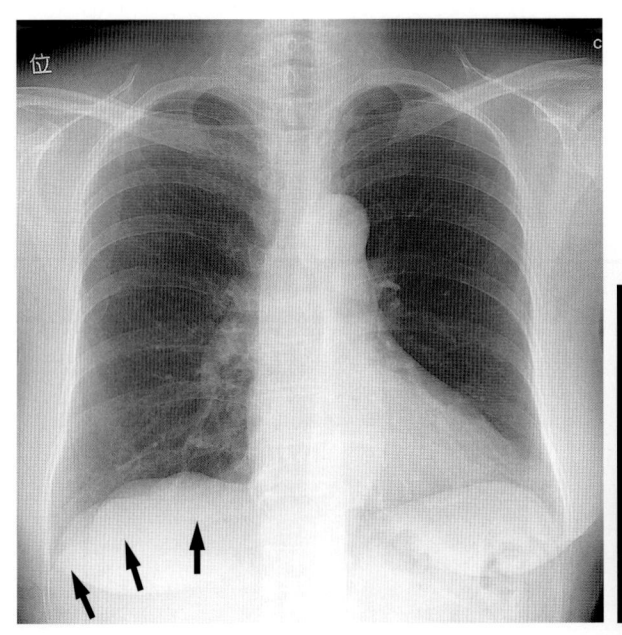

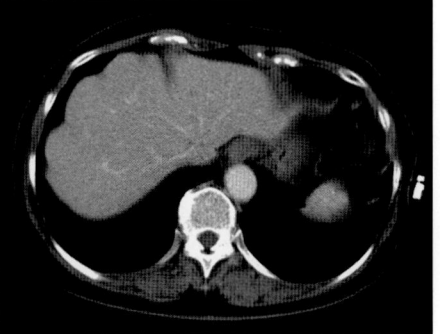

　このような scalloping は，横隔膜の緊張度によって出没することがある．

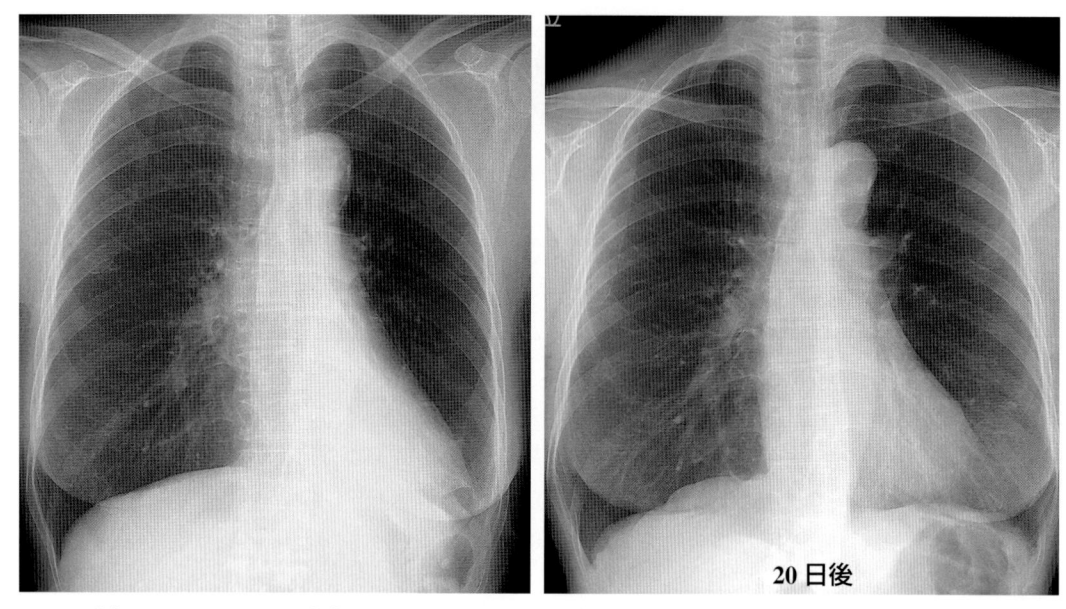

70 3章 検診時に気になる所見 −異常所見？それとも正常範囲？−

　この例は，scallopingが消失している．原因は，左肺下葉の無気肺で，縦隔が左方へ偏位し，そのため右横隔膜が引き伸ばされて，scallopingが見られなくなった例である．

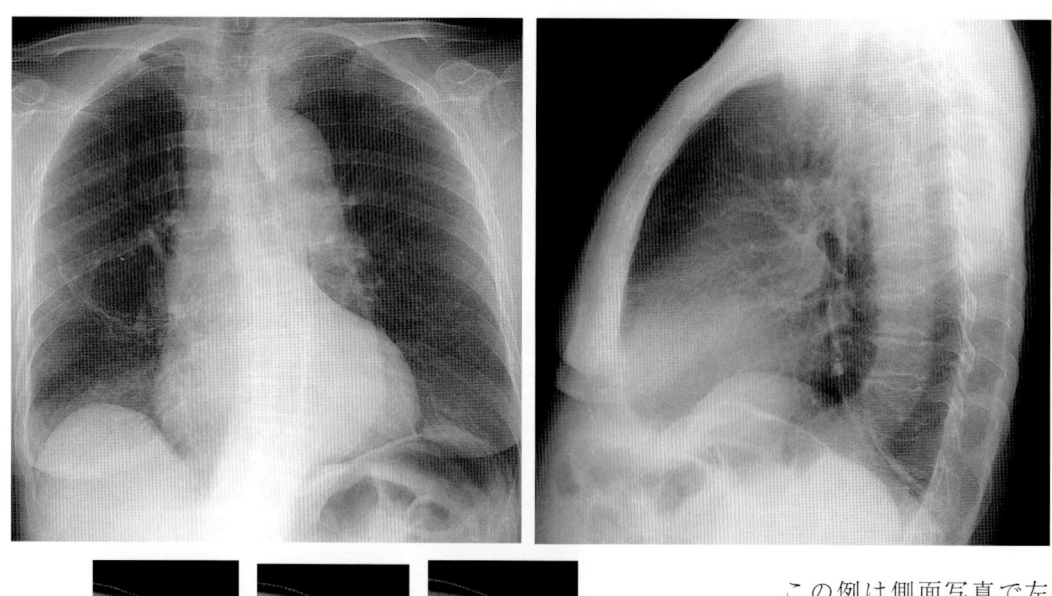

筋束
筋束

第8肋骨
第9肋骨

　この例は側面写真で左横隔膜に軽度のscallopingがみられる．CTでは，肋骨から起始する横隔膜の筋束がみられる．加齢により横隔膜の厚さが薄くなり，筋束が明瞭に描出されている．

また，scallopingの形状ではないが，右横隔膜ドームの尾側に透過度の低い層と高い層の二重陰影がみられることがある．

次の例はscallopingである．

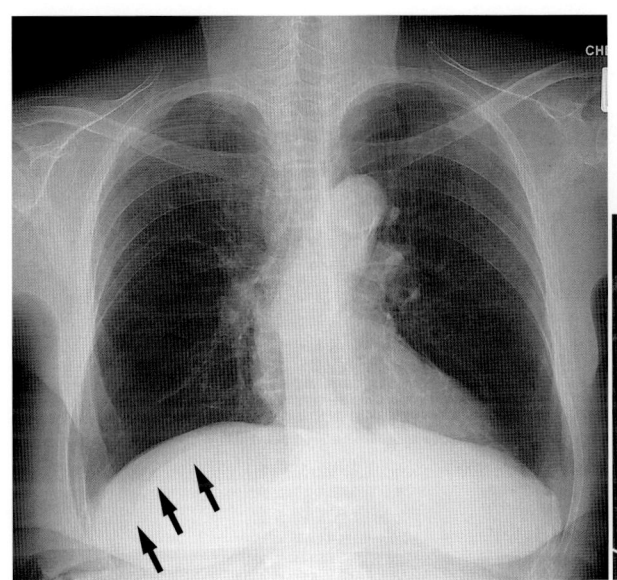

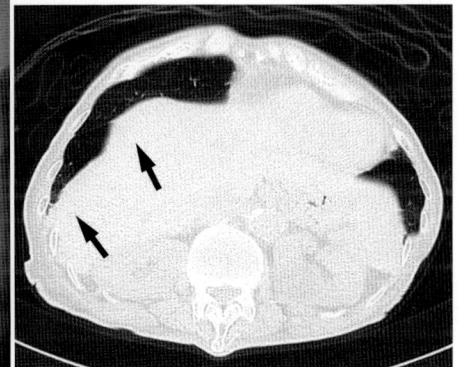

次の例は，前例とよく似ているが腹腔内脂肪である．

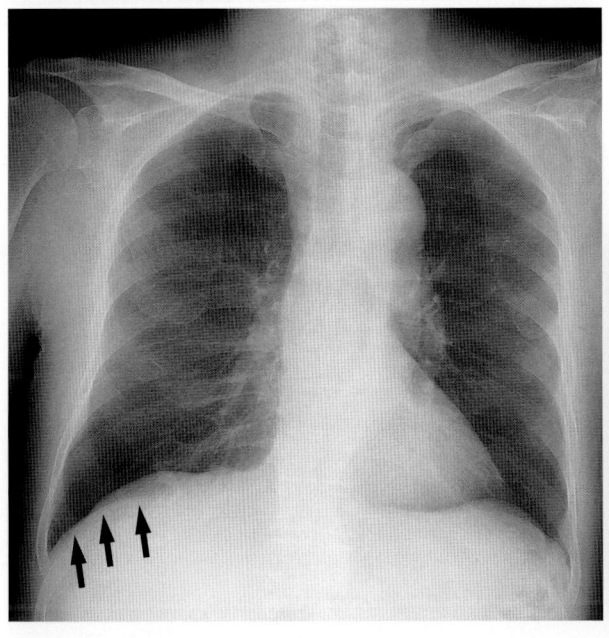

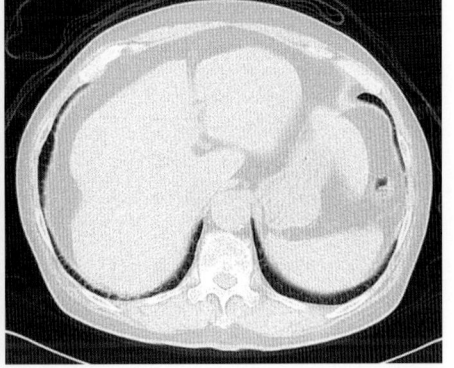

なお，左横隔膜上に心臓が鎮座するので，左のscallopingは稀である．

② 右横隔膜下の気体

　右横隔膜下に気泡がみられる．結腸が肝と横隔膜の間に侵入したためにみられる所見である．高齢者によくみられるのは肝鎌状間膜や横隔膜が加齢に伴い弛緩し，そのため肝と横隔の間に結腸が侵入すると考えられている．これをキライディティ症候群という．

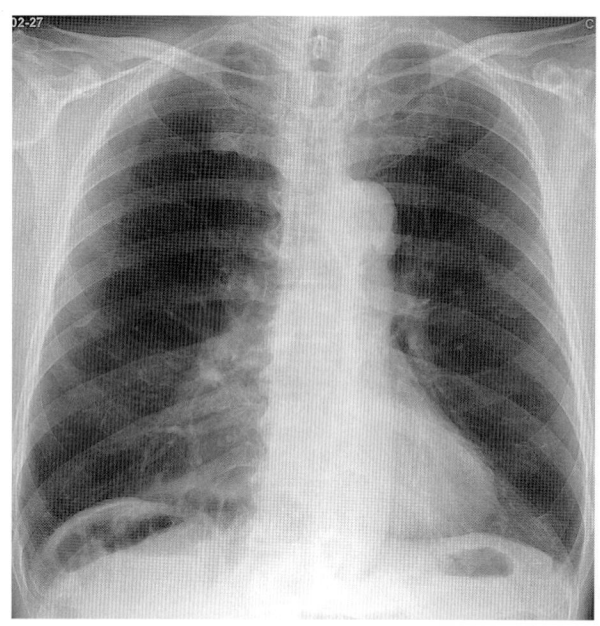

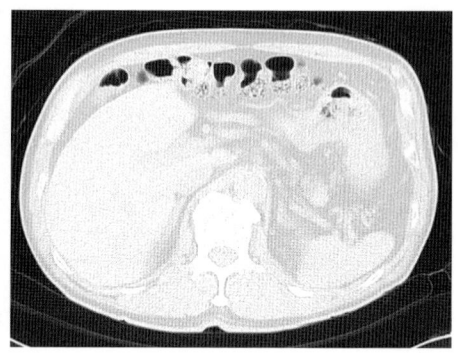

　しかし，本来，キライディティ症候群は，このようなX線写真上の所見と共に腹痛や腹満などの消化器症状を伴う場合をいう．

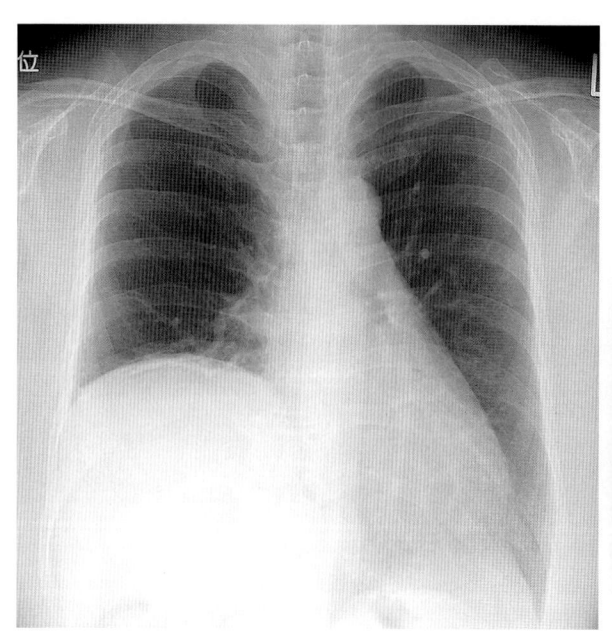

81歳女性．いつもはこのような所見で右横隔膜は高位であるが，気泡はみられない．

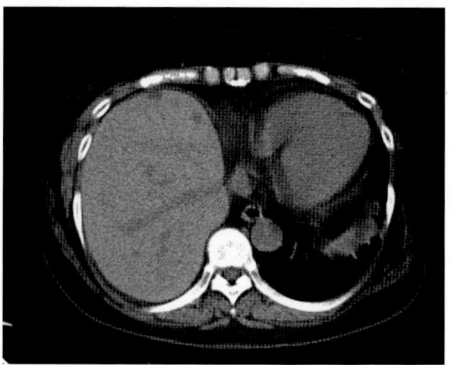

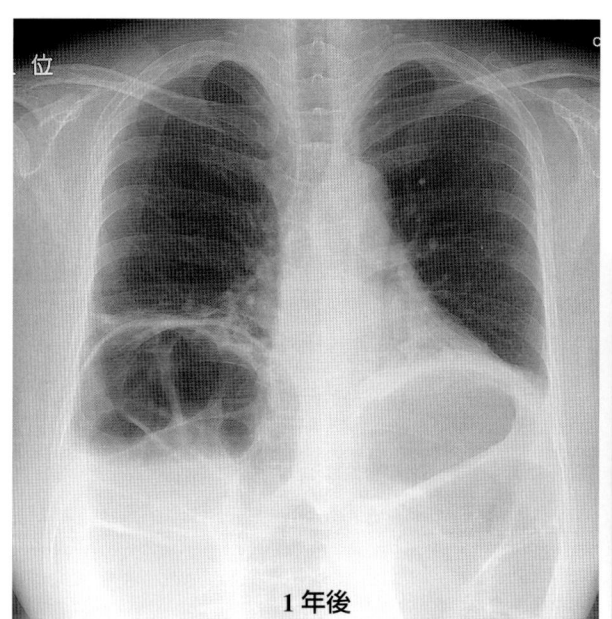

ところが腹痛，腹満を伴って来院，キライディティ症候群がみられた．

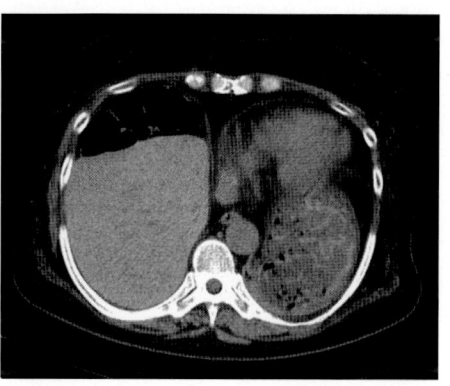

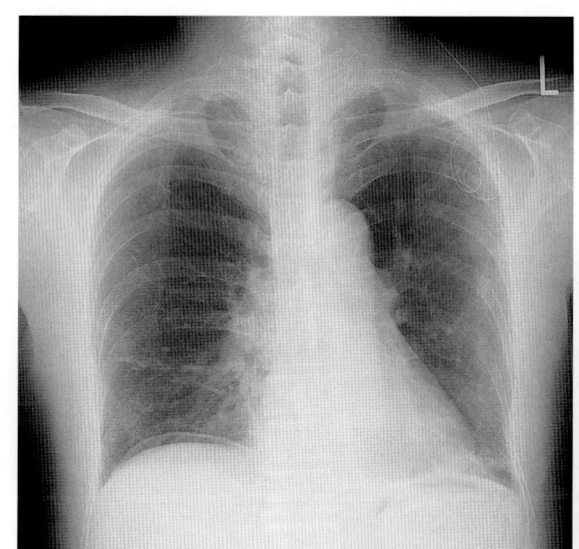

一般的ではないが，右横隔膜下の気泡ないし空気層は，腹部手術後でもよく認められる．

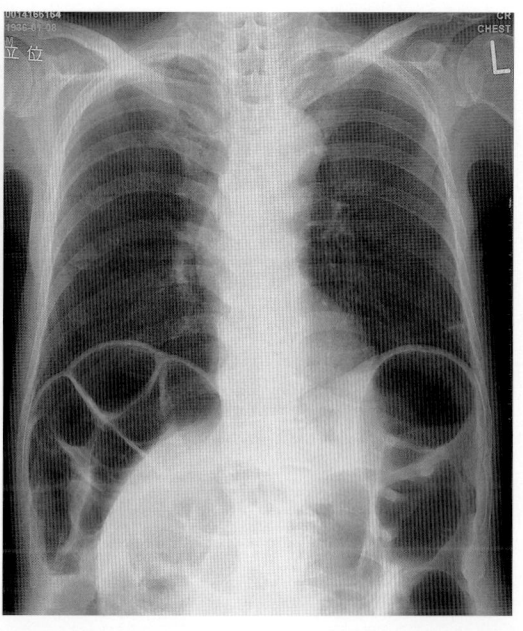

またイレウスでも気泡がみられる．

③ 横隔膜高位（？）

通常，横隔膜は右が左より高位である．右横隔膜ドームの頂上は第 4 ～ 7 肋間にあり，左は，それより 0.5 ～ 1.5 cm 低いとされている．しかし，肥満や撮影時の呼吸停止の呼吸相の差異でも大きな差がみられるので，一般的には，横隔膜の高低が病的意義を有することは稀である．視覚的には，対側肺に比べて 2/3 の高さしかない肺では横隔膜高位にみえる．

6,941 例の検診例について，左右の横隔膜の高さを検討してみると，

左右が同じ高さは，359 例（5.2%）で，このうち，胃腸管ガスのため左横隔膜が右と同じ高さを呈している例が 263 例にみられた．

左横隔膜が右より高位の例は 84 例（1.2%）で，このうち胃腸管ガスが関与していると考える例が 74 例あった．つまり，左横隔膜高位はそれほど稀ではなく「異常所見」とする必要はないと考えられる．

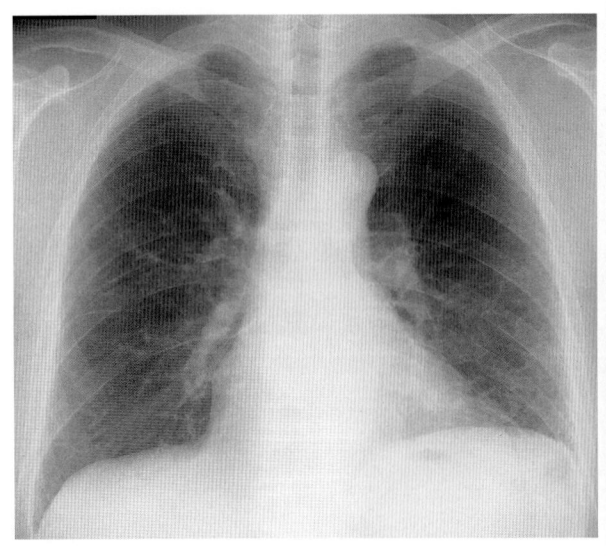

左横隔膜高位
（正常例）

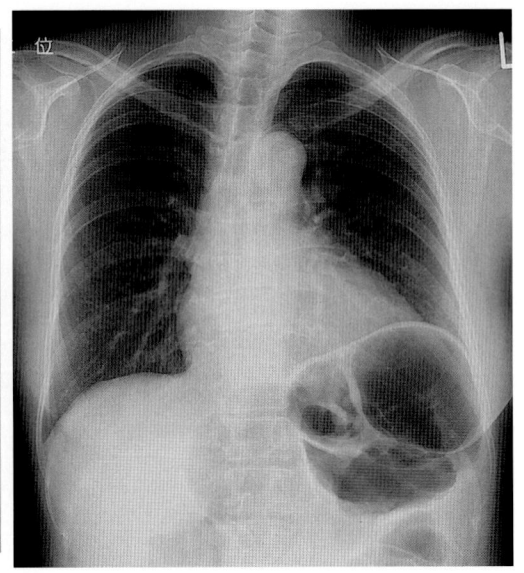

左横隔膜高位
（胃，腸管ガスによる）

横隔膜高位の原因

1. 横隔神経麻痺（主に悪性腫瘍）
2. 横隔膜弛緩症 eventration
3. 横隔膜ヘルニア
4. 腹水
5. 肺下胸水
6. 肺葉切除後
7. 肺葉の容量の減少
8. 呑気症
9. 胸膜腫瘍

1. 横隔神経麻痺

特発性の麻痺もあるが，多くは悪性腫瘍の浸潤のため神経麻痺が起こる．

この例は IVH 挿入時に，横隔神経を損傷したと考えられる横隔神経麻痺の症例で，右横隔膜が術前より挙上している．

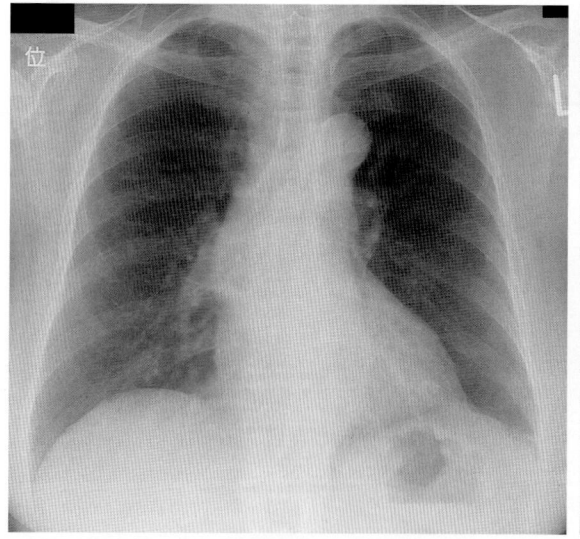

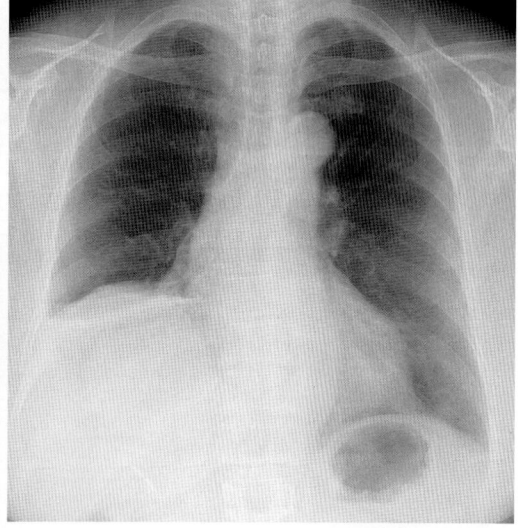

（術前）

76 　3章　検診時に気になる所見　－異常所見？それとも正常範囲？－

悪性腫瘍（肺扁平上皮癌）による横隔神経麻痺の例である．

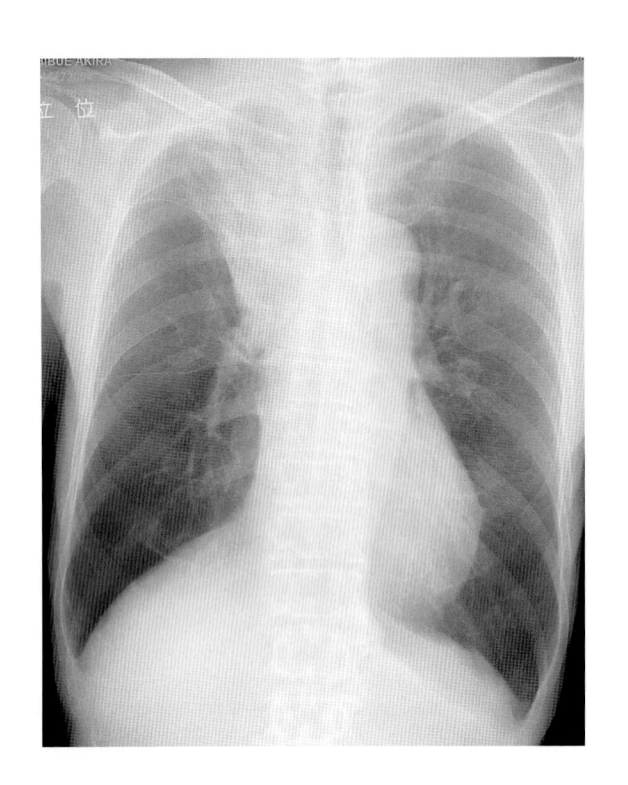

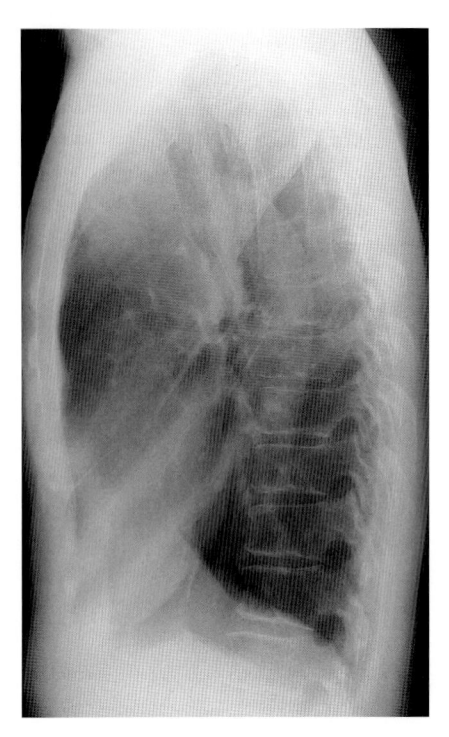

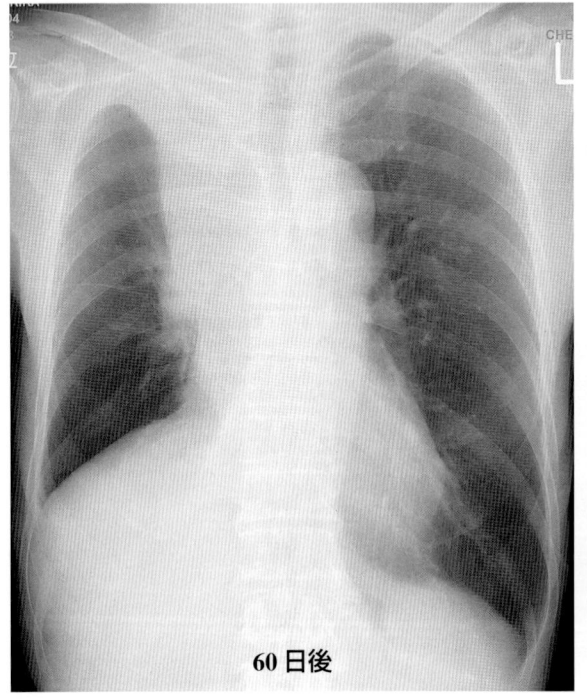

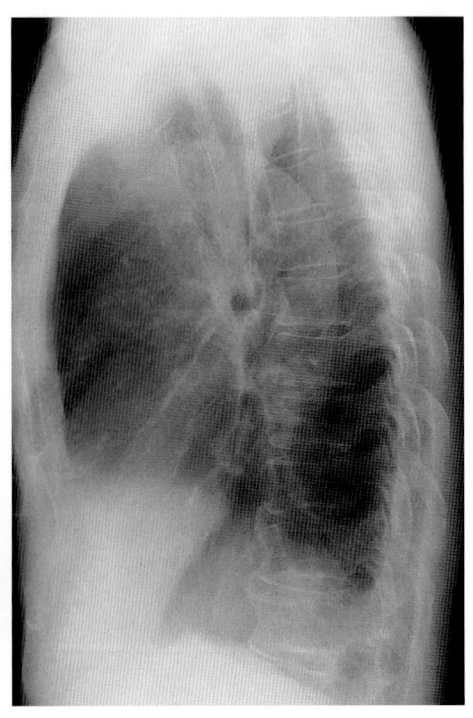

60日後

B. 横隔膜の異常？ 77

2. 横隔膜弛緩症　eventration
横隔膜の筋性部の収縮力の低下，弛緩のため横隔膜が有意に挙上する．

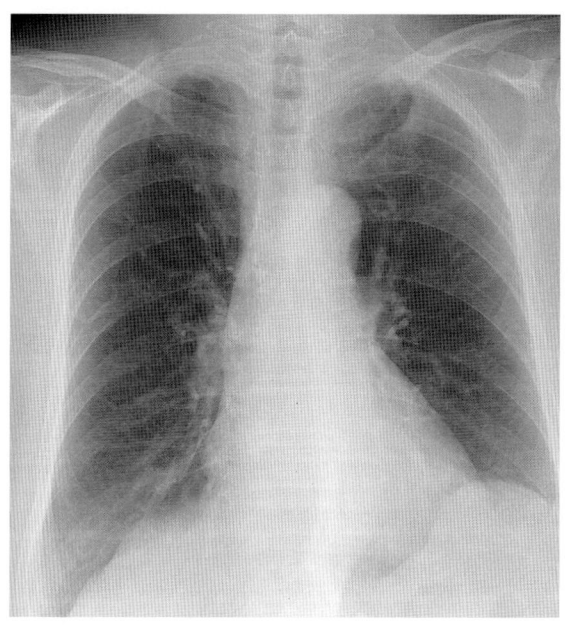

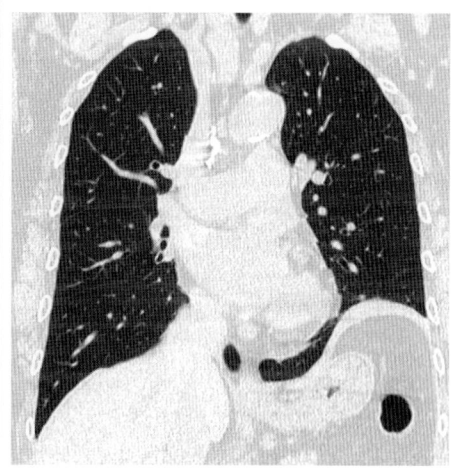

3. 横隔膜ヘルニア
Bochdalek ヘルニア，Morgagni ヘルニア，外傷性ヘルニアがある．モルガーニヘルニアは右前胸部に，ボホダレクヘルニアは左背側に出現する．

これは，モルガーニヘルニアである．

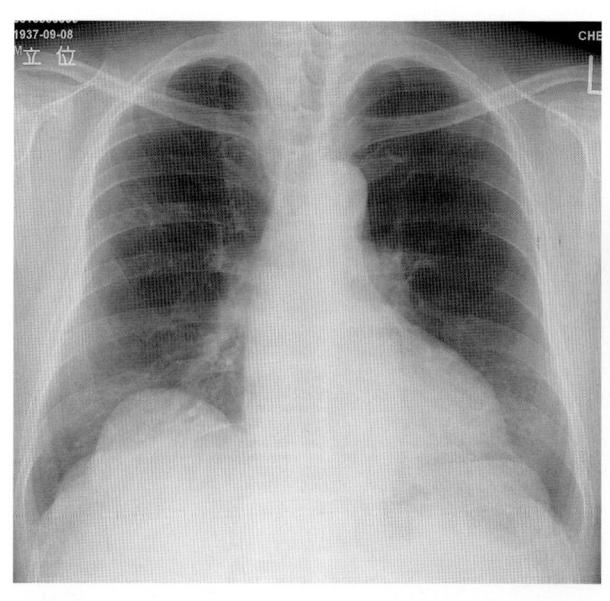

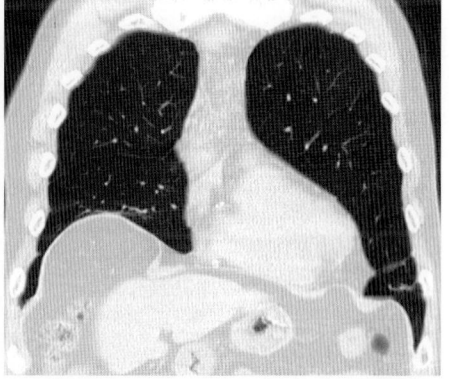

4. 腹水

大量の腹水により横隔膜挙上が起こることがある．

5. 肺下胸水

胸水貯留の胸部X線写真では，通常はmeniscus signがみられる．しかし，肺の弾力性が失われた状態（肺気腫，肺線維症など）では，肺の形態はそのままで胸水が肺と横隔膜の間に貯留する．従って，胸部X線写真では横隔膜が挙上したようにみえる．

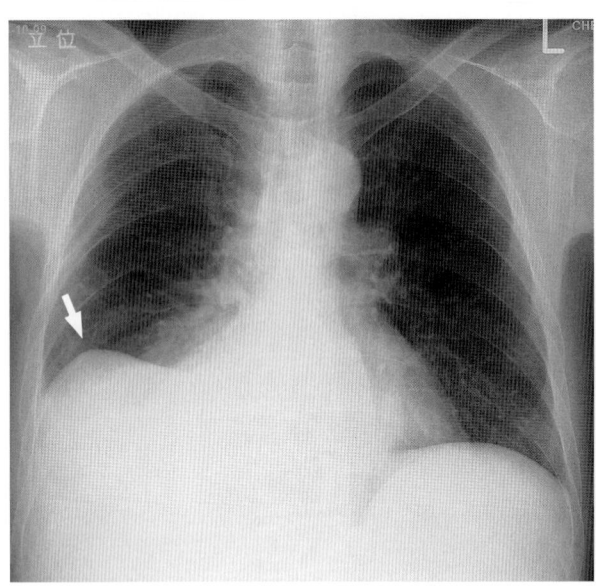

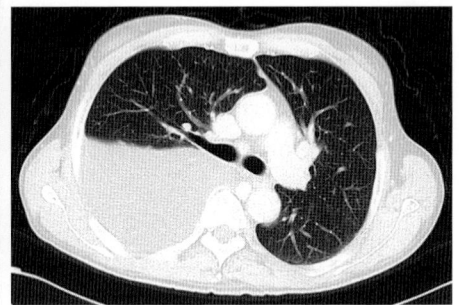

肝硬変に合併した肝性胸水である．肺下胸水例では横隔膜ドームの頂点が外側へ移行することが多い（矢印）．

6. 肺葉切除後

左上葉の扁平上皮癌の術後である．

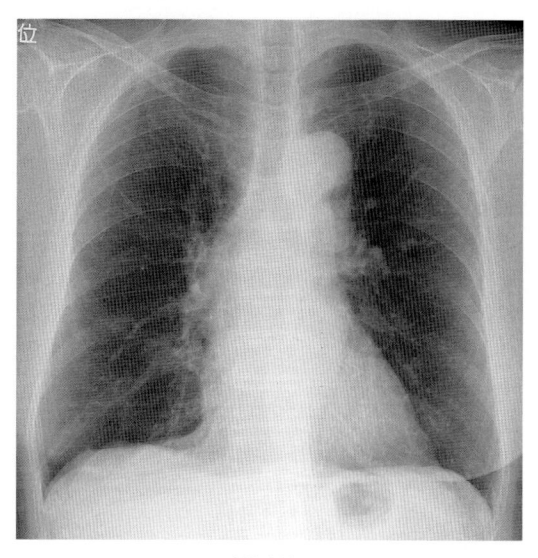

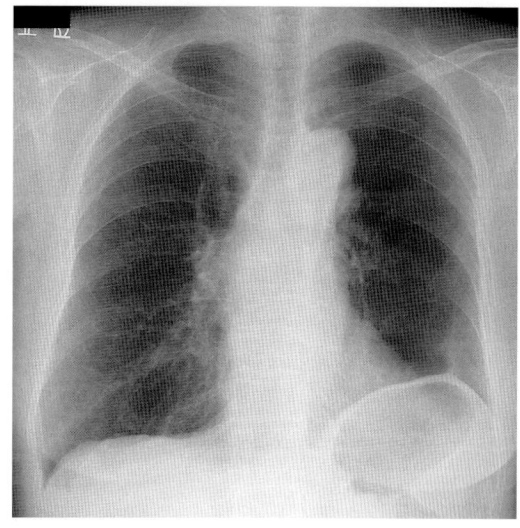

（術前）　　　　　　　　　　　　　　　（術後）

　左胸腔内の肺容量の減少により，縦隔の左方移動，左胸郭の縮小と共に，横隔膜が挙上している．左上葉切除後は，左横隔膜挙上のため食道胃移行部（E-C junction）が急角度に屈曲するため，胃内のガスをゲップで出しにくくなり，胃泡内に大量の空気が貯留する傾向がある．

7. 肺葉の容量の減少

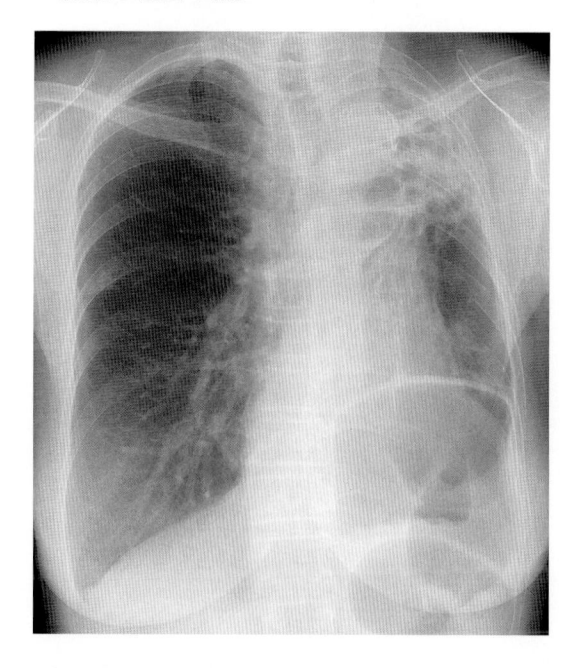

左上葉が肺結核により荒蕪肺となり，左肺の容量が減少し，横隔膜の挙上が起こった．

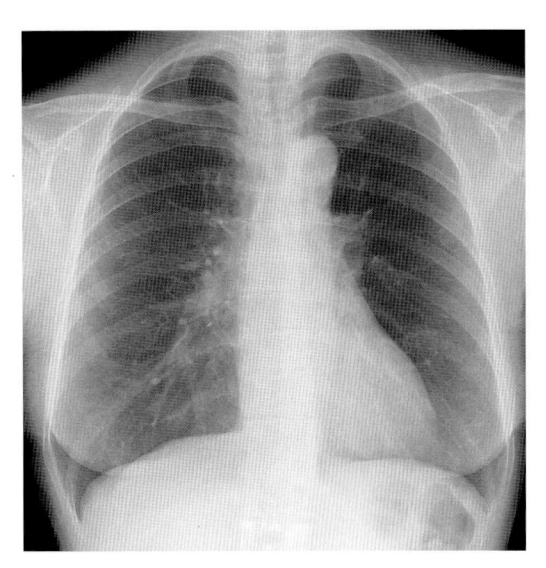

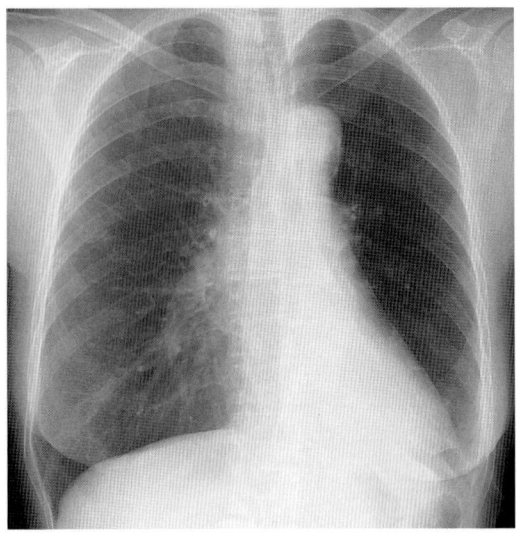

80　3章　検診時に気になる所見　−異常所見？それとも正常範囲？−

左下葉が無気肺（喀痰による無気肺）となったため，横隔膜が挙上している．

8. 呑気症

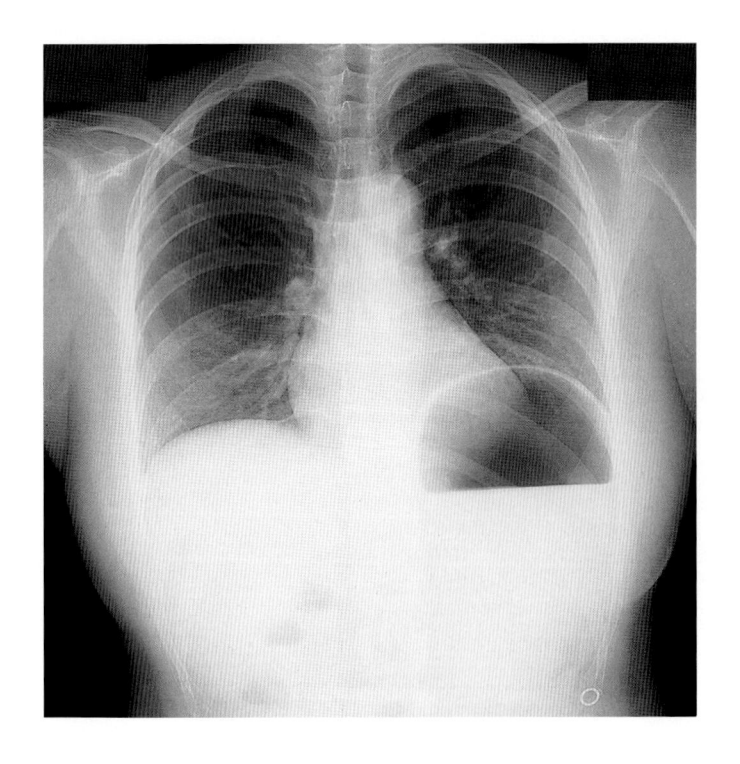

9. 胸膜腫瘍

右横隔膜ドームの中央が盛り上がっている．

ドームの輪郭は，正常では平滑でなめらかな半円を描くが，この例では凹凸がみられる．肝内病変も考えられるが胸腔内病変が疑わしい．

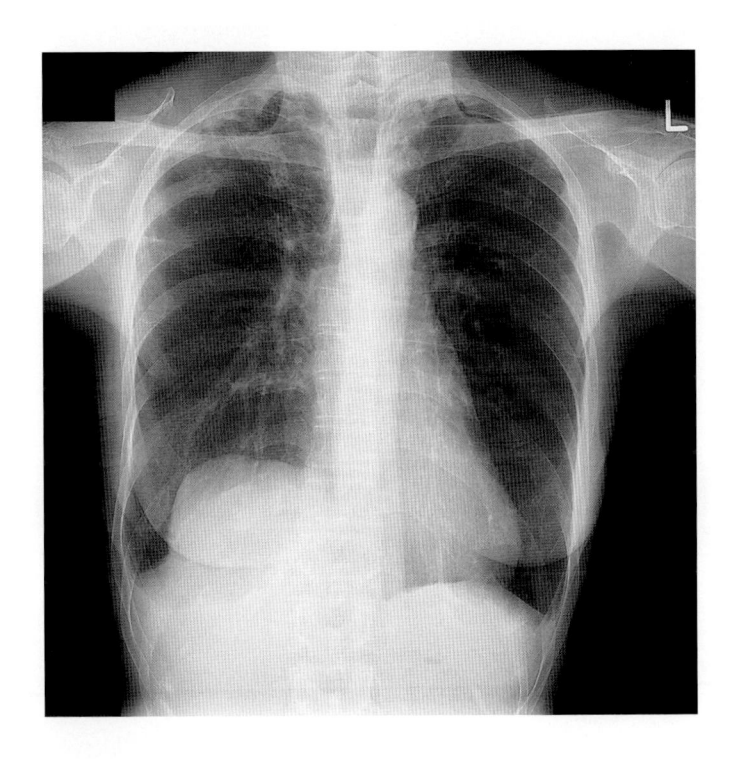

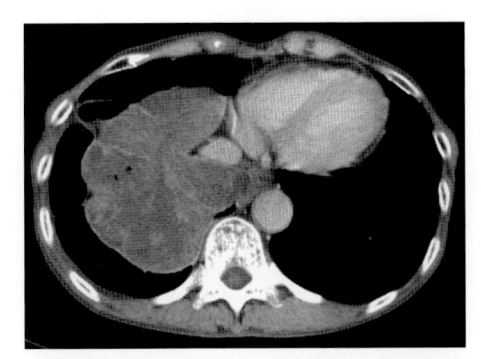

血流の乏しい巨大な腫瘤がみられる．

肝由来ではない．また肺内病変は考えにくく，胸膜腫瘍と思われる．

solitary fibrous tumor of pleura 胸膜線維腫であった．

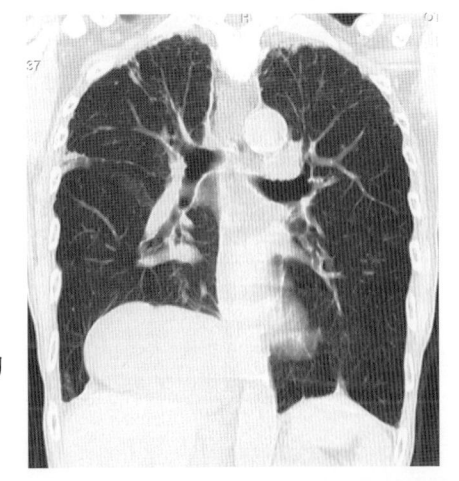

④ 右肋骨横隔膜角の鈍化（？）

（phrenio-costal angle，PC 角，肋横角）

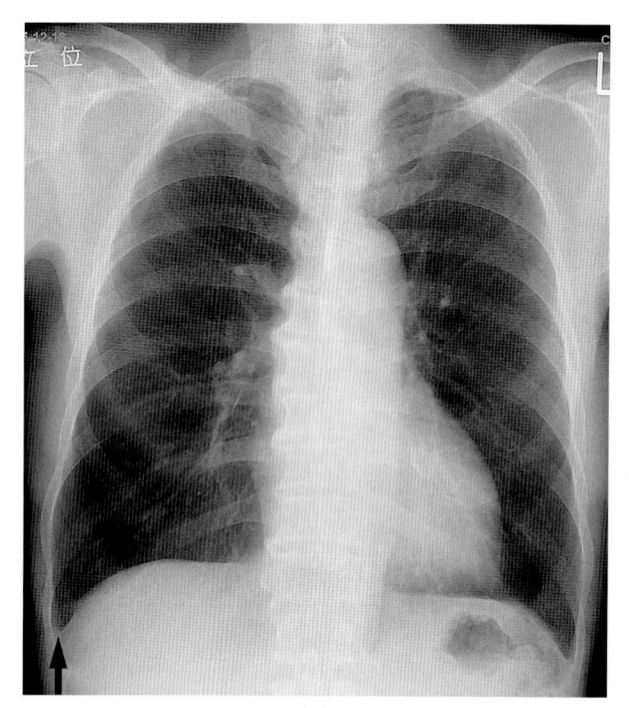

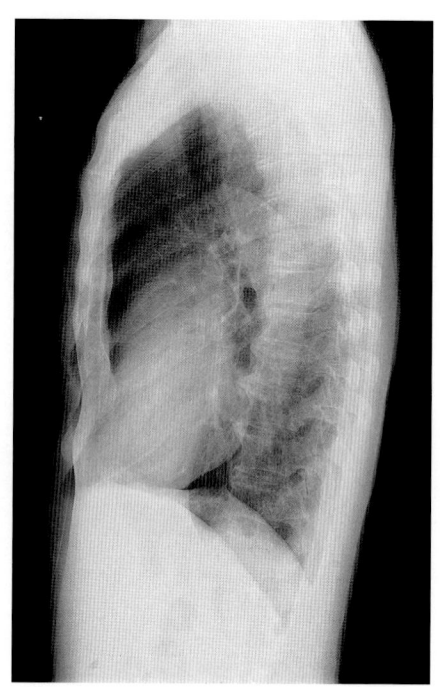

〔A〕

左と比べて，右肋横角が鈍である．このような所見を呈するのは，

1. 正常例で，深吸気時の撮影
2. 肺気腫
3. 胸膜癒着
4. 胸水（付．肺下胸水）
5. 下葉切除後

1. 深吸気時にみられる正常例の PC 角鈍化

　横隔膜の筋束は，主に第 6 〜 10 肋骨および肋軟骨の内面からのものと，腰椎からの右脚，左脚である．
通常の胸部 X 線写真では，横隔膜は 1 枚のドーム状の形を呈するが，深吸気時にはしばしばその筋束が観察できる．写真〔A〕は，たまたま深吸気で撮影された時に横隔膜が低位となり，肋骨からの筋束が出現して PC 角が鈍のようにみえたものである．CT でも異常はみられない．

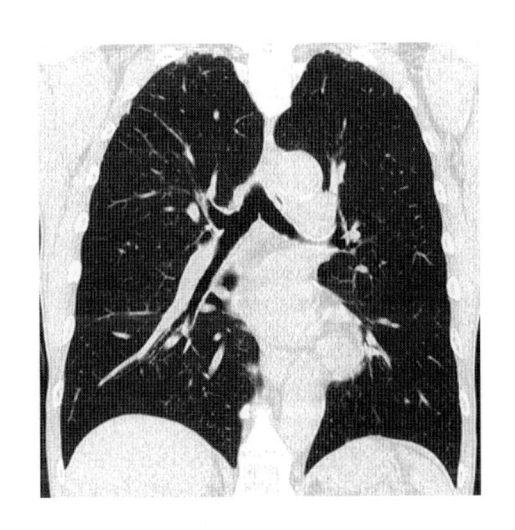

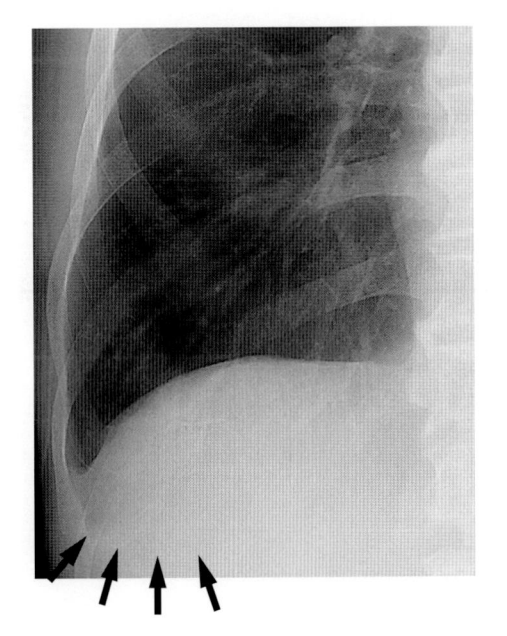

また，このような正常例では，横隔膜の後部の遥か下方まで下葉の下縁が拡がっていて，他の原因でみられる PC 角の鈍化と区別できる．

（A の拡大写真）

2. 肺気腫による PC 角鈍化

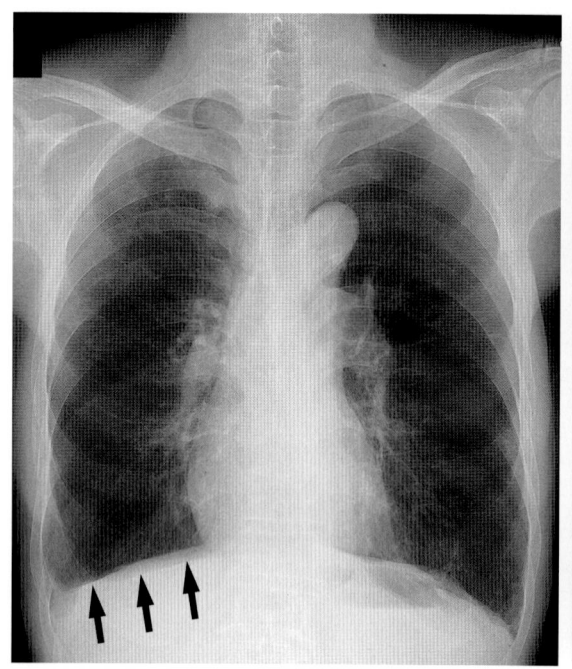

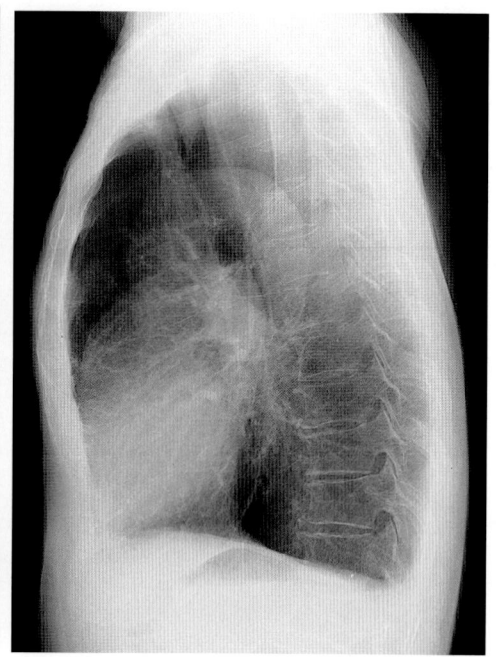

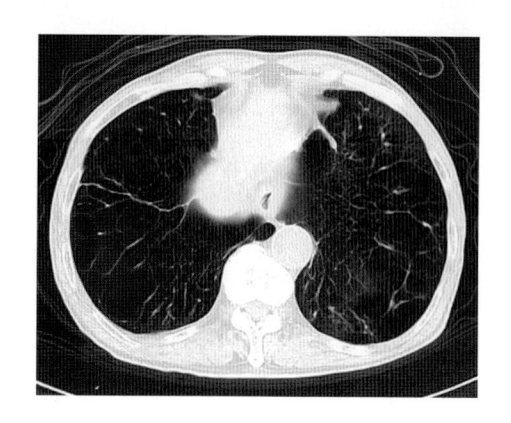

　気腫化した肺は過膨張となり，その圧力は胸郭，心臓などの縦隔臓器や肺の間質（気道，血管）に加わるが，横隔膜は軟らかな臓器であるため，特にその圧力の影響を受け易い．つまり，横隔膜ドームは徐々に平坦になり，時には凹型に変化することもある．横隔膜筋束は，肋骨や肋軟骨に付着しているため，肺気腫で横隔膜が下方へ移動するとその付着部が現れて PC 角が鈍の形態を示す．正常例と異なり下葉の下縁（矢印）は，横隔膜ドームと大きく離れることはない．

3. 胸膜癒着による PC 角鈍化

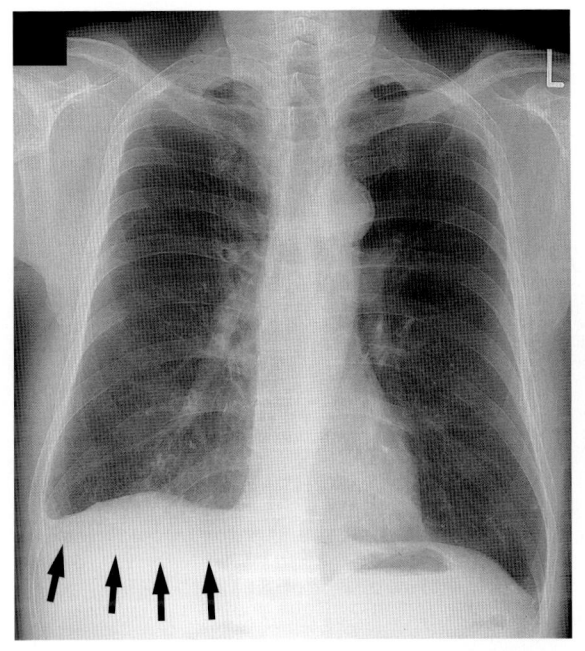

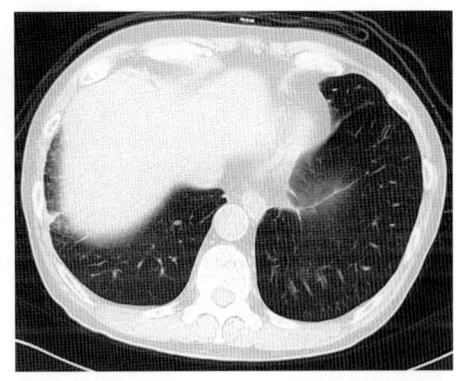

　胸膜の炎症の治癒遷延で，壁側胸膜と肺胸膜が癒着して肋骨横隔洞 Recessus costodiaphragmaticus が高位で固定されると，PC 角の鈍化がみられるようになる．正常例と比べて下葉の最下縁と横隔膜ドームとの距離は全くないか，あっても僅かである（矢印）．

4. 胸水

　胸水が 300 ～ 500 ml 以上貯留すると，PC 角に鈍化が現れる．もっと貯留すれば半月状 (crescent) の陰影が明らかになる．

　但し，PC 角が鈍でなくて異常所見を見つけにくいが，大量の胸水が貯留していることがある．これを肺下胸水という．

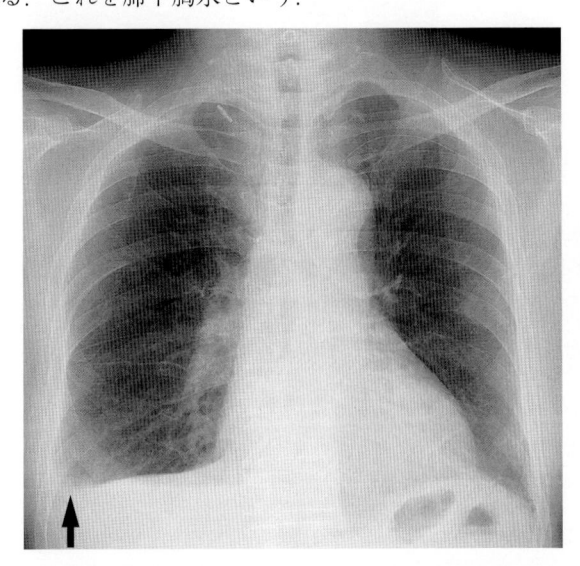

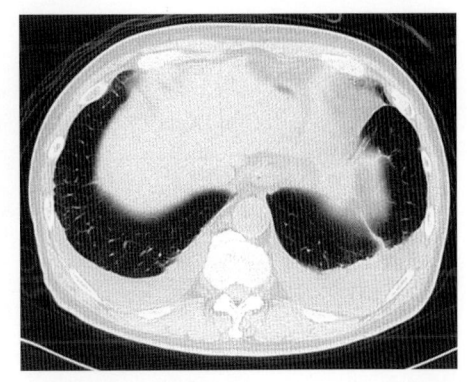

両側胸水（腎不全）

86 3章 検診時に気になる所見 －異常所見？それとも正常範囲？－

　この例は，右横隔膜ドームに隠れた肺底区の肺紋理がほとんどみられないことから，胸水貯留が疑われる．

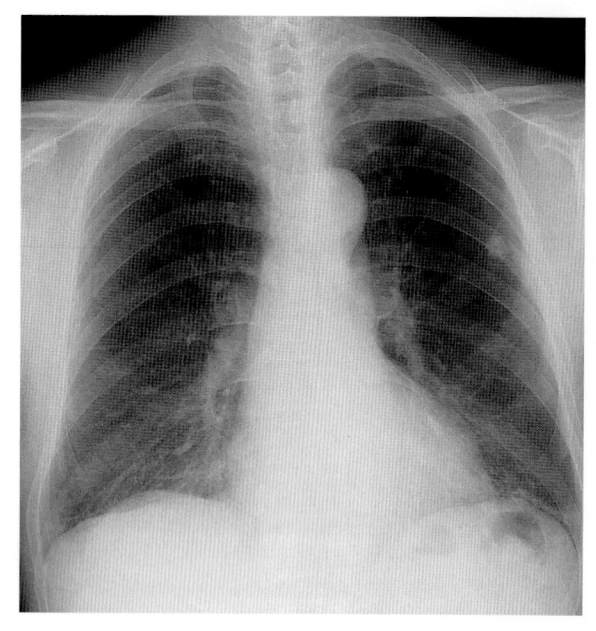

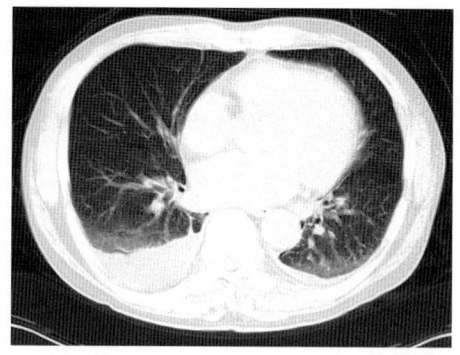

心不全

　次の例は，左の肺下胸水の例である．横隔膜と胃泡の距離が1cm以上あれば胸水の存在を疑うことができる．

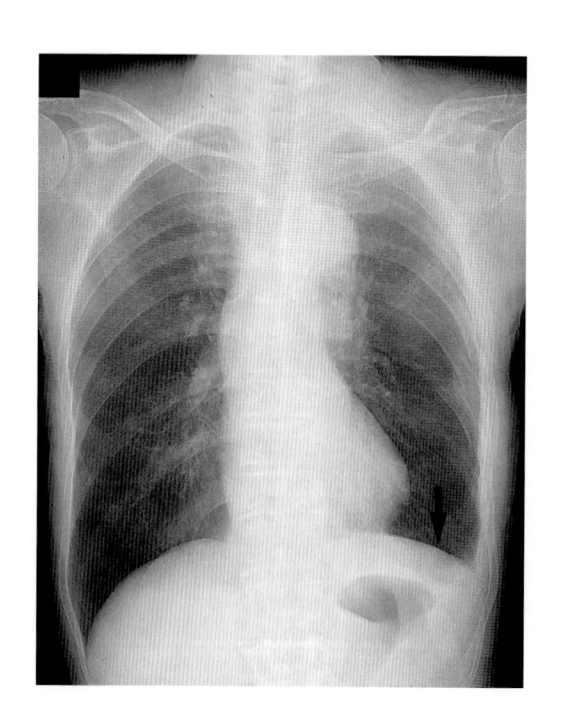

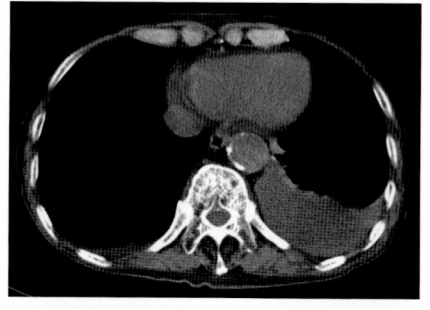

外傷性血胸

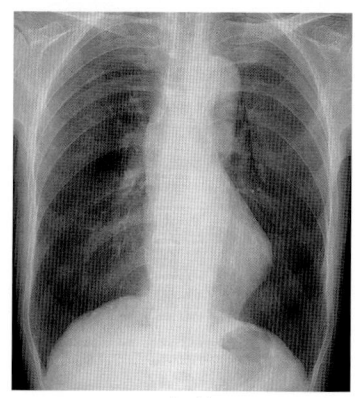

1年前

5. 下葉切除後

　下葉を切除すると，上葉が PC 角まで充分には膨張できないことがある．また，年余にわたって死腔に胸水が貯留していることもある．

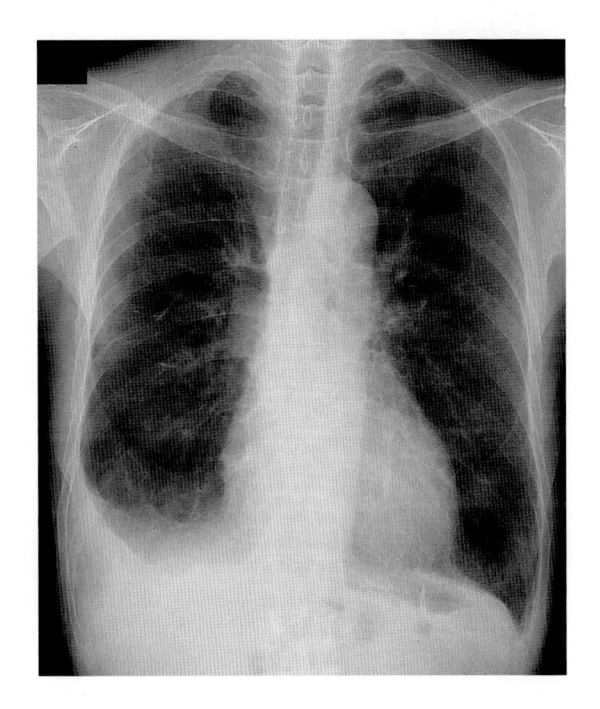

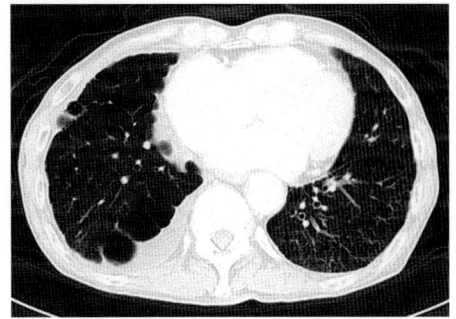

C シルエットアウトされた心陰影
－不均等陰影なのか？－

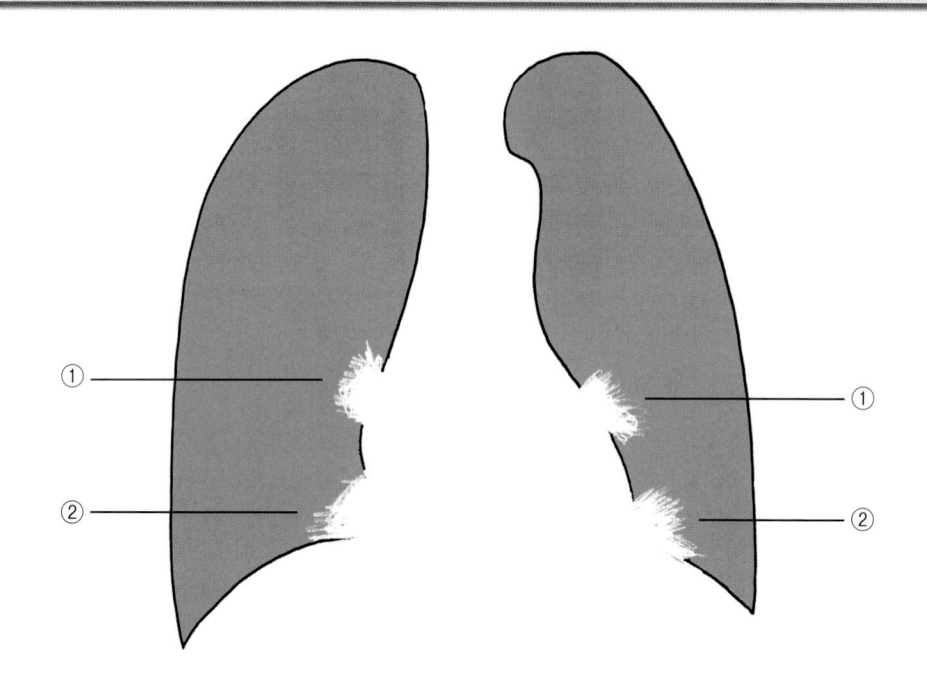

① 心横隔膜角より頭側で，心陰影辺縁（右第2弓，左第4弓）をシルエットアウトするような淡い浸潤陰影がみられる．ここで最も多いのは，中葉舌区症候群である．

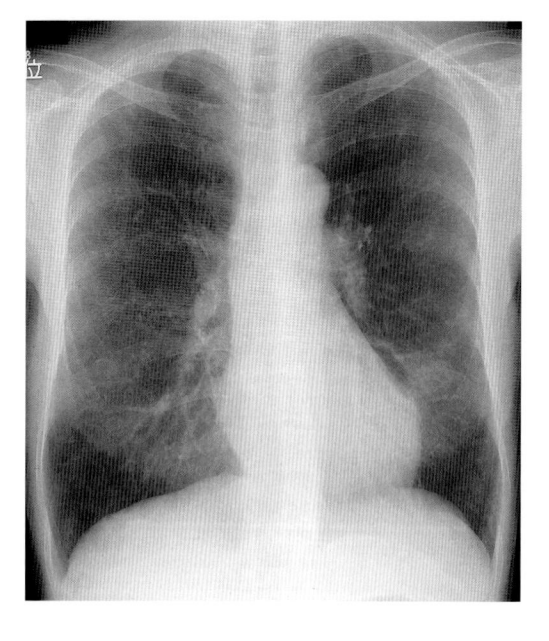

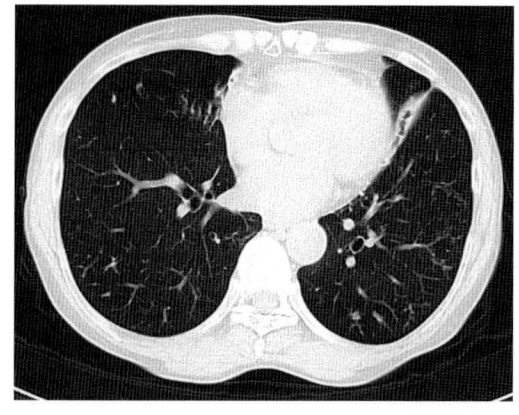

CTでみると，中葉にも舌区にも蜂窩状陰影がみられる．

C. シルエットアウトされた心陰影－不均等陰影なのか？－ **89**

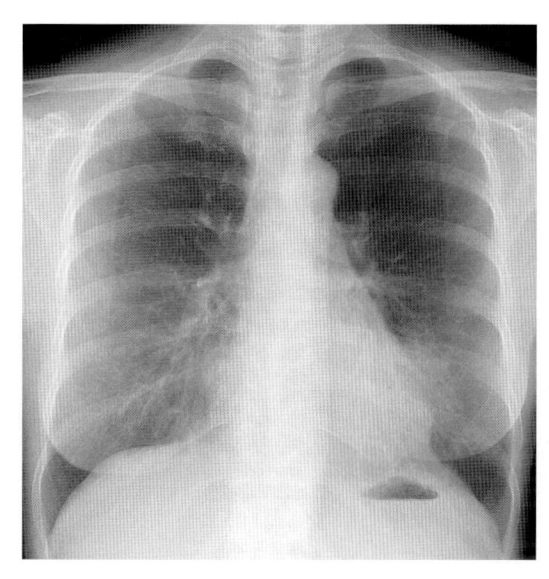

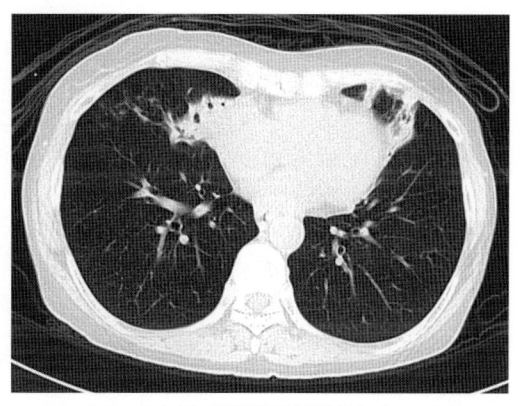

CTでみても蜂窩状陰影が明らかである．

明らかに蜂窩状陰影を伴ってシルエットサイン陽性のことも多い．

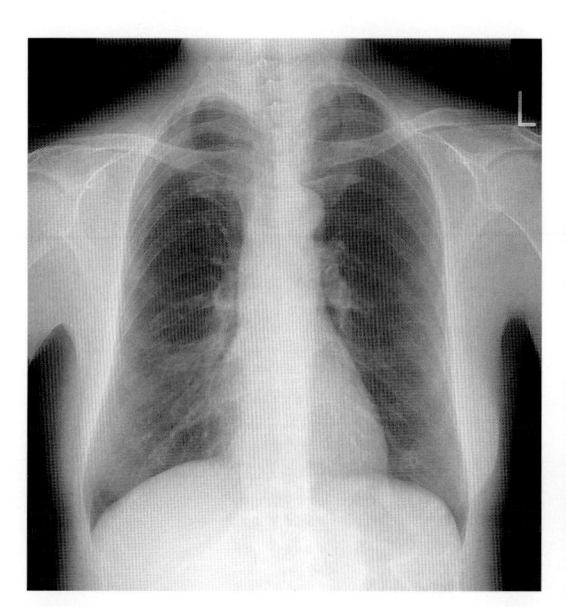

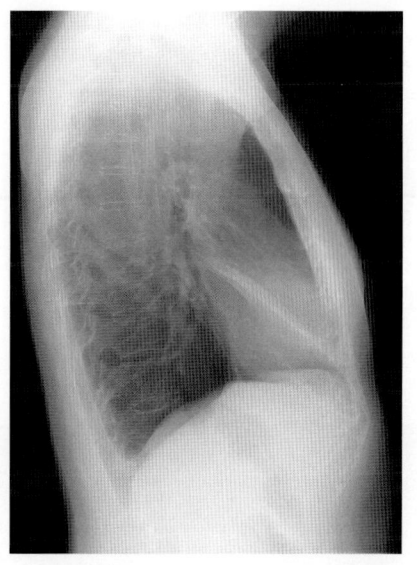

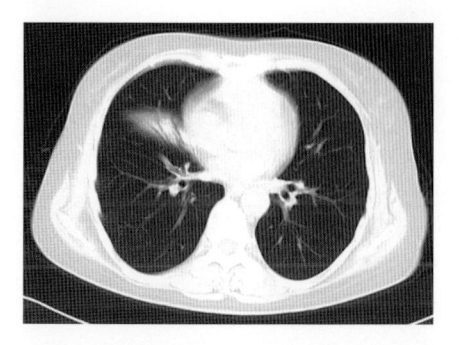

中葉・舌区症候群では，肺が極端に萎縮し，ほぼ完全な無気肺になることがある．この場合でも，心陰影がシルエットアウトされる．

CTでも中葉は極度に萎縮し無気肺になっている．

90　3章　検診時に気になる所見　−異常所見？それとも正常範囲？−

この部に，脂肪沈着は起りにくいが，全くない訳ではない．

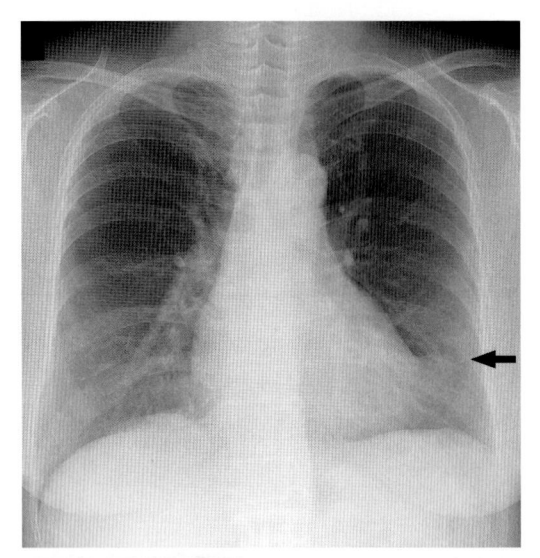

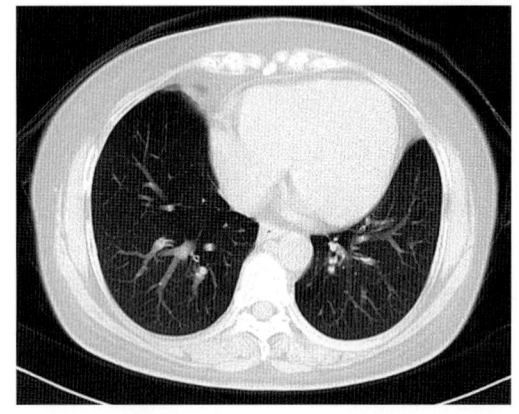

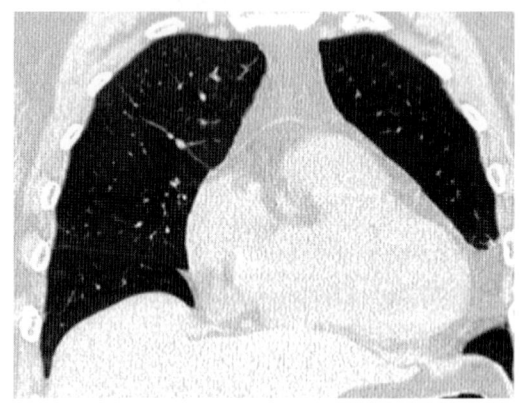

稀には肺癌もシルエットサイン陽性となる．

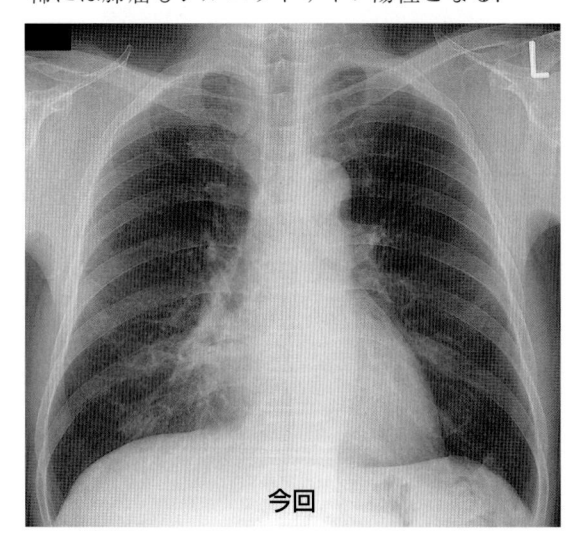

今回

　このように異常があれば，前回フィルムとの比較や側面写真を追加する必要がある．

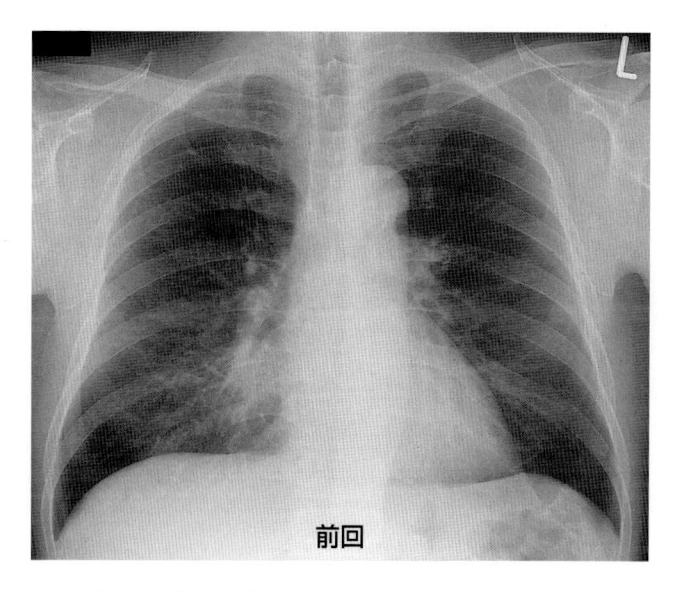

C. シルエットアウトされた心陰影 — 不均等陰影なのか？ — **91**

前回

前回フィルムと比べると，心陰影に接する結節陰影が増大しているようである．

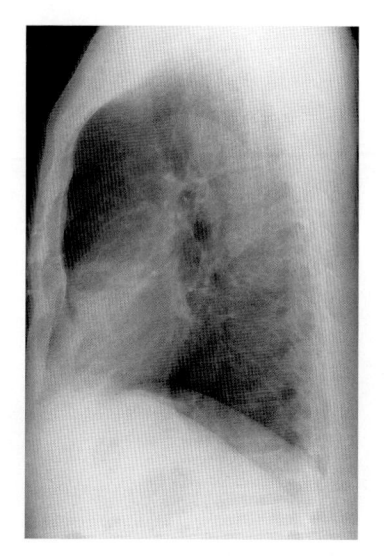

側面写真で，腫瘍の存在が明白となる．

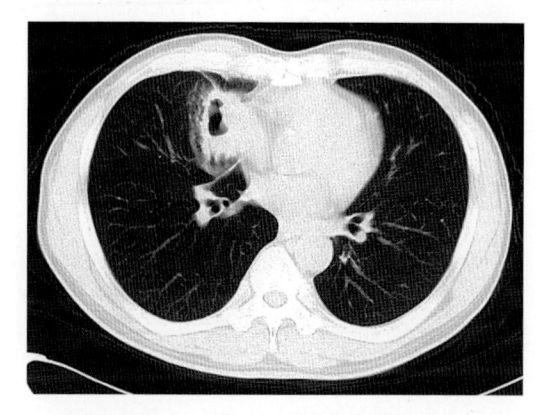

CTでみると，右S⁵に腫瘍がみられる（肺腺癌）．

② **心横隔膜角が不明瞭で「不均等陰影」と判定されるが，その多くは心膜周囲に沈着した脂肪組織である．**

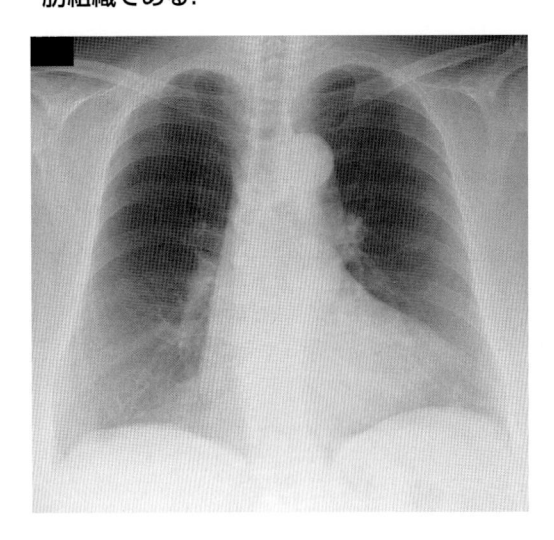

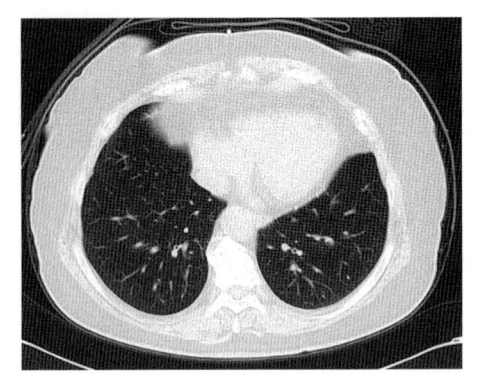

　時に，右心横隔膜角の脂肪沈着が塊状陰影のように見えることがある．脂肪沈着は辺縁不鮮明であることが多いが，辺縁明瞭として撮影されているという意味である．

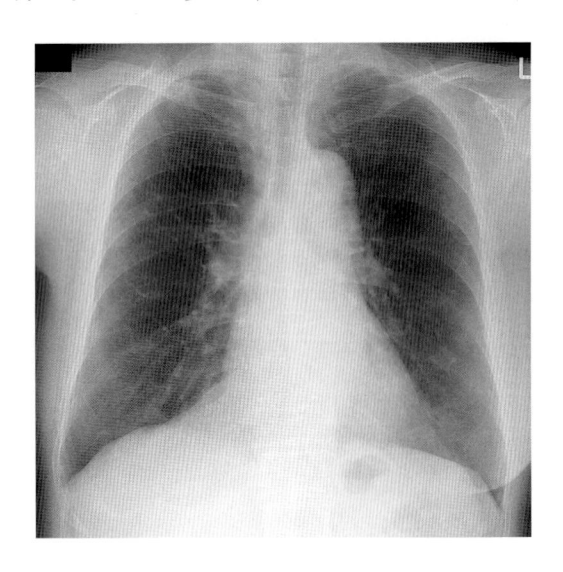

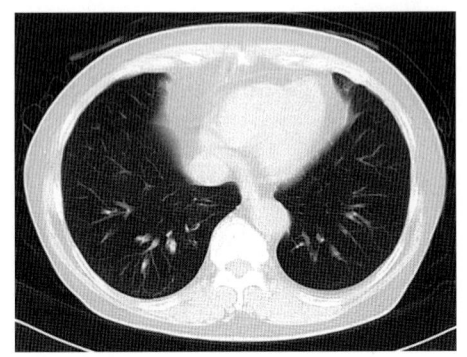

　このように塊状陰影と考えられるが，CTでみるとやはり脂肪組織である．
　なぜ，辺縁不鮮明な所見を呈していないのか，また，なぜ左では皆無なのに，右では時に塊状陰影を呈することがあるのか？
　右は，IVCから前胸部にかけて，脂肪塊が一塊となって沈着しているため，胸部X線写真で塊状陰影として見られることがある．
　一方，左は横隔膜頂に乗っかった心臓の縁の全長に亘って脂肪が連続して沈着しているが，左室と横隔膜の接点が弧状のため辺縁が不明瞭となるからと考えられる．

C. シルエットアウトされた心陰影 – 不均等陰影なのか？ – **93**

時には，舌区あるいは中葉症候群による陰影もある．

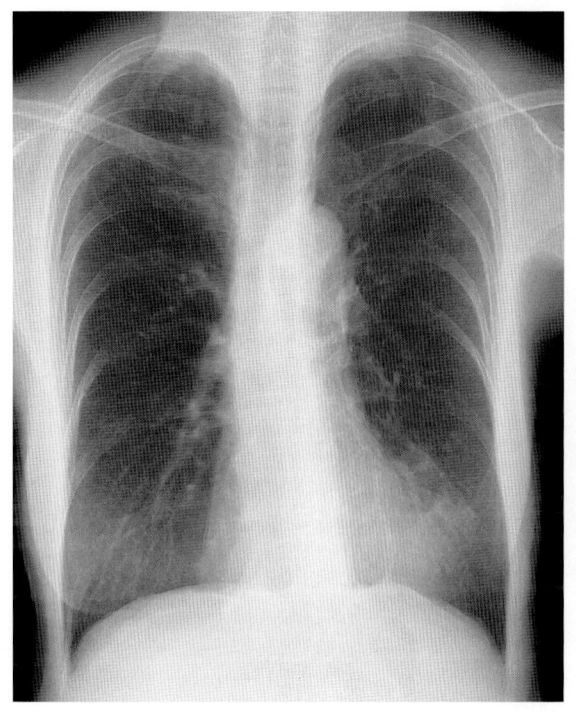

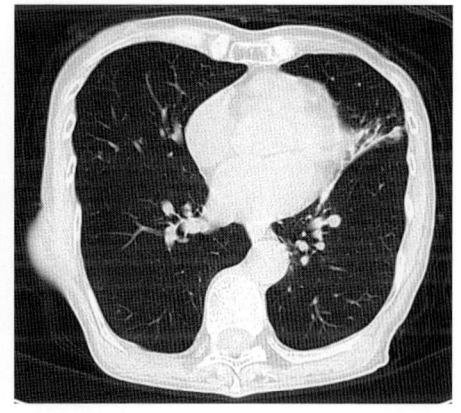

舌区症候群である．

しかし，いつの場合でも悪性腫瘍の存在を忘れてはならない．

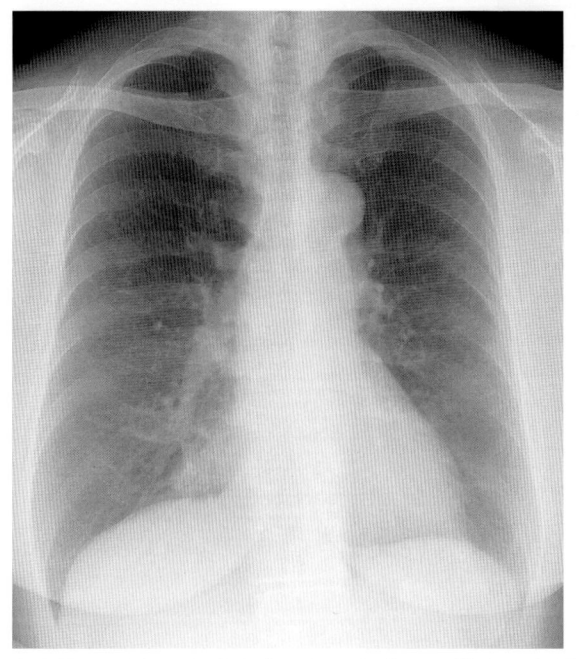

　右心横隔膜角に脂肪沈着の例よりもやや濃度が上昇していると思われる塊状陰影がある．また，塊状陰影として認められる脂肪沈着に比べると，辺縁が不整である．

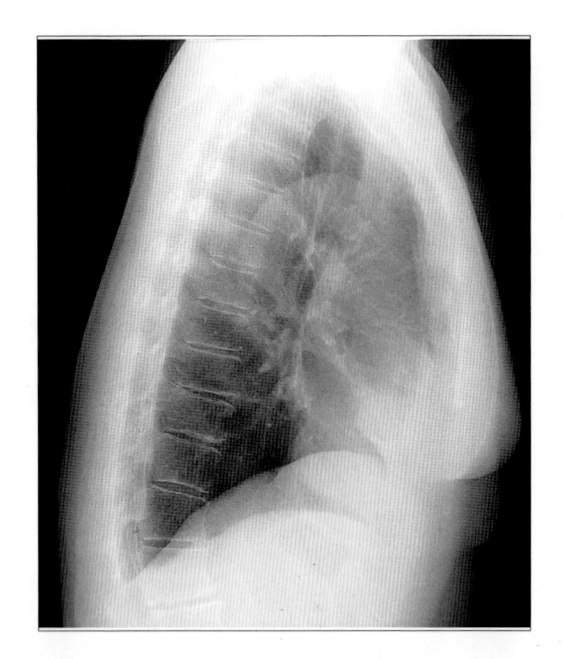

側面写真をみると，塊状陰影が明らかとなる．

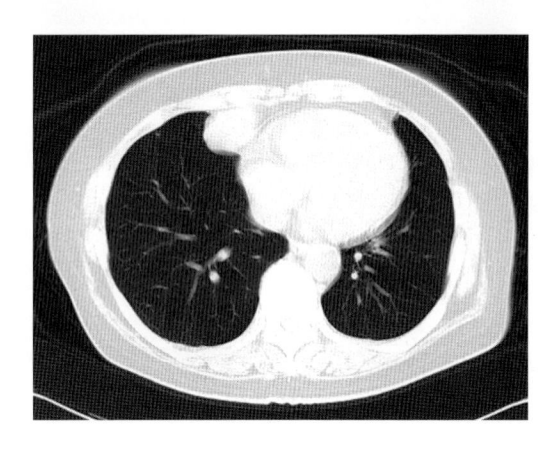

扁平上皮癌である．

D. A-P window 消失

　大動脈弓と左主肺動脈，つまり左第一弓と第二弓の間に切れこみがあるのが普通である．これを A-P window（aorto-pulmonary window，大動脈-肺動脈窓）という．

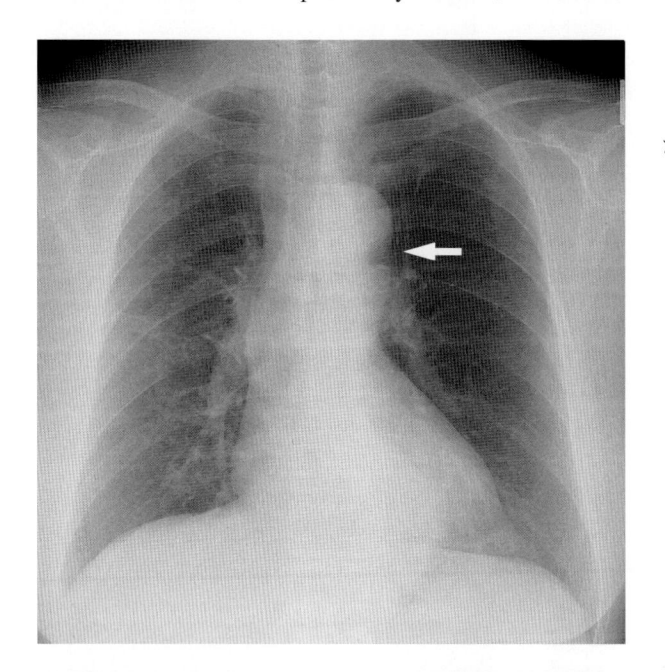

　この例で，3年後に下のような所見が認められる．

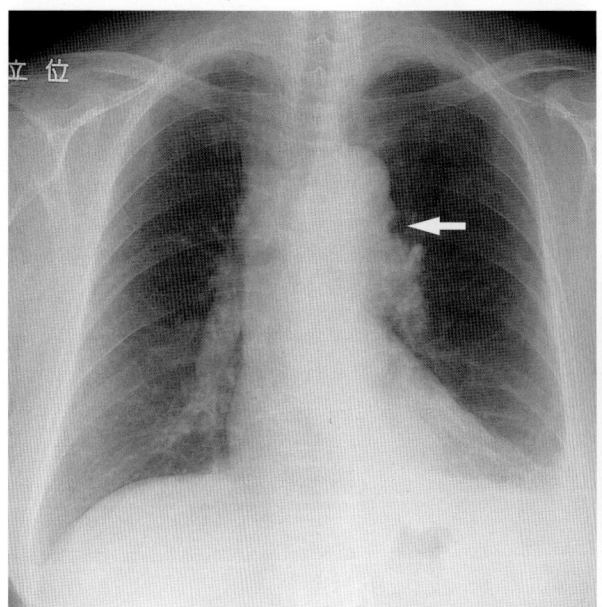

　A-P window が消失している．左肺門部肺癌やボタローリンパ節（大動脈下リンパ節，#5）の腫大が疑われる．

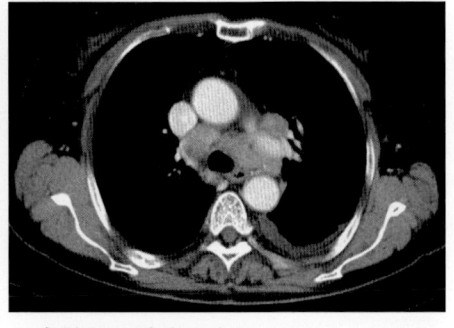

左肺門の腺癌である．

3章 検診時に気になる所見 －異常所見？それとも正常範囲？－

A-P window が明瞭な症例を呈示する．

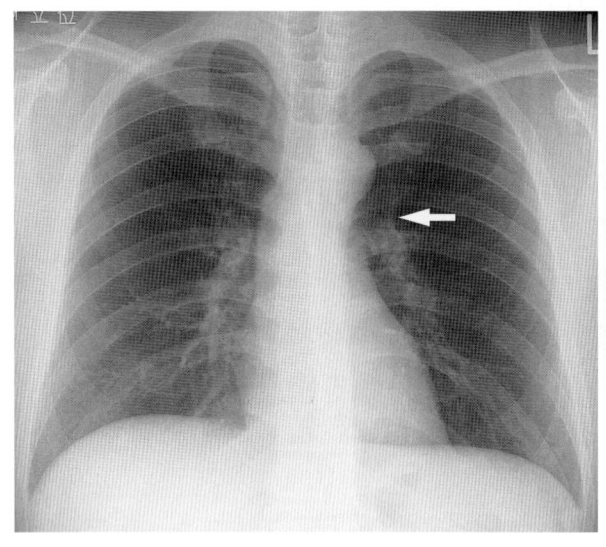

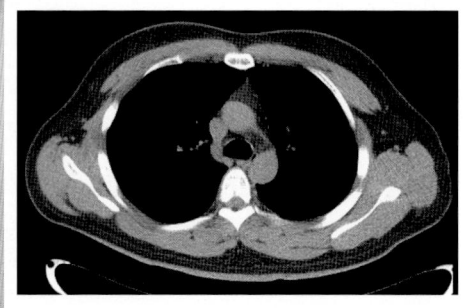

＃5の部位には，肺動脈主幹も左主肺動脈も，より尾側に位置しているためここでは見られない．

加齢と共に血圧が高くなり，このため大動脈はその径を増すと共に，その長さも増す．すると，上行大動脈は，左室から右方へ弧を描き，大動脈弓は左上方へ伸びて行く．その結果，左第一弓は第二弓から離れて頭側へ移動する．こうして A-P window が形成される．

次の写真は A-P window が消失している．若い女性で疾患のない正常の例である．

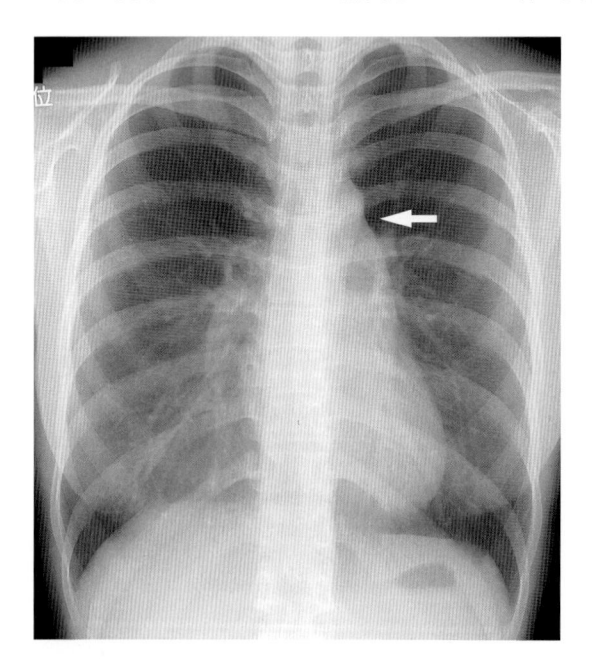

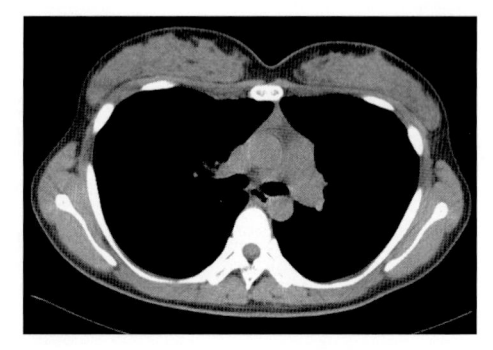

上行大動脈と下行大動脈の間，つまり，＃5の部位に肺動脈幹から分岐した左主肺動脈がみられ，このため，A-P window が消失している．

E. 右胸心 dextrocardia

胸部 X 線写真で，右胸腔に心臓陰影のほぼ全部が収まっている状況をいう．
4 タイプがある．

1. Type I　dextrocardia with situs inversus
内臓逆位性右胸心．
Ⅰ A 型

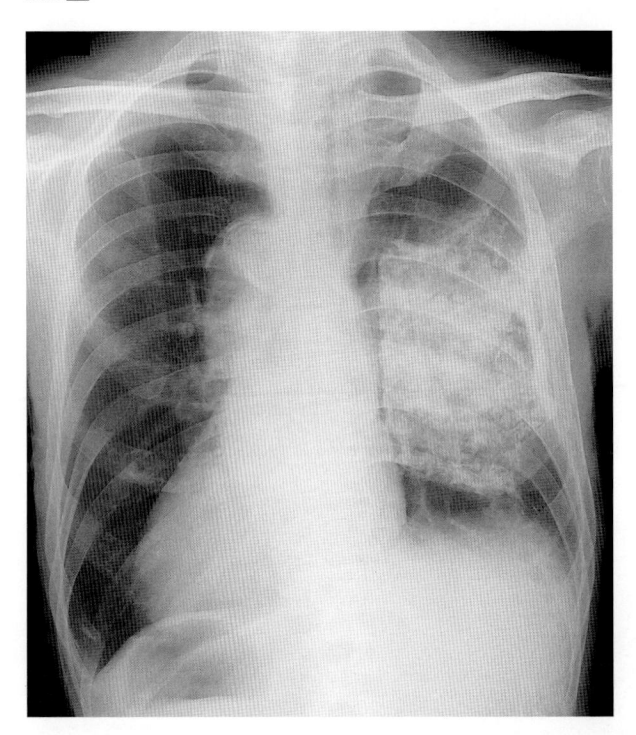

心臓大血管．その他の内臓が逆位の例．左胸部の石灰化陰影は慢性膿胸に伴う胸膜石灰化像．

ⅠB型

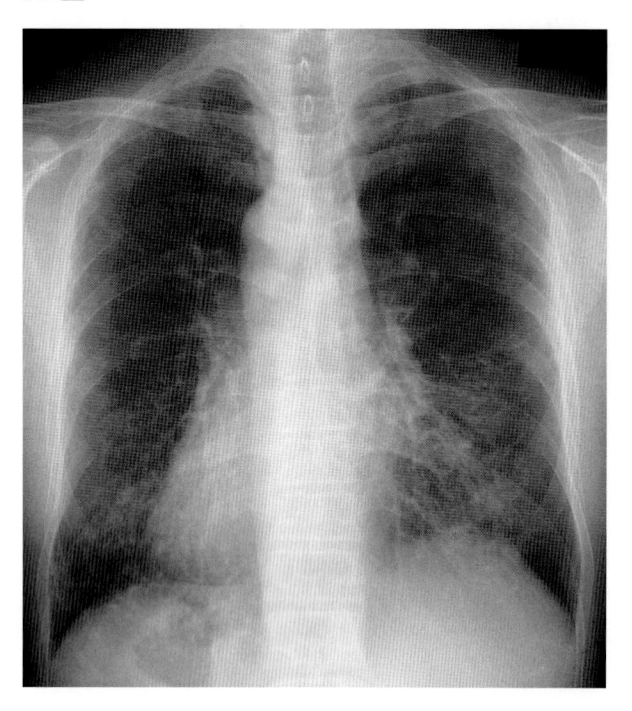

Cartagener症候群.内臓逆位に気管支拡張症,慢性副鼻腔炎を合併している.不動線毛症候群(immotile cilia syndrome)により気道粘膜や精子の線毛異常を呈する.

2. Type Ⅱ　isolated dextrocardia
心房,心室が鏡像様に右へ転位しているが,内臓逆位は伴わない.心尖部は右.

ⅡA型

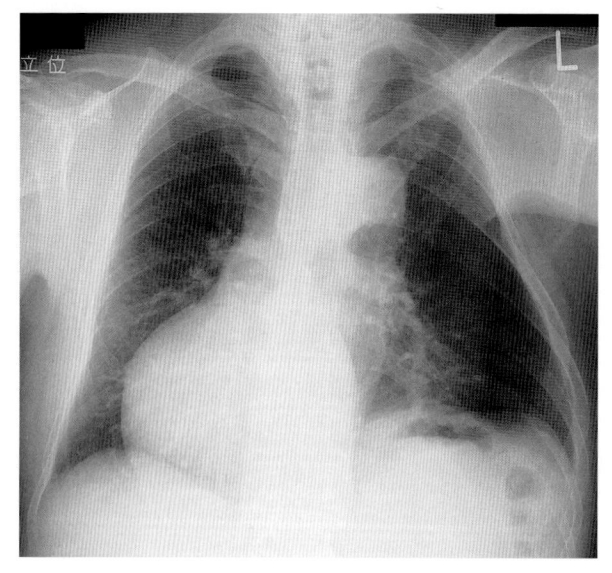

心房,心室は右へ鏡像様転位.大動脈は左のまま.

ⅡB型

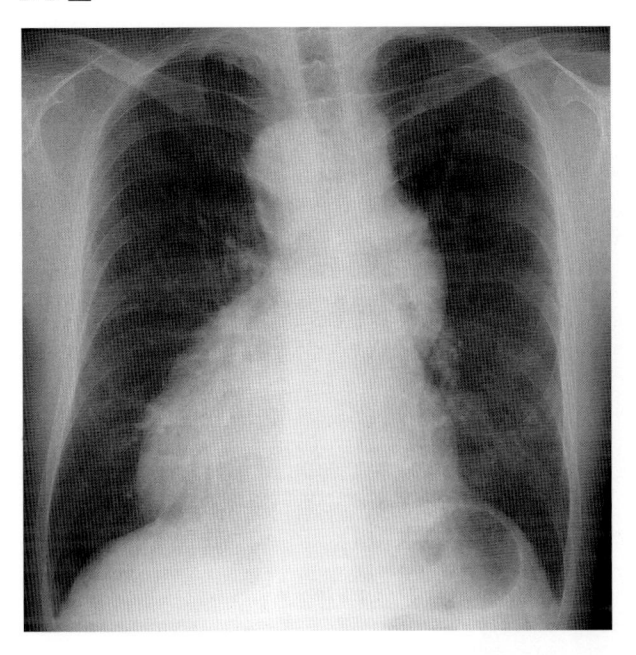

心房，心室と大動脈も鏡像様に右方転位がみられるが，内臓逆位は伴わない．

3. Type III　corrected dextrocardia
心そのものが単に右方へ回転，あるいは転位しているだけで，解剖学的変異はみられない．

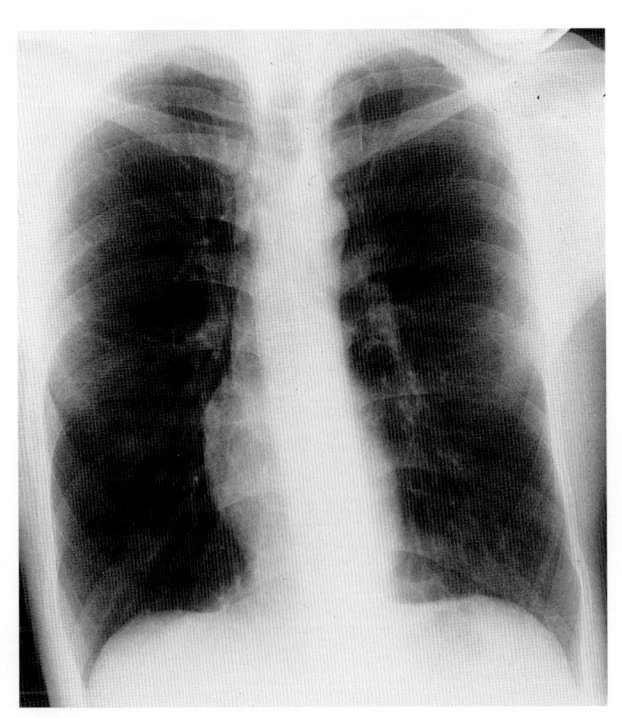

4. Type IV　secondary dextrocardia

肺，胸膜，横隔膜などの疾患のため，心が右方へ転位したもの．

IV A型

心が圧迫されて，右方へ偏位したもの．

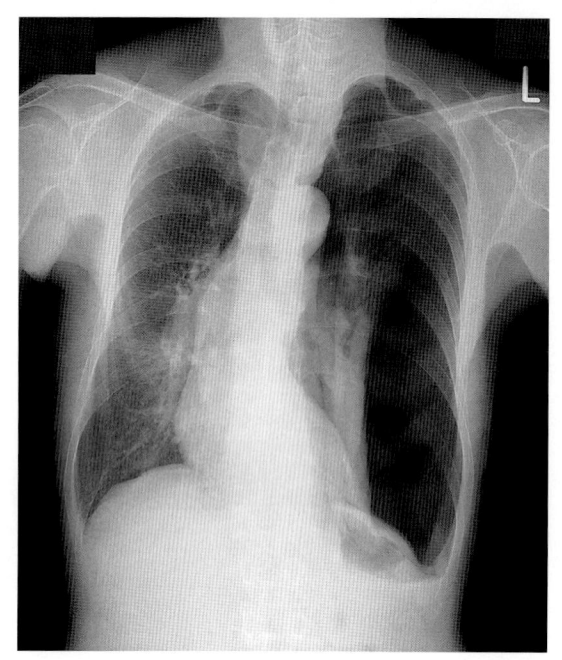

この例は，左緊張性気胸のため心が右へ圧迫されて偏位している．

IV B型

胸腔内の陰圧が働いて，心が右方へ偏位したもの．

この例は，右肺全摘後，右胸腔が陰圧となり縦隔が右方へ牽引されると共に心も右方へ偏位．

胸郭の縮小や横隔膜の挙上も同時に生じている．

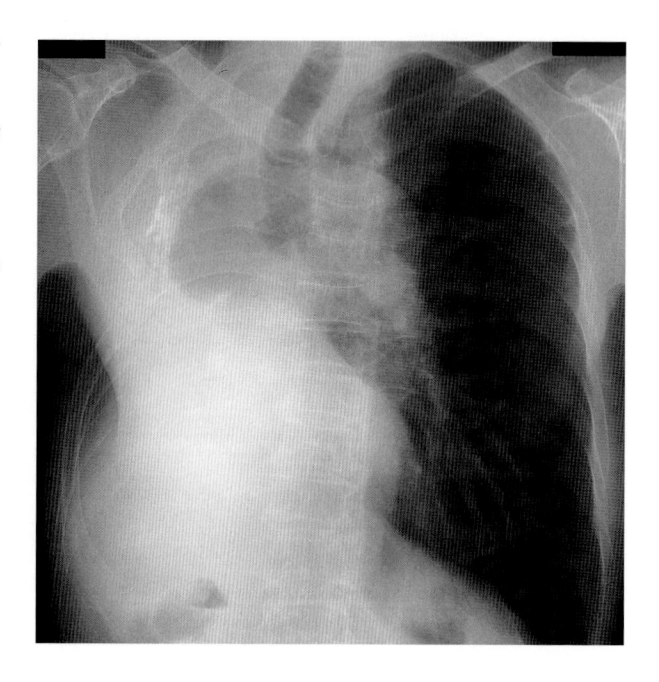

F. 上肺野の結節陰影？

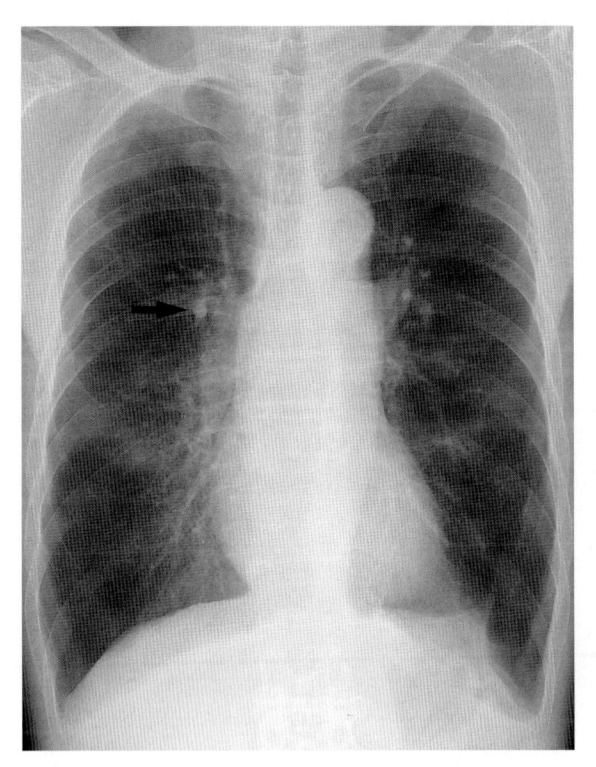

　肺野の読影で，最初に教えられる結節陰影の一つである．いうまでもなく A^3b の断面であり，これに接して，B^3b の断面がみられることが多い．

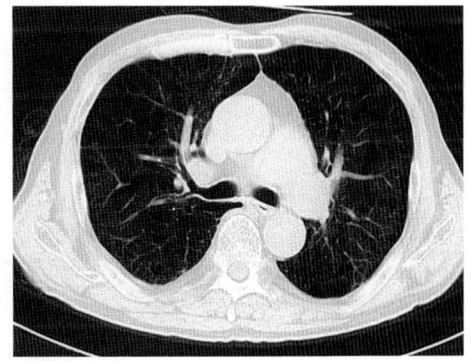

　A^3b と B^3b の関係はほぼ常に A^3b が内側で B^3b が外側である．

　A^3b が内側なのは，肺門部で A^3b が肺動脈本幹から分岐するのが先で，B^3b がより末梢で分岐するためである．

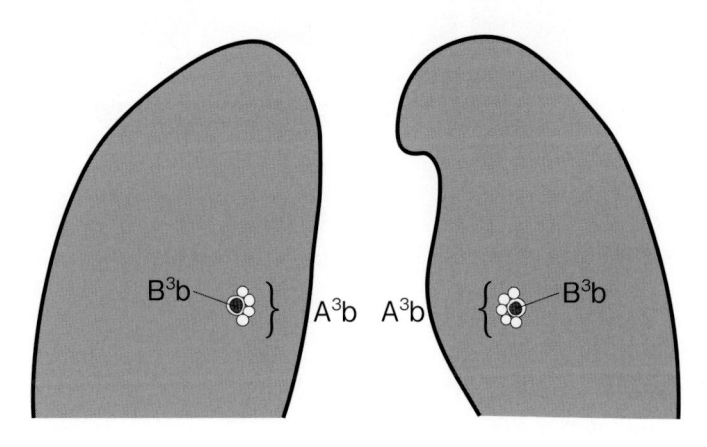

G. 右下肺野でよく指摘される異常陰影？

下肺野で異常と判定される所見がいくつかある.

1. 肺紋理増強
2. 多発粒状陰影
3. tram line（線路様線状陰影）

1. 肺紋理増強（？）

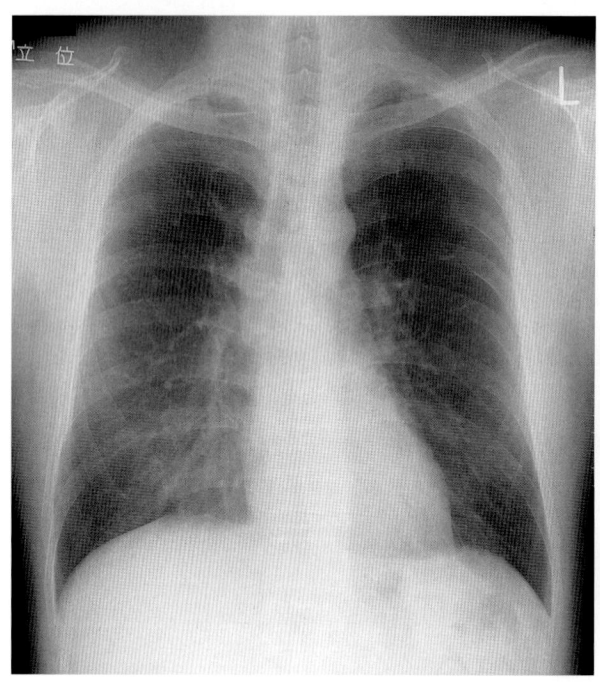

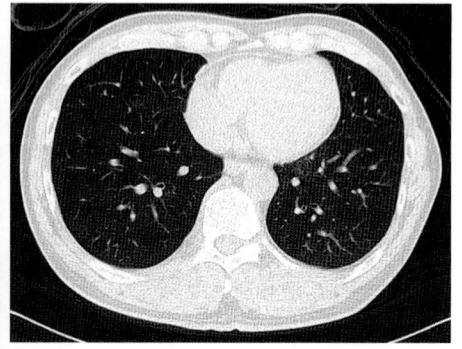

正常例

　下肺野は正常でも，上肺野に比べて，肺容量が大きく，つまり肺血管量も多く，また血流も多い．それ故，上肺野に比べて，下肺野は肺紋理が増強しているのが普通である．
　CTで見ると右下肺野が左に比べてより特異な所見を呈している訳ではない．にもかかわらず，「肺紋理が右で増強している」と判定してしまう一つの理由として，右下肺野には，S^7，S^8，S^9，S^{10}の全てが見えているのに対して，左ではS^8，S^9が見えているがS^{10}は心陰影で隠れているため比較の対照がS^8，S^9の2区域のみとなっているからである．

拡張型心筋症の症例で，胸水貯留し肺間質の浮腫を示す．肺紋理の増強している所見と比較してみると良い．

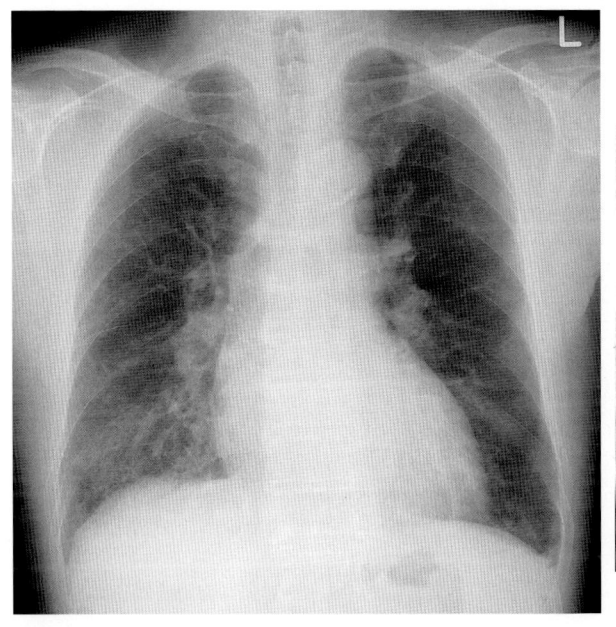

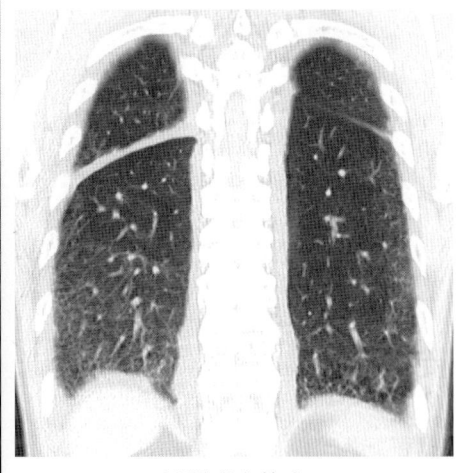

拡張型心筋症

2. 多発粒状陰影（？）

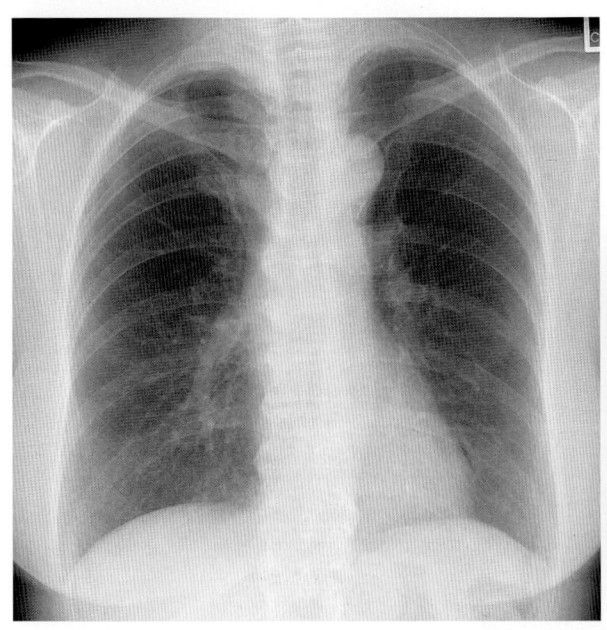

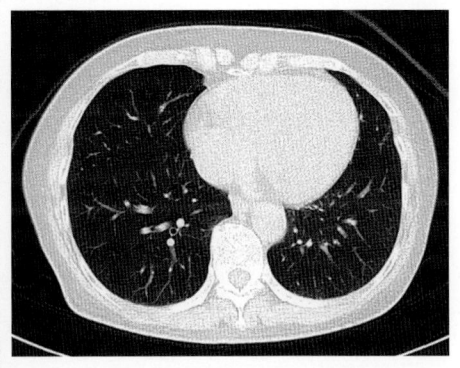

正常例

　右下肺野で「多発粒状陰影」と判定されることがある．
　しかし．このような陰影が一側肺の一部分に集中する疾患は稀である．
　もしも下肺野に粒状陰影が認められる疾患であったとしても陰影が髄質に集中することはなく，皮質にも認められるのが普通である．

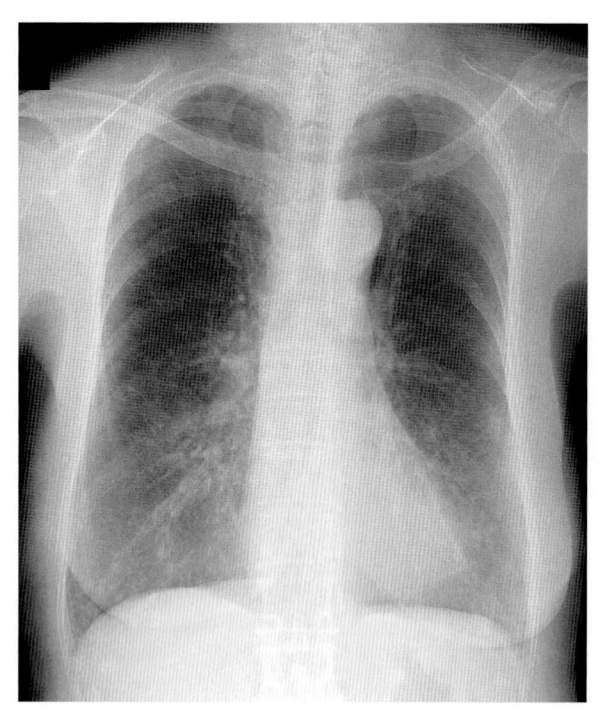

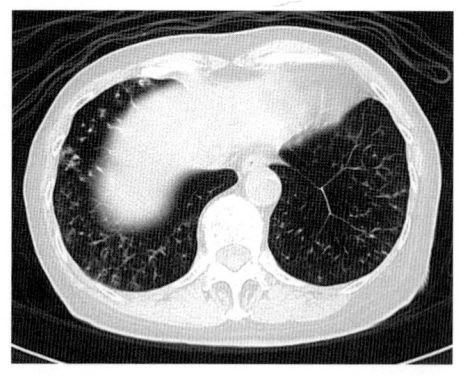

3章 検診時に気になる所見 －異常所見？それとも正常範囲？－

　この症例は，DPB（diffuse panbronchiolitis びまん性汎細気管支炎）で，粒状陰影の分布が下肺野全野に認められる．

3. tram line（？）

　tram line が右下肺野にしばしば見られる．この所見から「右下肺野の気管支拡張症」と判定するのは早計である．tubular shadow（管状陰影）ともいう．

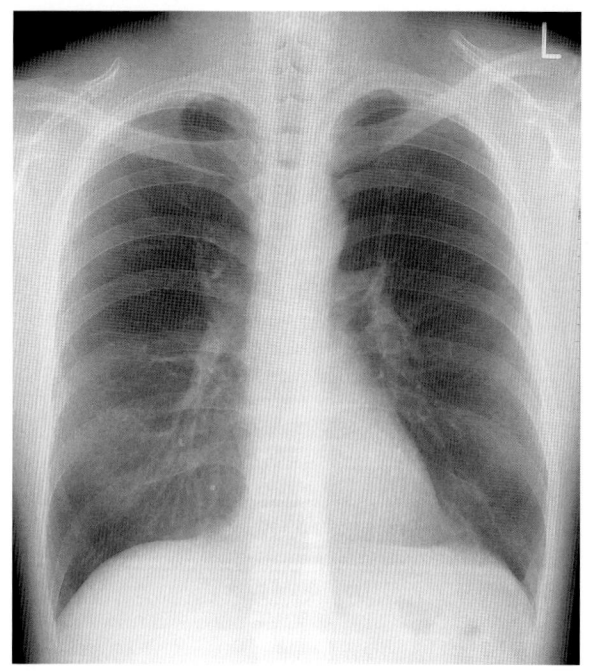

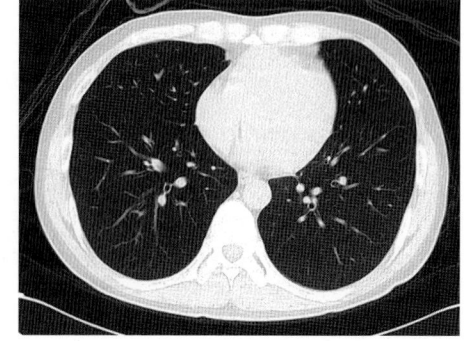

　この症例では，右下肺野に tram line と考えられる陰影（高い吸収域に挟まれた帯状の低吸収域）がみられるが，実際は併走する血管陰影の間の低吸収帯であることが判る．

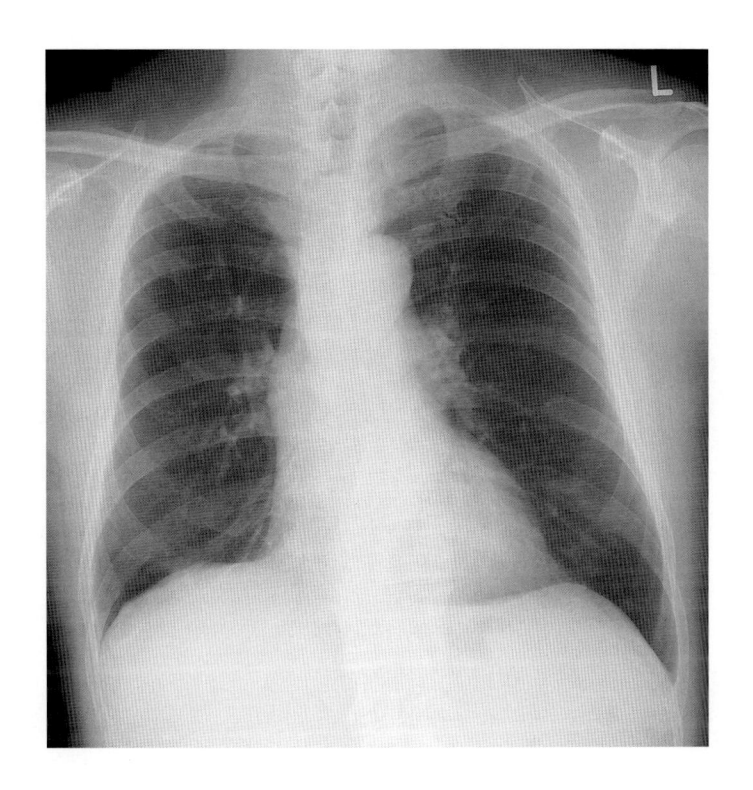

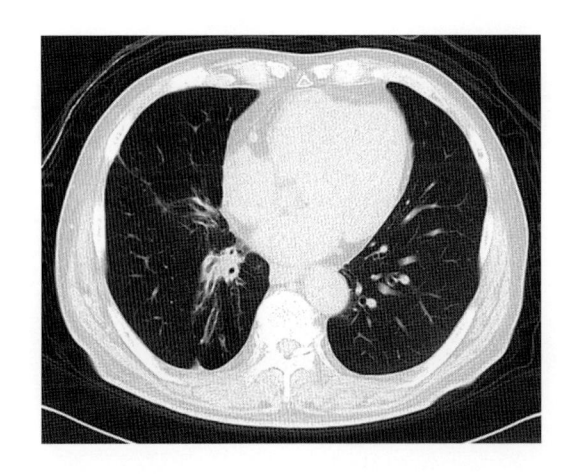

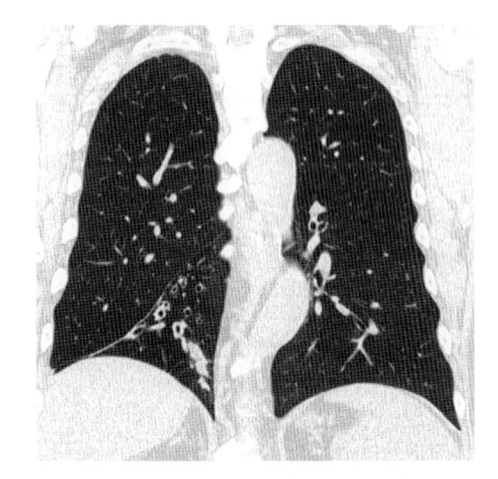

G. 右下肺野でよく指摘される異常陰影？　**105**

この症例は，気管支拡張症で，tram line の幅の大きさや辺縁の不整が正常例と異なっている．

H. 骨性胸壁の異常のいろいろ

1. 肋骨骨折

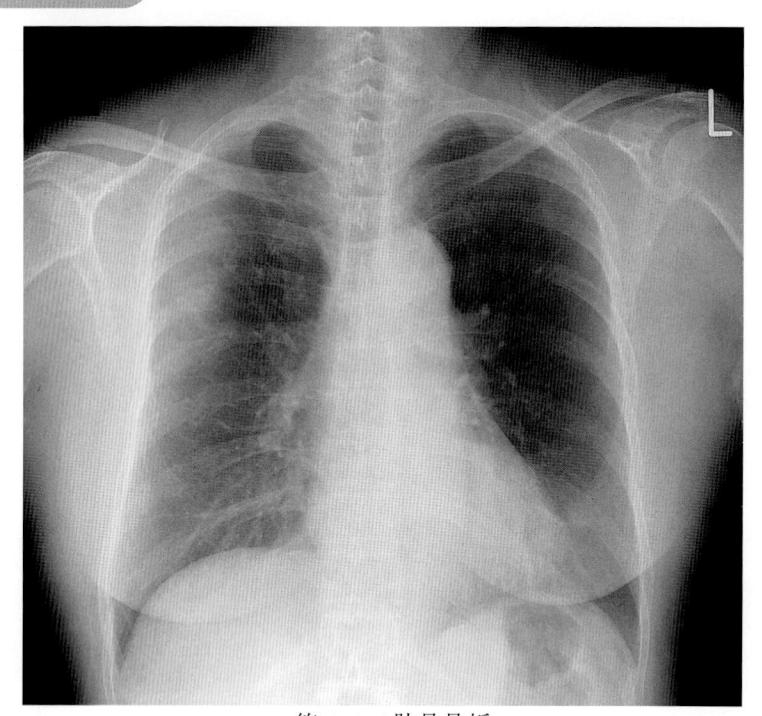

第 4, 5, 6 肋骨骨折

　何番目の肋骨かを誤っても大勢には影響がないかもしれないが，誤ること自体が他人の目に触れては屈辱である．

　肋骨は，身体の構成分では先天性の異常が最も多い．特に第 1 肋骨の異常が多い．従って，肋骨を頭側から 1, 2, 3……とカウントすると誤ることがある．

　特定の肋骨を決める所見は，
  1. 胸鎖関節に接している肋骨は第 1 肋骨である．
  2. 胸骨角に接している肋骨は第 2 肋骨．
  3. 最も尾側の短い肋骨が通常は第 12 肋骨であるが，稀にそれが第 1 腰椎からの奇型の"腰肋"ということもある．

　胸椎は肋骨から推定して，第〔　〕胸椎と判定できる．胸椎椎体上縁の横突起に肋骨が付着しているので，容易に判定できる．しかし，上部胸椎（1～3 胸椎）を単独で判定するのは難しいこともある．

2. 頚肋！

　最上位の肋骨が矮小であることから「頚肋」と判定することが多いが，第1肋骨異常もそれ以上に多いので，肋骨を詳しくカウントするべきである．肋骨のカウントは前項で述べた通りである．

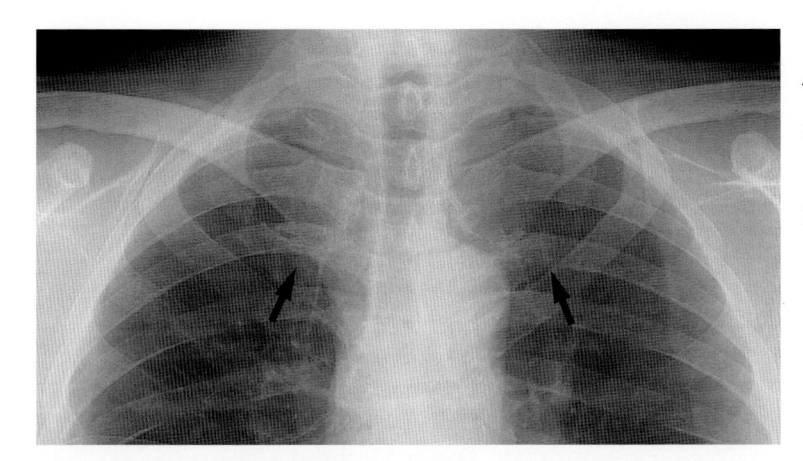

　この例は第1肋骨異常．起始部が矮小で，途中で消滅し，胸骨柄にごく僅かの第1肋軟骨（矢印）が認められる．

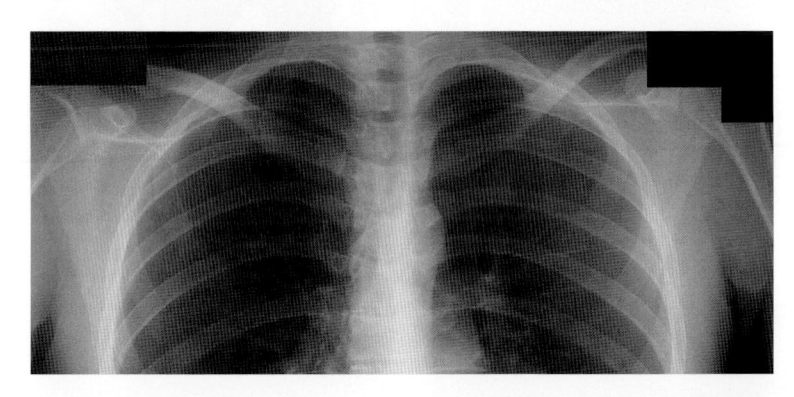

　これは右頚肋．胸骨柄に付着する第1肋骨が正常に存在している．

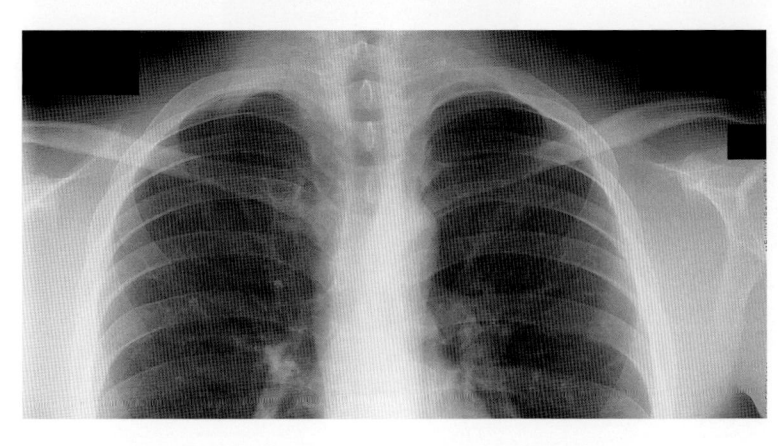

　前例と似ているが，第1肋骨のみが矮小である例である．

108 3章 検診時に気になる所見 －異常所見？それとも正常範囲？－

3. 肋骨の異常

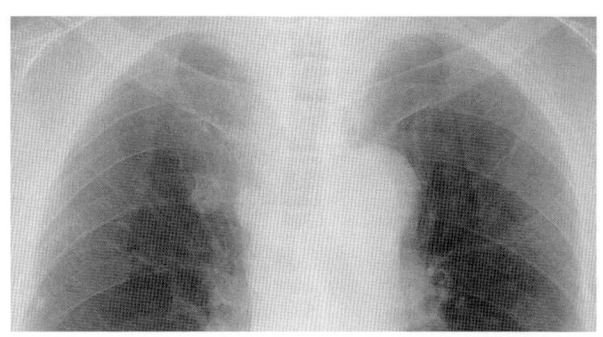

右第1肋骨に重なる．結節陰影（79歳，男性）．

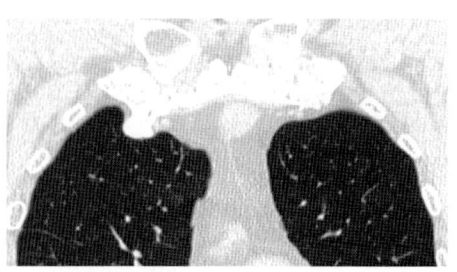

第1肋軟骨の骨化である．

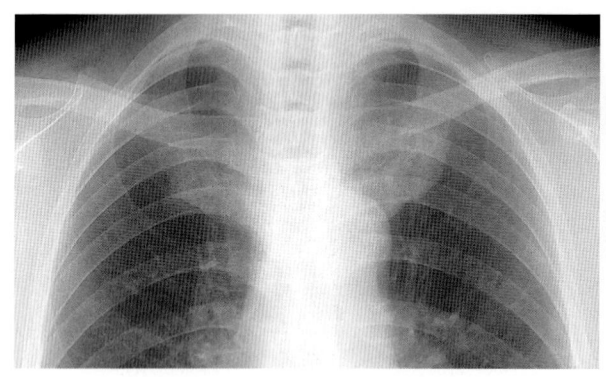

両側の第1肋骨が肥大（59歳，女性）．

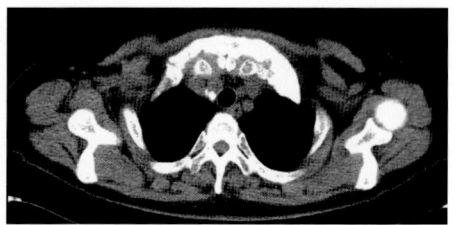

掌蹠膿疱症（PPP: pustulosis palmaris et plantaris）に合併した第1肋骨の肥大変形．

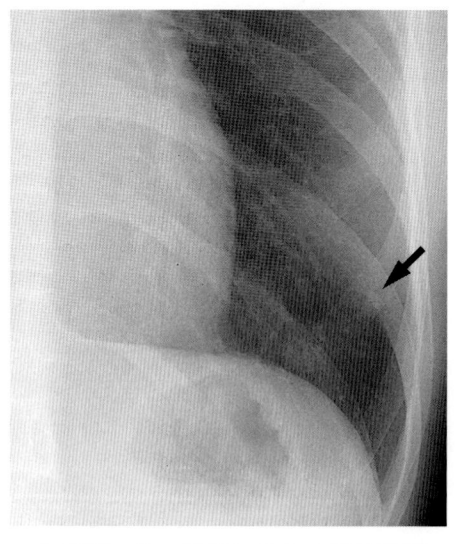

左下野，第6肋骨に重なる結節陰影．

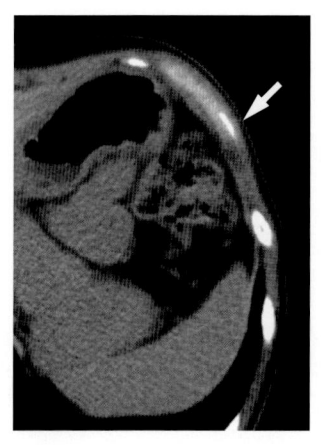

骨島である．

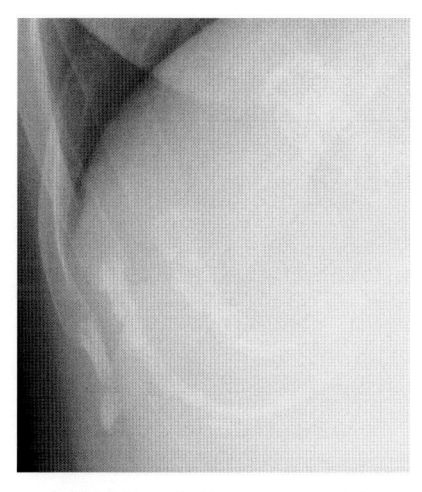

女性肋骨：女性の 95％は肋軟骨の石灰化は中心部にみられる．

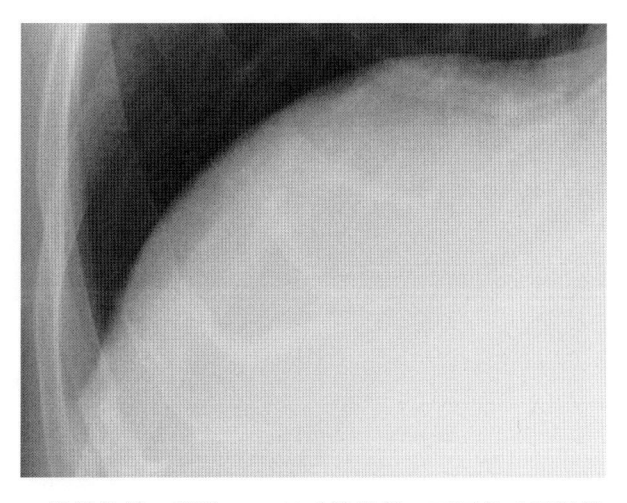

男性肋骨：男性の 99％は肋軟骨の石灰化は辺縁部にみられる．

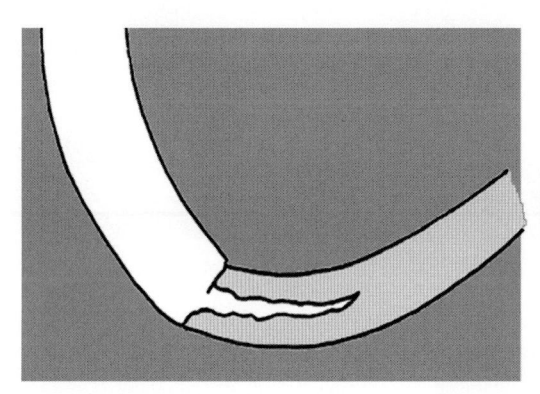

central calcification

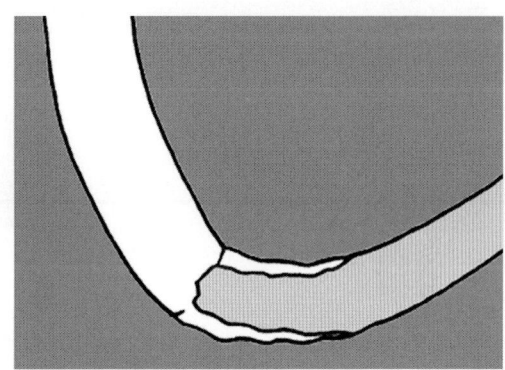

marginal calcification

"When the Lord created Eve, He shaped the calcium in her lower cartilages (and in those of many women since) in the form of a penis, perhaps in memory of the donor. He also formed the lower costal cartilage calcifications in man to resemble a vagina" by Felson, B. Chest Roentgenology, Saunders, 1973.

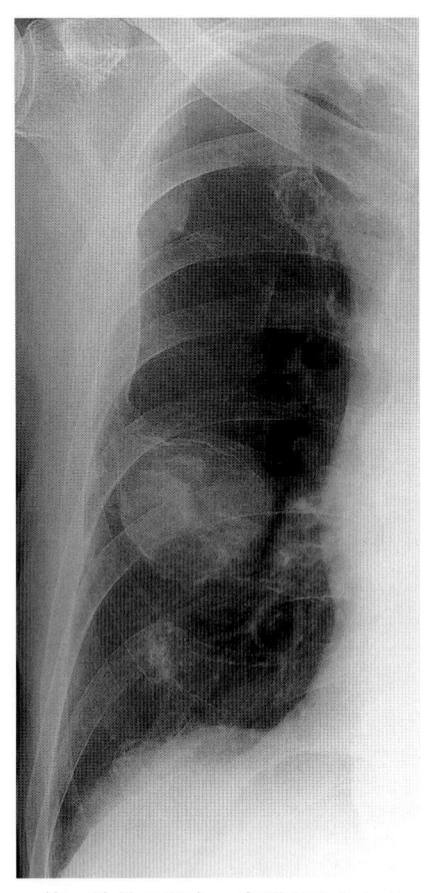

110　3章　検診時に気になる所見　－異常所見？それとも正常範囲？－

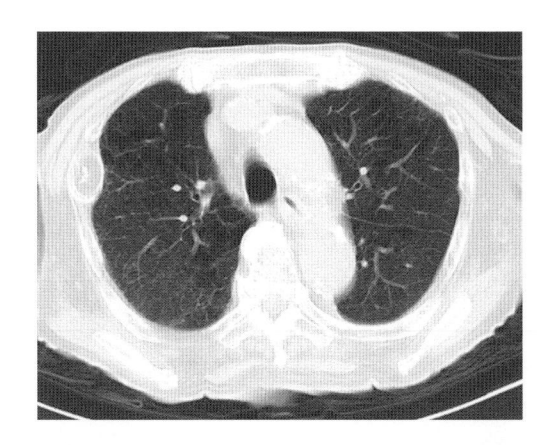

第5肋骨の肥大，変形がみられる． 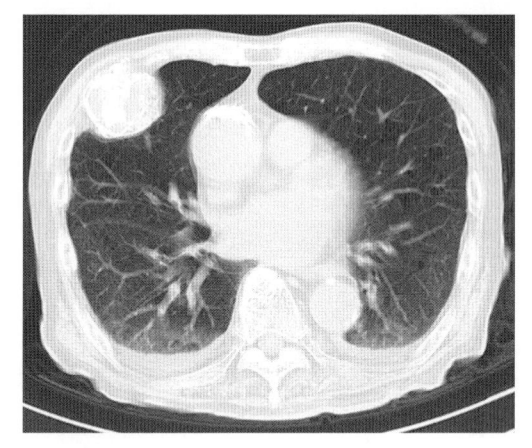　　　線維性骨異形成（fibrous dysplasia）．

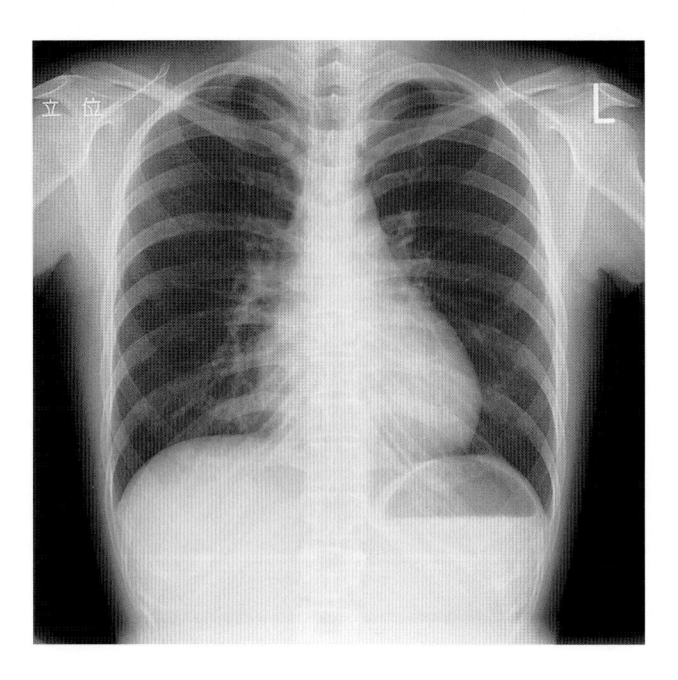

23歳，女性．この年齢でも肋軟骨の化骨形成がみられる．

4. 胸骨柄！

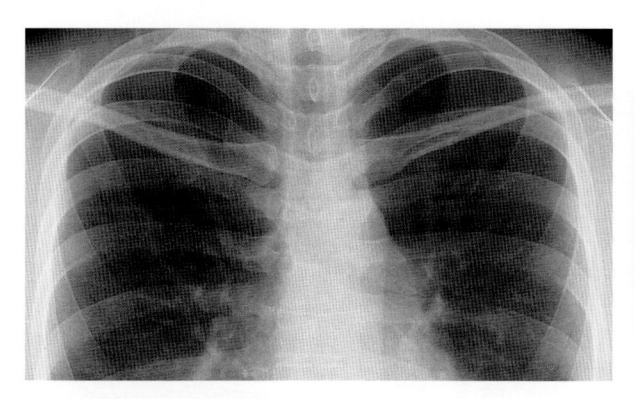

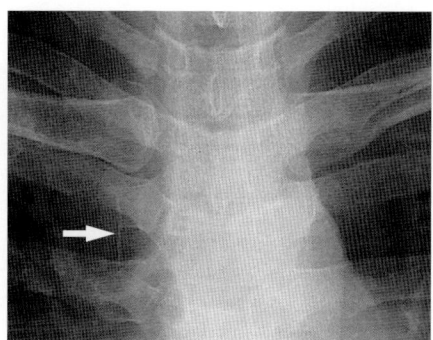

胸骨柄右縁に線状陰影．

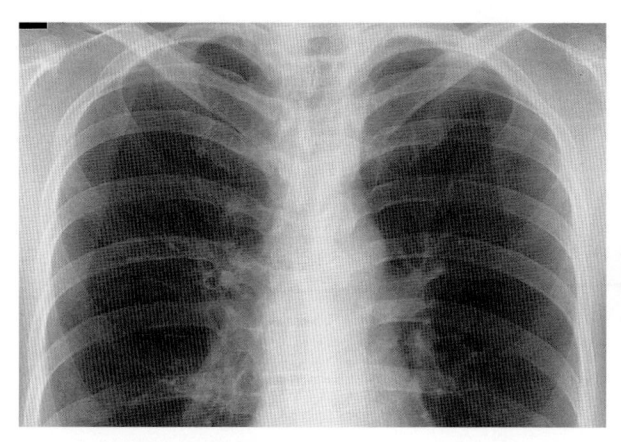

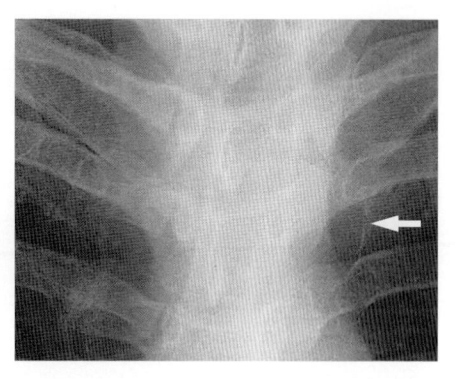

肋骨柄左縁に線状陰影．
いずれも胸骨柄の外側縁によるもので，ブラではない．

5. 脊　柱

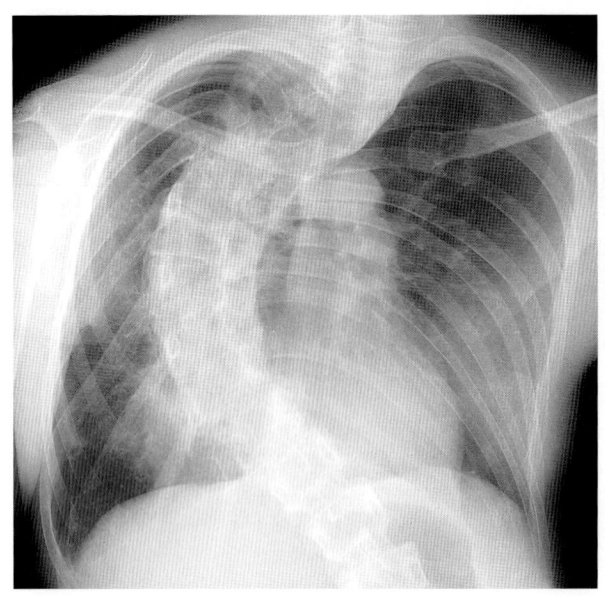

高度の脊椎側弯がみられる．

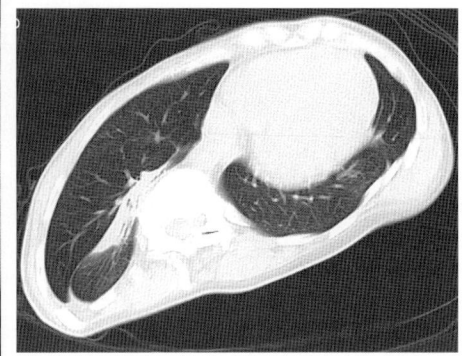

胸郭の高度変形によって，気管支・肺にも影響がみられることがある．中下葉気管支の狭窄および無気肺がみられる．

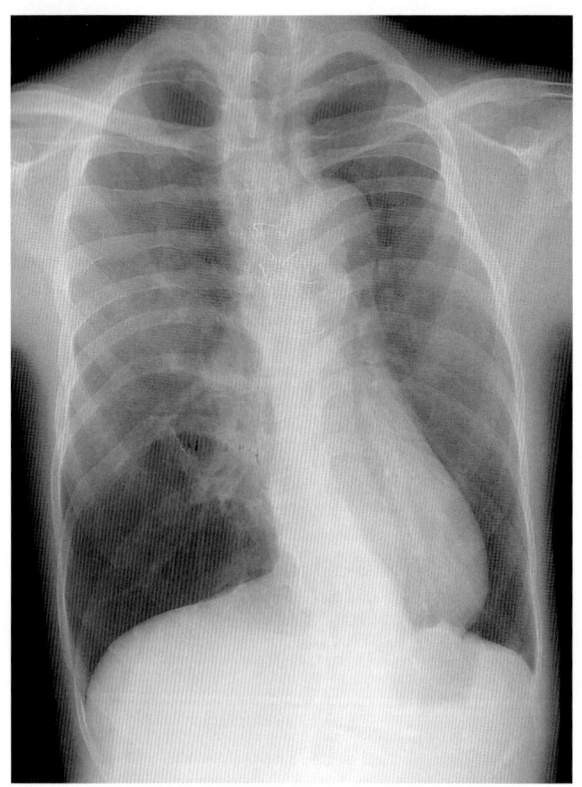

漏斗胸の術後である．

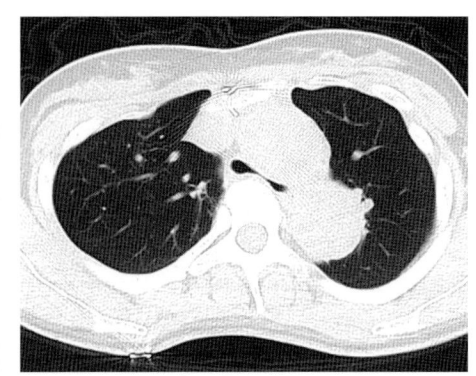

胸郭変形は改善されているようであるが，変形によって惹き起こされた左主気管支の狭窄は容易には改善されない．

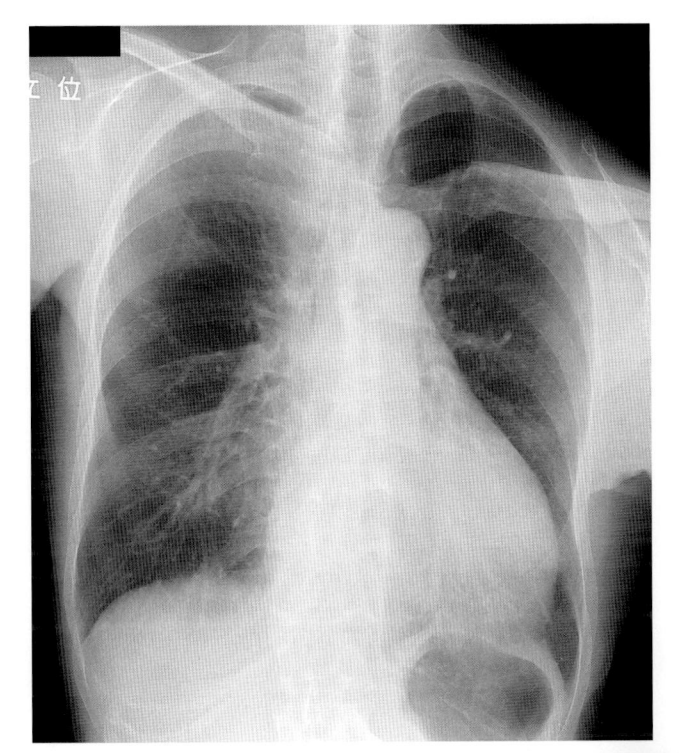

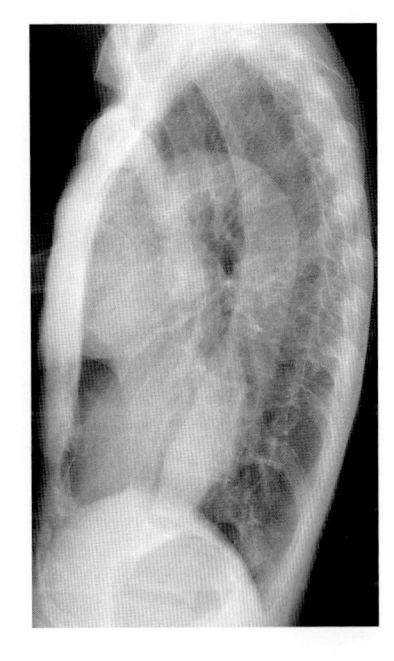

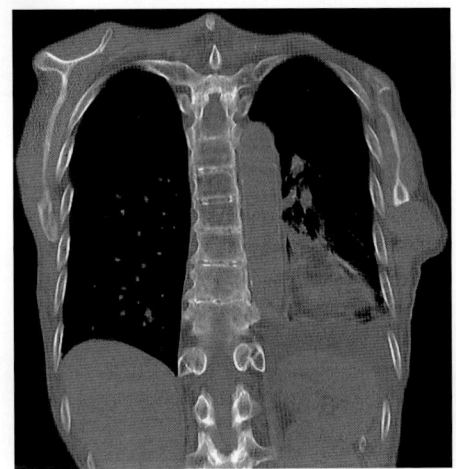

強直性脊椎炎による bamboo spine である.

6. 胸郭の変形

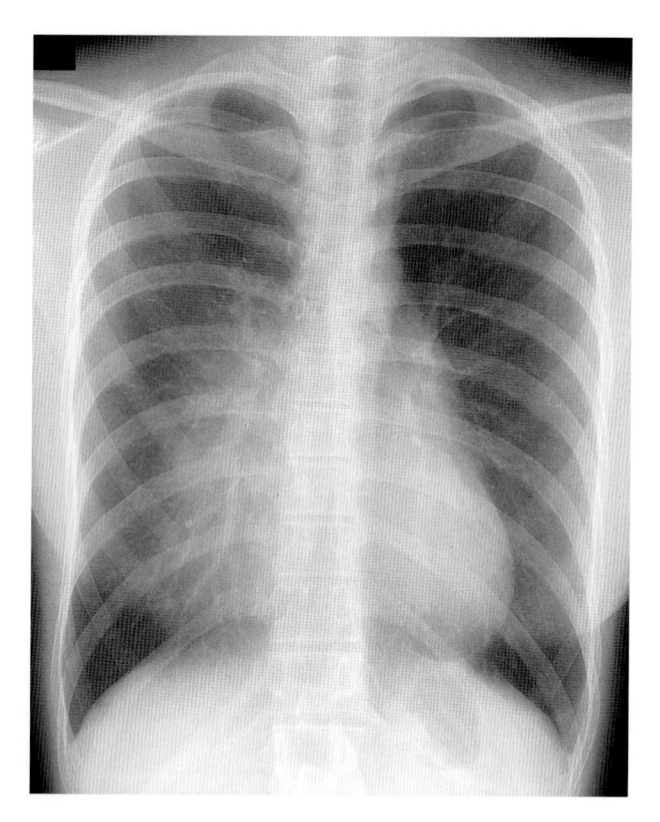

　心陰影の左方偏位，下部肋骨の極端な下方への走行，脊柱の右側にみられる透過性の低下した領域などから，漏斗胸と判定できる．

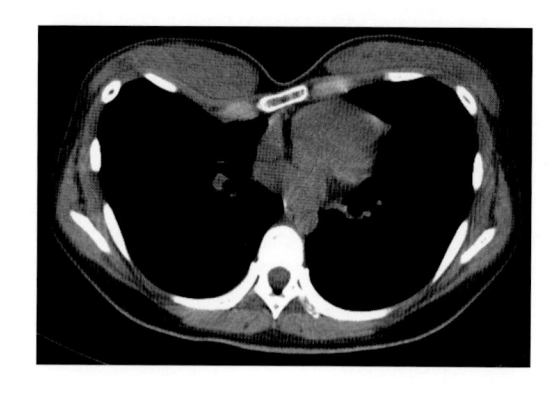

漏斗胸である．

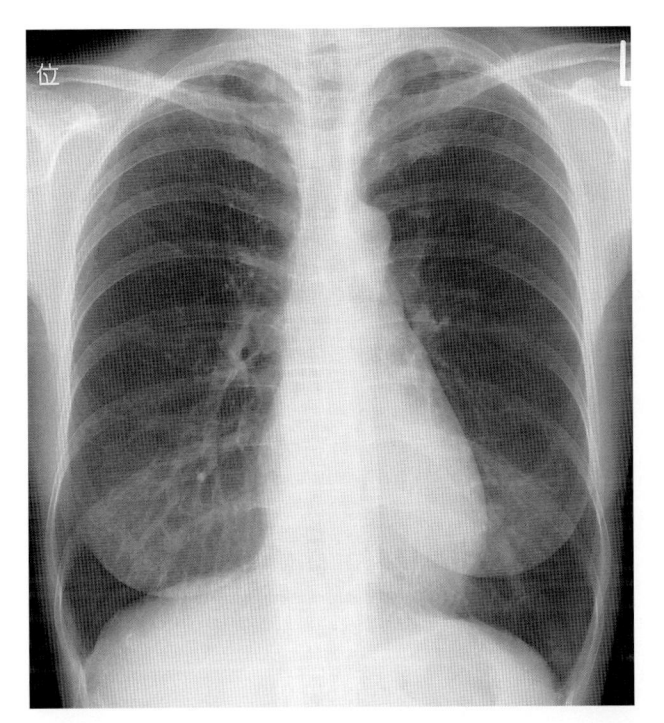

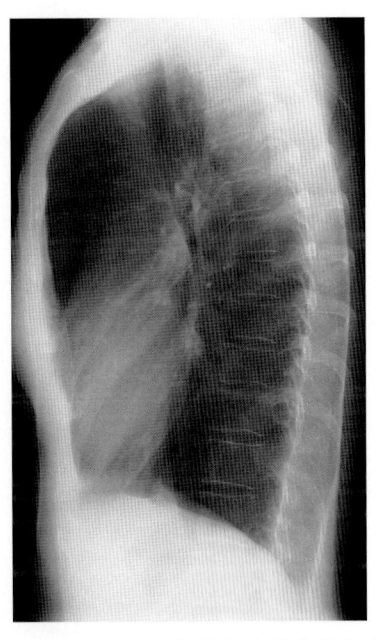

H. 骨性胸壁の異常のいろいろ　115

側面写真をみると樽状胸郭が明らかであるが，喫煙歴のない女性で，既往症も自覚症状もない健康体である．樽型すなわち肺気腫と断定してはならない．

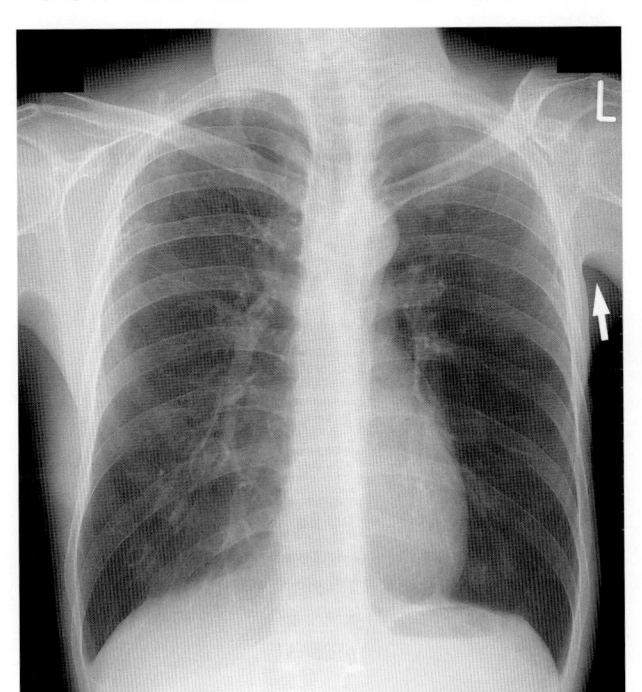

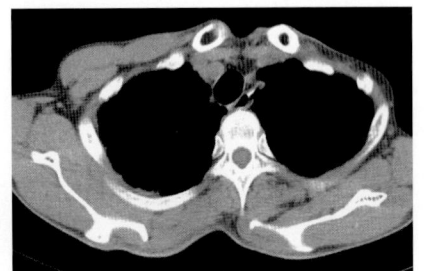

Poland症候群である．先天異常で，片側の短合指症と大胸筋欠損がみられる．

判定の難しい写真であるが，左右の大胸筋のシルエットに注目したい．右は正常で，左は大胸筋のシルエットがみられない（矢印）．あたかも左乳房切断術をうけた乳癌の女性のようにみえるが，この例は男性である．

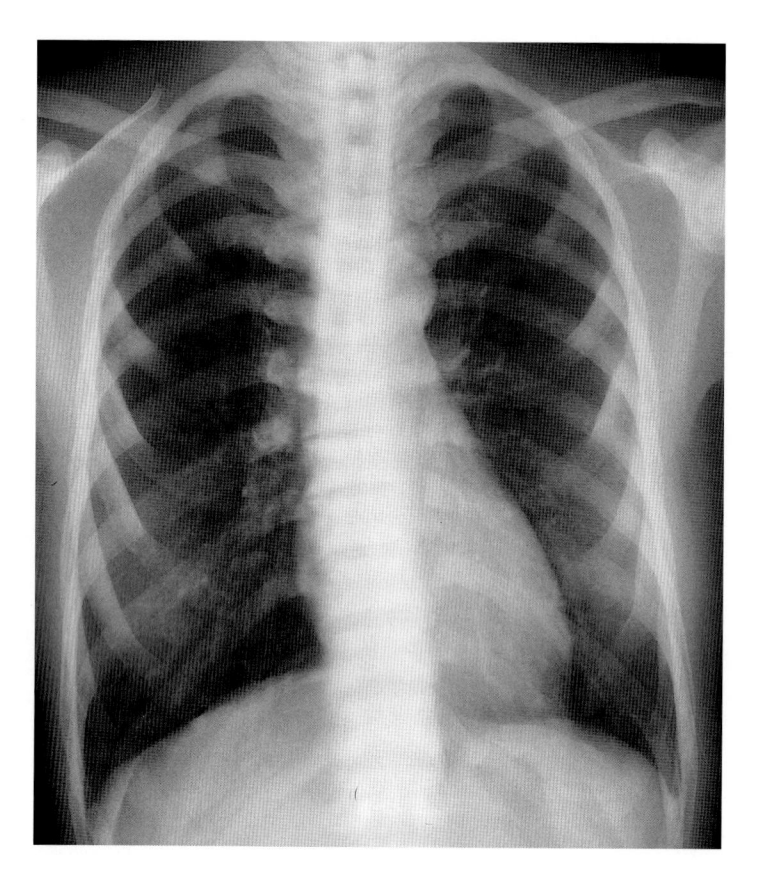

肋骨，椎体などの骨皮質が極度に増成した所見がみられる．椎体の様子がラグビー選手のユニホームに似ていることからジャージー模様ともいわれる．骨折，貧血を来すこともある．骨大理石病（osteopetrosis）である．

7. 肩甲骨

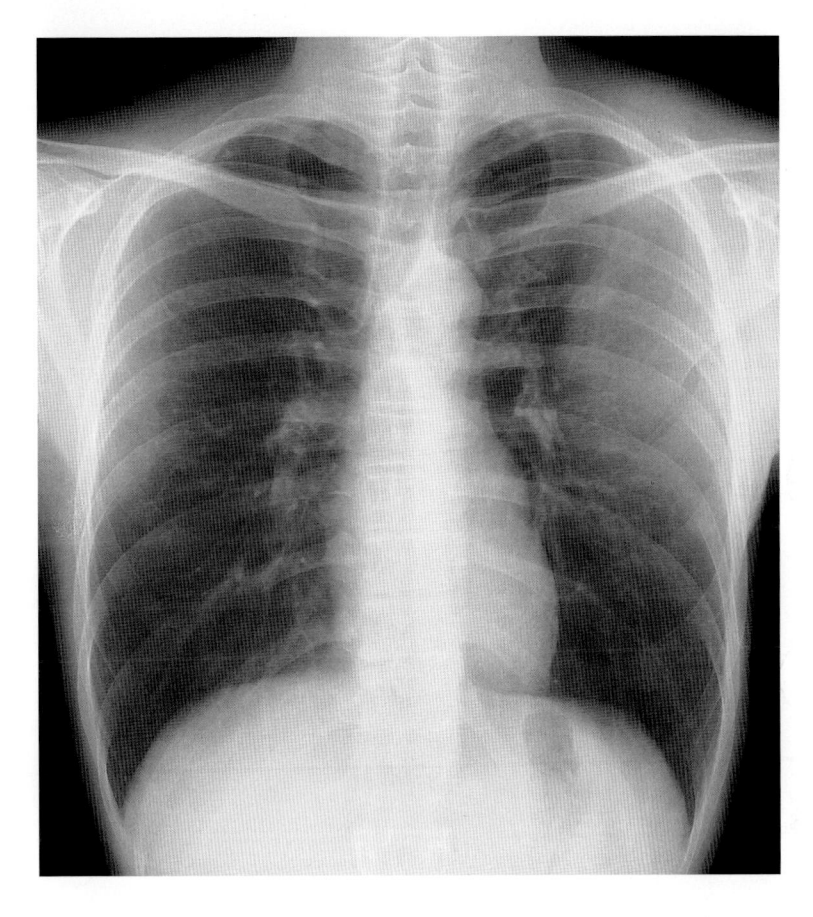

　左気胸の術後に起こった翼状肩甲である．手術時に長胸神経を損傷した結果，前鋸筋の作用が喪失し，肩甲骨の回旋が起こらなくなる．背後から観察すると左肩甲骨が浮き上がったようにみえることから翼状肩甲という．

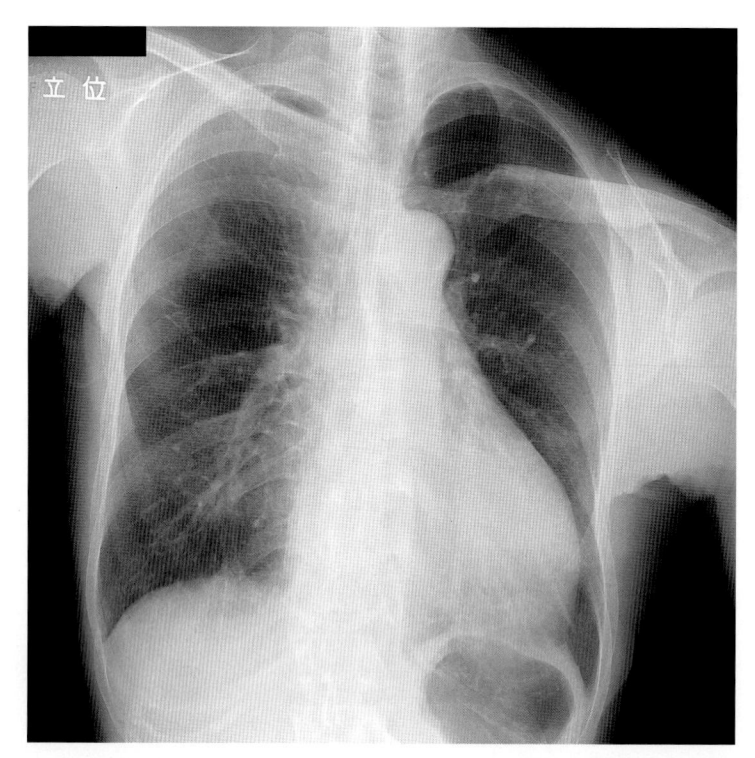

118　3章　検診時に気になる所見　−異常所見？それとも正常範囲？−

　左肩甲骨が低位に移動している．甲状腺腫の手術時に副神経を損傷し，肩甲挙筋の麻痺が生じた結果である．

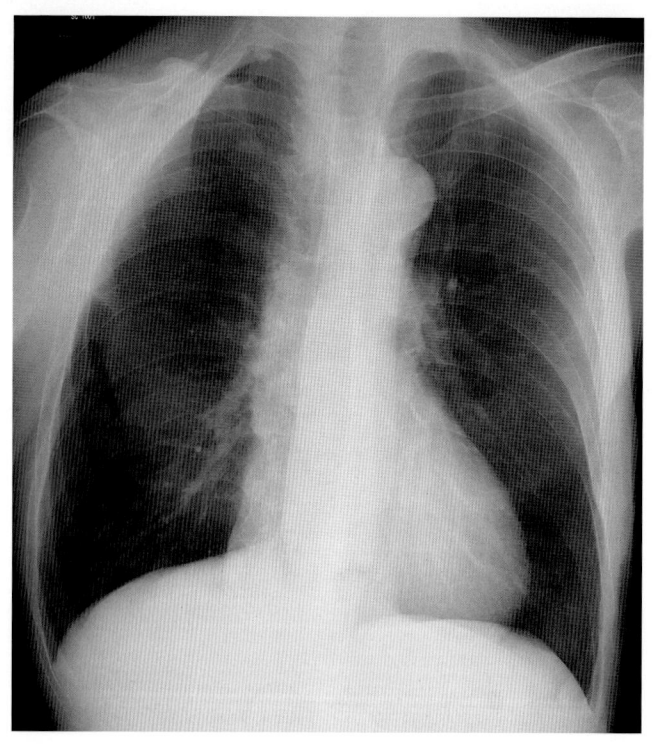

　鎖骨骨折に対して，手術が行われなかったため，肩甲骨が下方へ移動している．

8. 骨島 bone island

　肋骨などの長骨の骨髄中に，化骨形成がみられゆっくり増大することがある．これを骨島という．
　肋骨内に比較的頻繁にみられるが，肺内結節との区別が必要である．

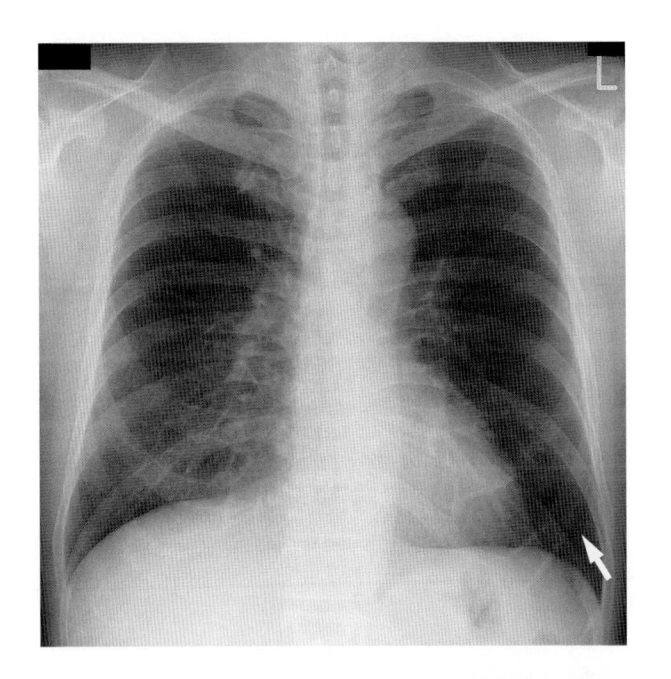

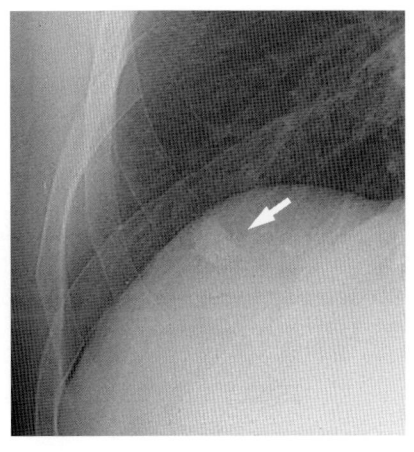

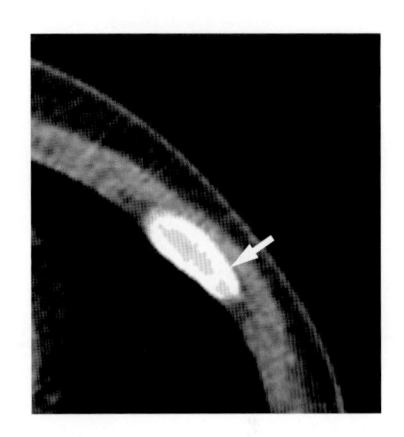

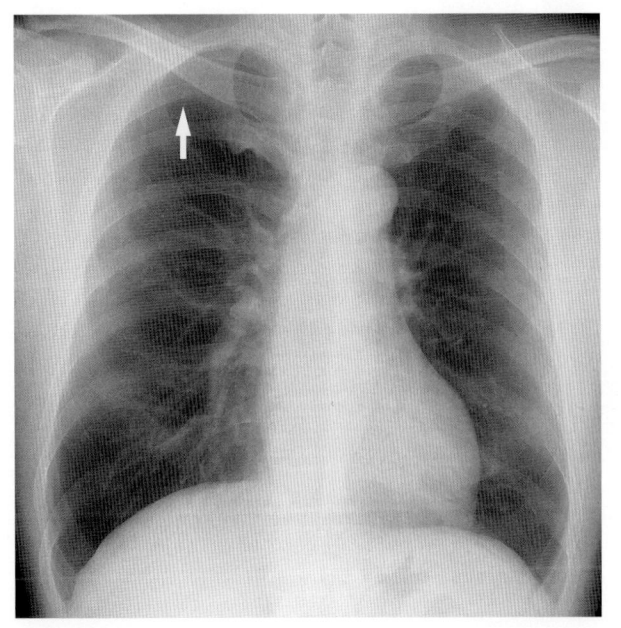

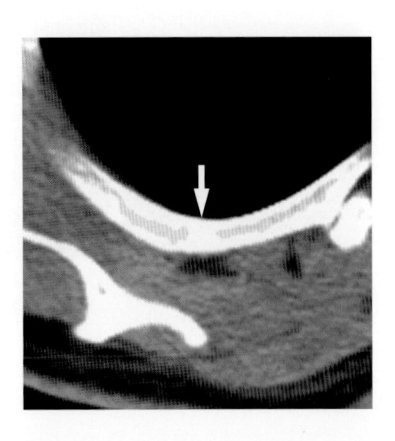

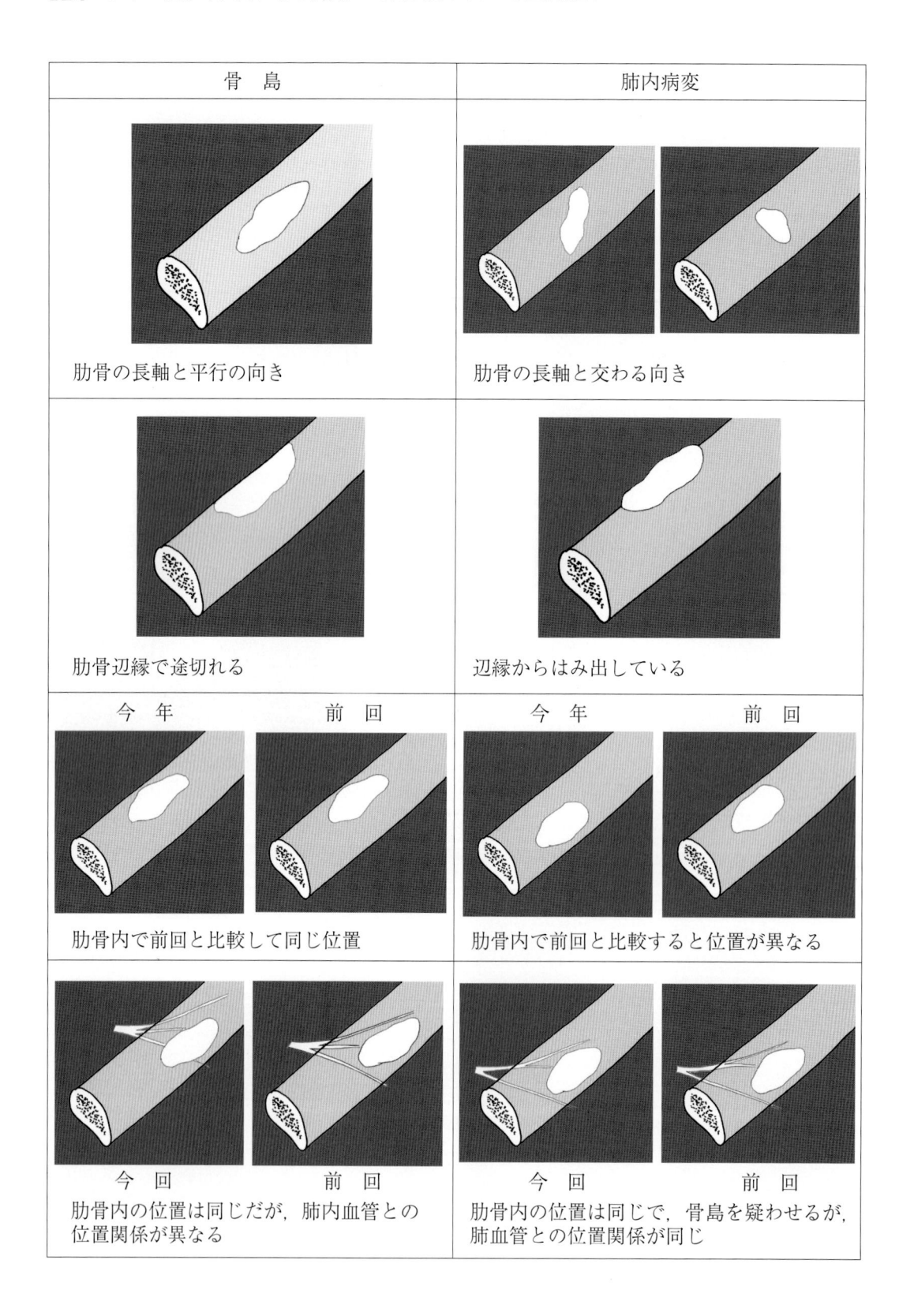

骨島	肺内病変
肋骨の長軸と平行の向き	肋骨の長軸と交わる向き
肋骨辺縁で途切れる	辺縁からはみ出している
今年 / 前回　肋骨内で前回と比較して同じ位置	今年 / 前回　肋骨内で前回と比較すると位置が異なる
今回 / 前回　肋骨内の位置は同じだが，肺内血管との位置関係が異なる	今回 / 前回　肋骨内の位置は同じで，骨島を疑わせるが，肺血管との位置関係が同じ

I. 広汎な均等陰影

時に肺野の non-segmental な均等陰影に遭遇する.
陰影の辺縁の一方は明瞭で, 一方が不明瞭なことが多い.

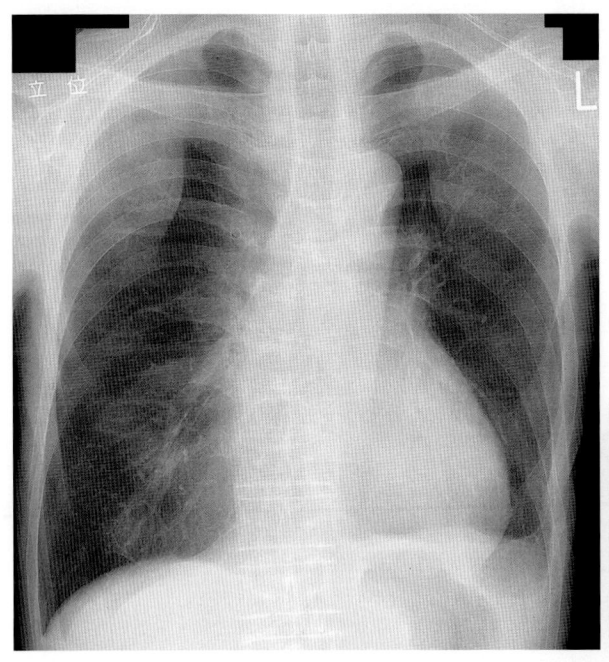

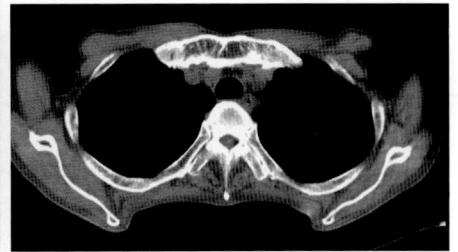

　これは, 次ページの例と同じく皮膚の皺襞であるが, ポータブル写真ではない. 撮影時には肩甲骨を外側に寄せる形となり, この時, やせて (172 cm, 47 kg) しかも, 筋肉 (僧帽筋, 菱形筋など) が菲薄であると, 肩甲骨内側縁が胸壁から乖離し, 大きな皮膚の段差が生じて, このような均等陰影が生じる. 肩甲骨随伴陰影である.

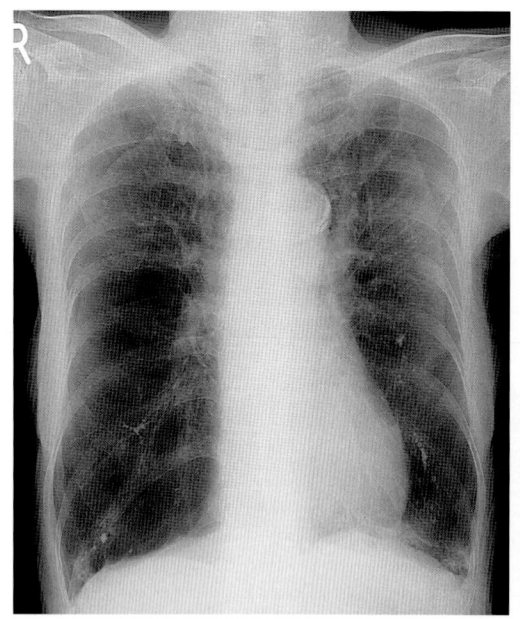

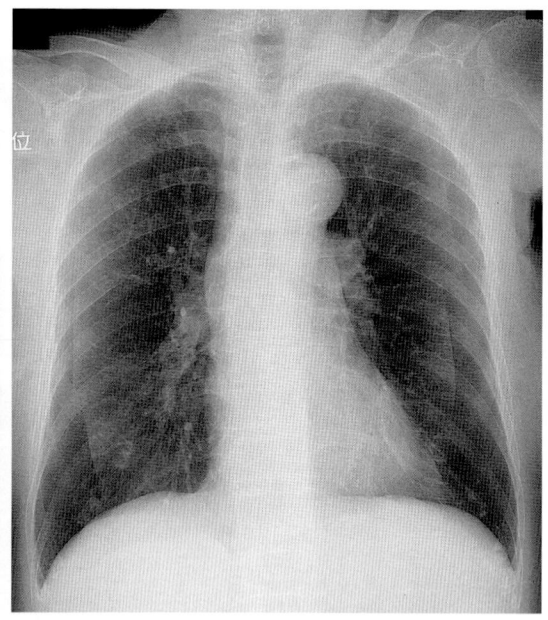

これは一側，ないし両側にみられた均等陰影である．ご覧のように鎖骨の位置や心陰影の状況からポータブル写真である．高齢者の皮膚は可動性が高まるため，ポータブル撮影時に背部の皮膚に皺が寄って，このような陰影を呈する．

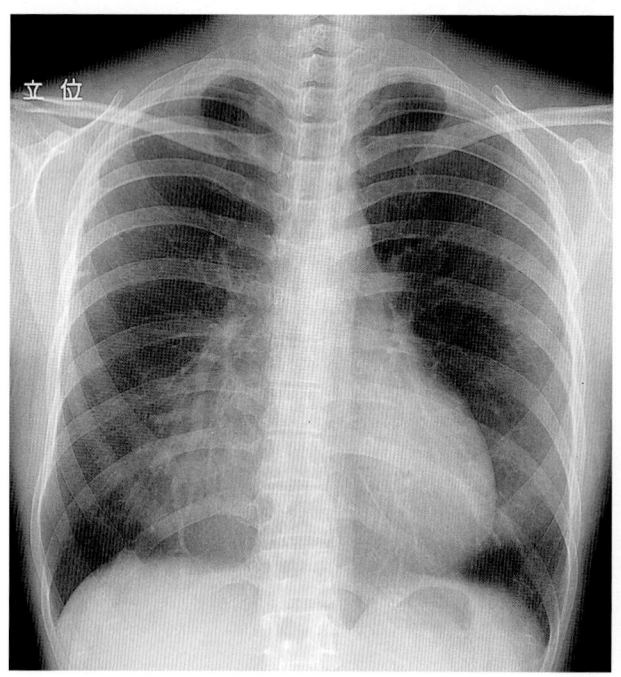

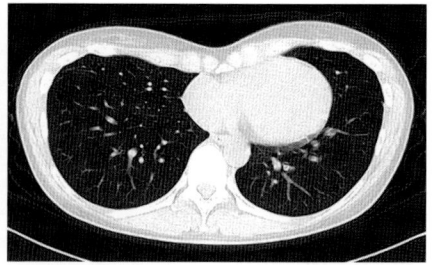

この例は，心陰影の左方偏位，肋骨前部の走行などから漏斗胸が推定できる．また，脊柱の右側に，広汎な均等陰影がみられる．この陰影は前胸部の陥凹によるものである．脊柱の左側にも同様の所見があるが，心陰影と重なっているため，明瞭ではない．

J. 乳頭, 乳房

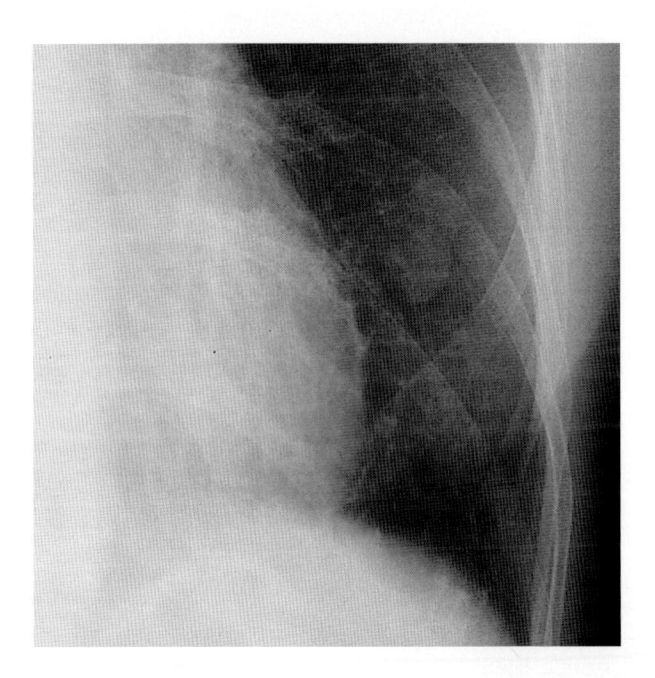

女性である．乳房の形から類推すれば，ちょうどその辺りに乳頭が存在する．

乳頭は，X線撮影時に前胸部をカセッテに押しつけることが多いので，下図のように外側へ向いた状態になることが多い．

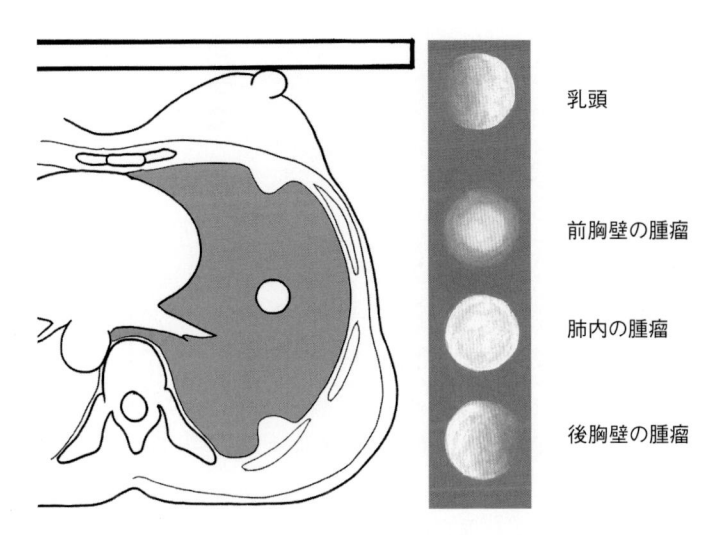

乳頭

前胸壁の腫瘤

肺内の腫瘤

後胸壁の腫瘤

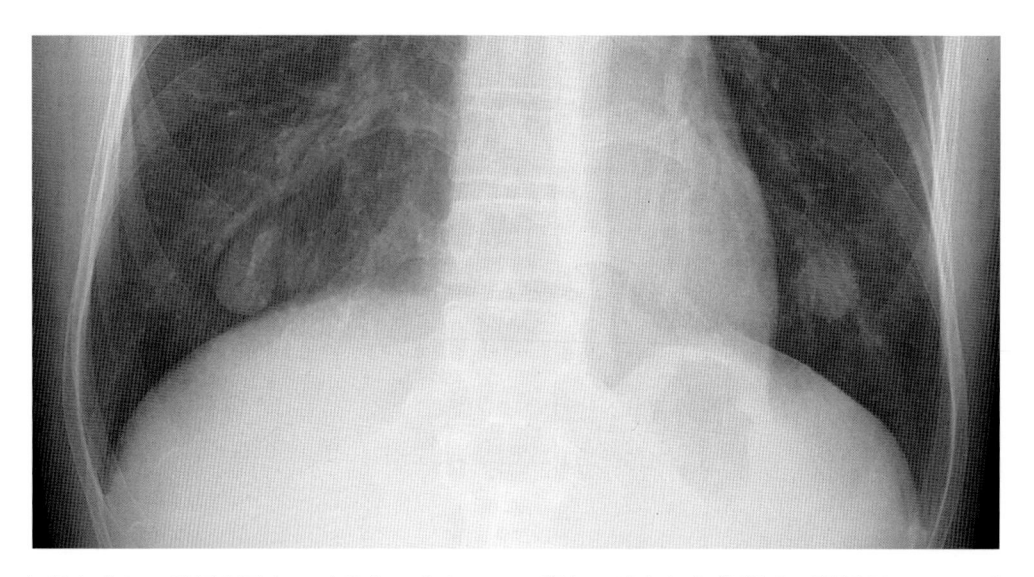

124　3章　検診時に気になる所見　－異常所見？それとも正常範囲？－

　加齢と共に，乳房が垂れてくると，カセッテに押しつけられた乳頭は，頭側がシルエットアウトとなる．

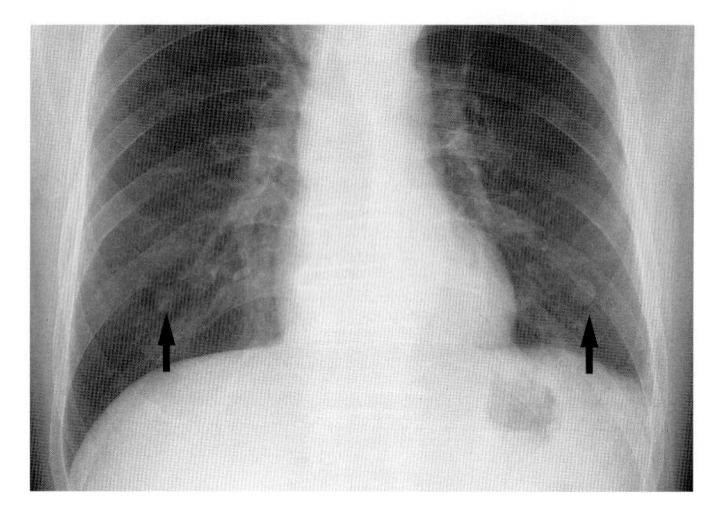

　これは男性乳頭である（矢印）．

　男性乳頭は，女性ほど大きくはないが，撮影時に同様の所見がみられる．女性のように，乳房の大きさがまちまちではないので，その出現は一定の部位に集中すると考えられるが，意外とばらつきがある．63例の左乳頭は右図のように分布している．第5肋骨上縁から第6肋骨下縁に集中している．また，椎体中心から側胸部までの間で100等分すると60％～90％の範囲に集中している．

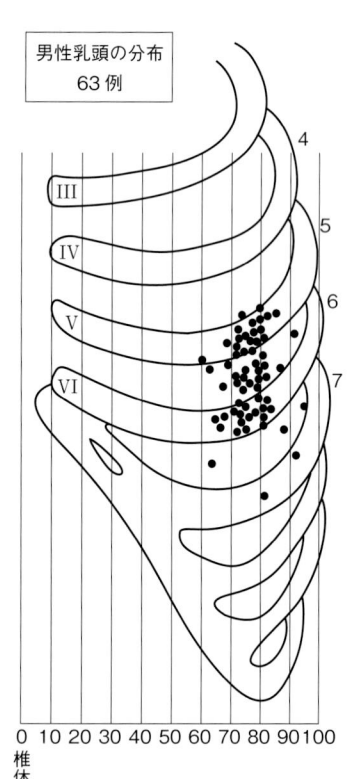

男性乳頭の分布 63例

J. 乳頭, 乳房　**125**

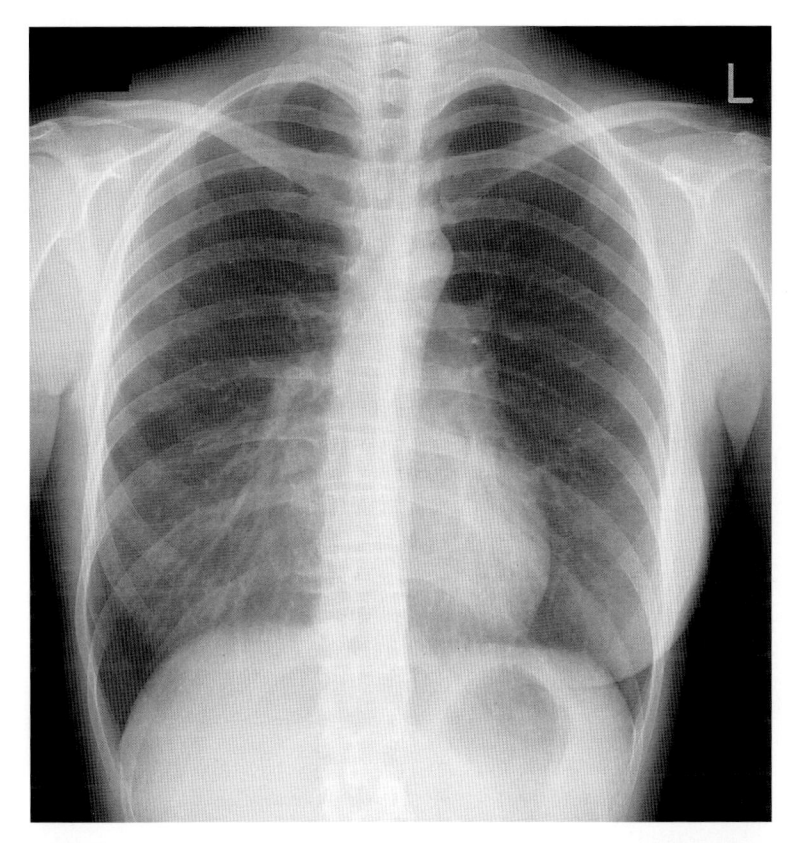

　左乳房は見えるが右乳房は認められないため, 右の乳房切断術を受けた印象がある.

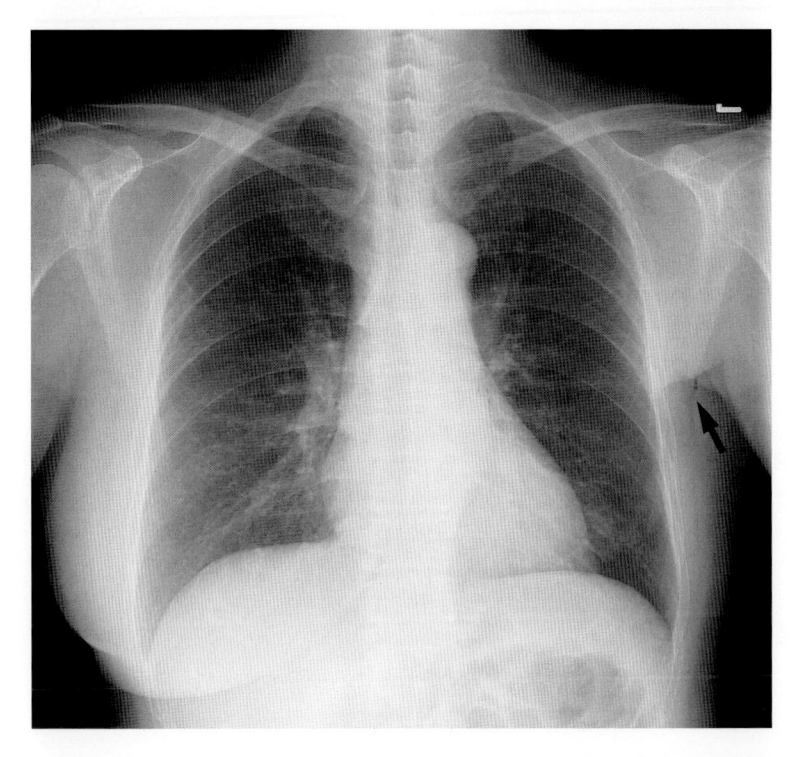

　しかし, 一般的には乳房切断術を行うと乳房と腋窩リンパ節を郭清し, 前胸部は大胸筋だけが残る (左乳房切断術).

　このように, 大胸筋が作り出す腋窩ラインが明白となる.

　つまり, 上の写真は, 写真撮影時に右よりも左の乳房をカセッテに強く押しつけた結果, 左乳房が外側へ大きく膨らんだことによる結果である.

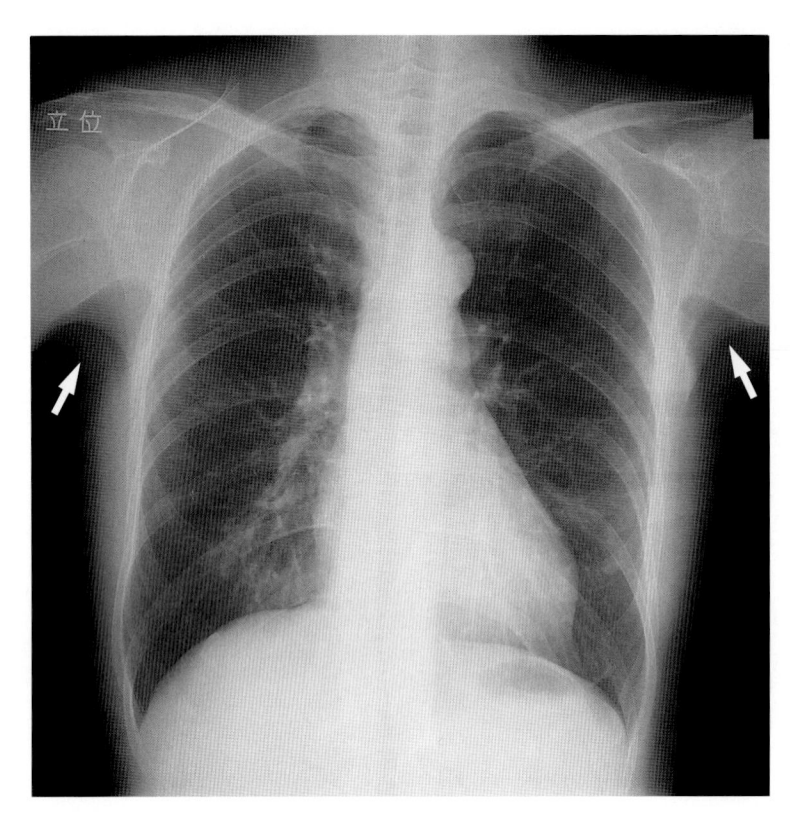

両側の乳房手術後の写真は，男性と誤ることがある．

4章
肺癌のみつけ方

A. 最も注意しなければならない部位

　胸部の異常陰影，特に肺癌を"みつけようとする"ことと，"見落とさないでおこう"ということは，同義であるかもしれない．しかし，呼吸器科医が血痰や胸痛などで外来受診の患者の胸部X線写真を見ている場合は，「見つけよう」という姿勢になる．逆にドックや検診の胸部X線写真を判定する場合は，やはり「見落としてはならない」というストレスが常につきまとう．

　では，ドックや検診で撮られたX線写真の読影で，いかに見落とさないですむか？

　まず，雑念を払う．ランチは何にしようか，ゴールデンウィークはどこに行こうかなどを考えないこと．
　写真はシャウカステンにセットすること．電子カルテでデジタル写真であれば，画面の角度を加減して正対する．
　読影の方法は，

(A) 肺野（肺尖から肺底へ）
　　肋骨前部に沿って観察

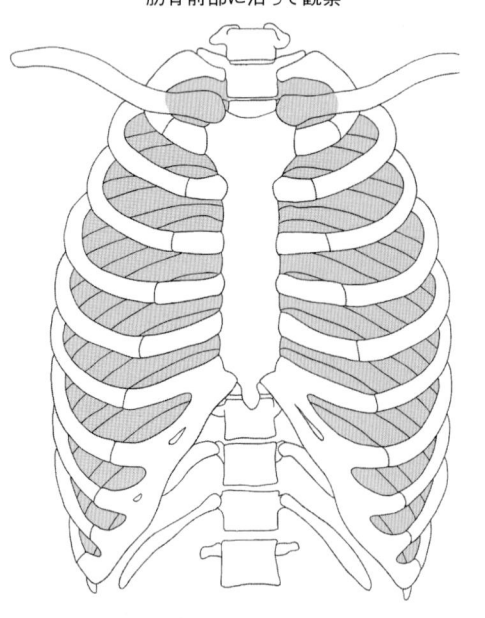

1) まず肺尖の観察
2) 肋骨前部が作る肋間と肋骨（後部）に重なる肺野を
　　左右を対比しつつ，肺尖から肺底まで観察．

(B) 肺野（肺尖から肺底へ）
　　肋骨後部に沿って観察

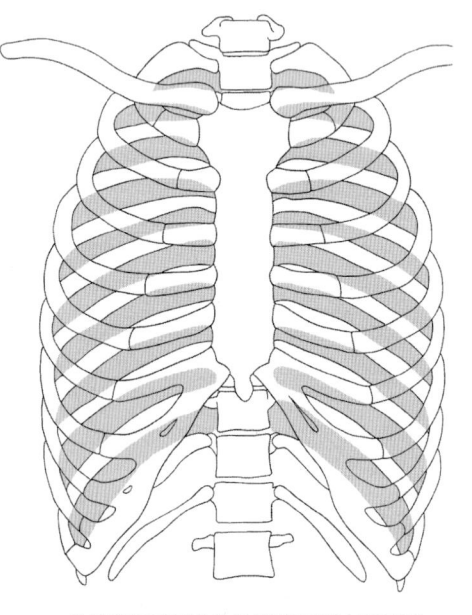

肋骨後部の肋間と肋骨（前部）に重なる肺野を
左右を対比しつつ，肺尖から肺底まで観察．
（肺野のダブルチェック）

1. 肺内の透過性の亢進した部分はないか？
2. 肺内の透過性の低下（不透明）した部分はないか？
    これらをチェックするには，図Aのように肋骨前部が作る肋間からみえる肺野を左右対比しつつ観察．次いで図Bのように，肋骨後部が作りだす肋間からみえる肺野を観察する．
3. 肋骨同士の交点に重なる1cm程度の陰影は？
4. 心陰影，肺動脈，横隔膜ドームと重なった肺野は，特に注意して観察する．
5. 以前に撮った写真があれば比較する．
6. X線写真で陰影の経過（増大～不変～縮小～消失）を追う．

そして，必ず行っておかなくてはならないことは，

1. **左右を比較**
2. **過去の写真と比較**
3. **微細な所見を放置しない**
4. **「肺癌が好発する母地となる病変」** p.150 を参照

① 肺尖，第1肋骨，鎖骨と重なっている異常陰影

胸部X線写真の読影で，最も難渋する部位の一つ．まず，左右を比較する．透過度に左右差があれば，肺内病変の存在を疑ってかかる．

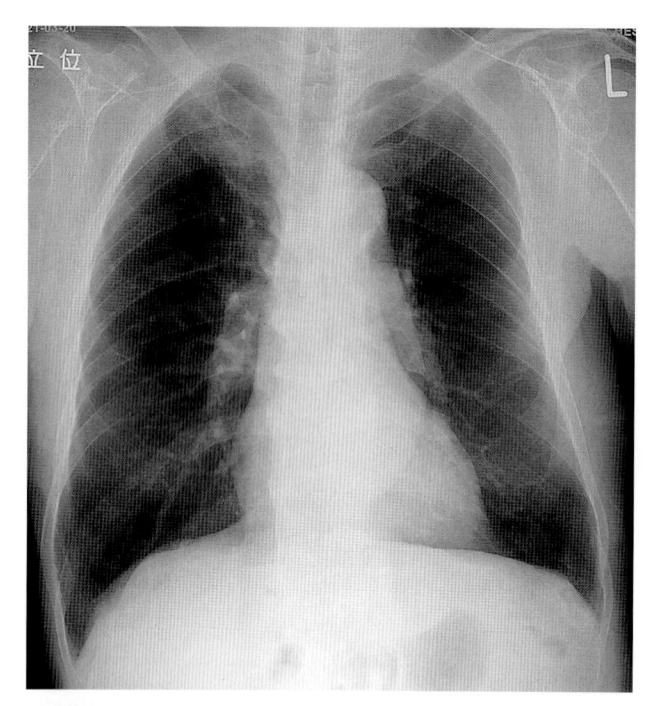

過去の写真があれば，他施設の写真も含めて比較する．比較対照がない場合は，年齢，喫煙歴，職歴，自覚症状などを考慮して精査を進める．

左右を比較してみると，右第1肋骨に重なった小さな結節陰影をみつけることができる．第1肋骨はその軟骨部で化骨傾向が強く，左右を比較しても容易に異常とは判定できない．

前回の写真は7年前のものしかなかったが，右第1肋骨の結節陰影は，前回にはみられない．

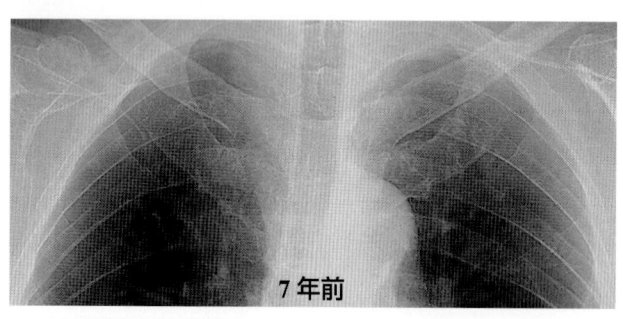

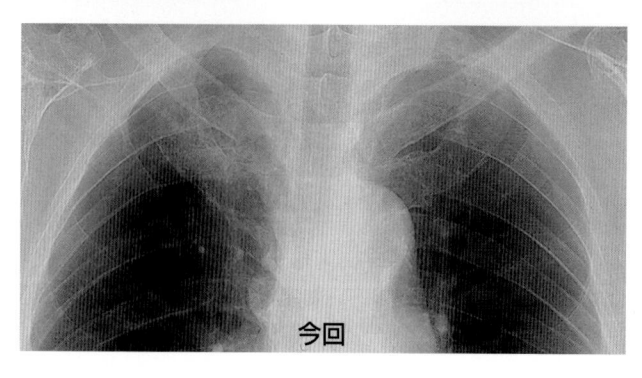

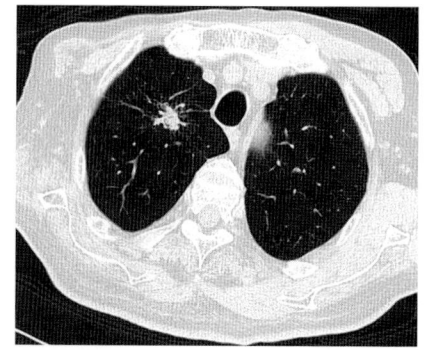

7年前

今回

肺腺癌であった．

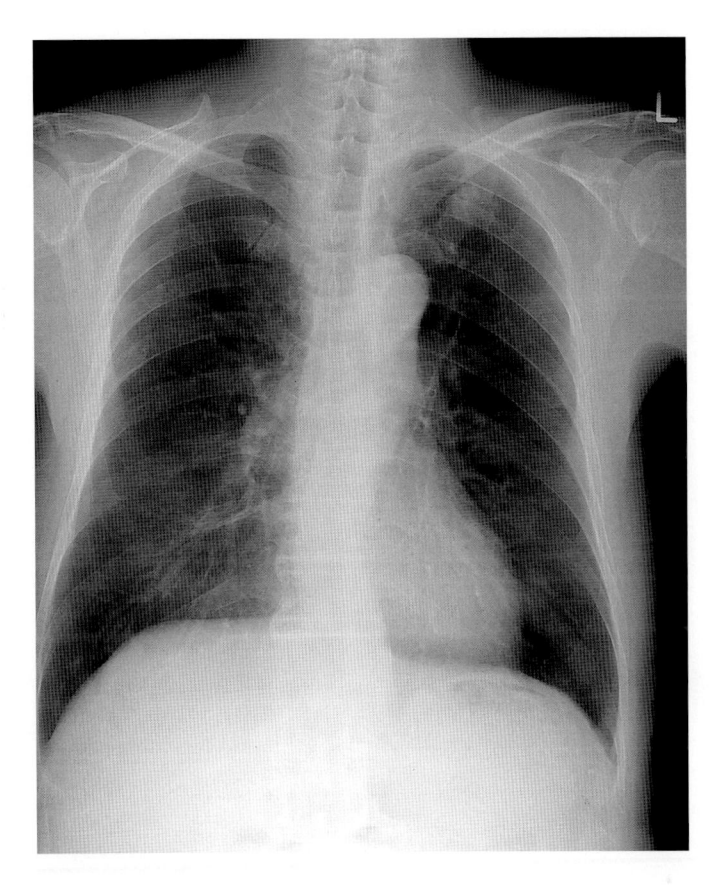

A. 最も注意しなければならない部位　**131**

左第1肋骨に重なる結節陰影がみられる．化骨のようにもみえるが，陰影の一部が第1肋骨からはみ出ているようである．

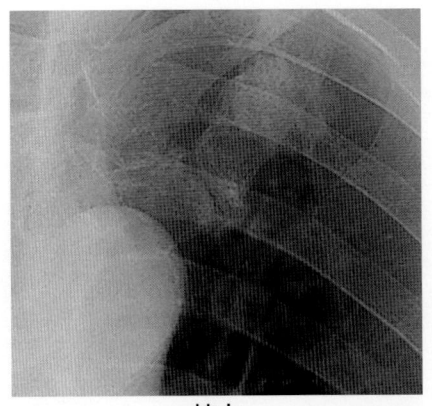

拡大

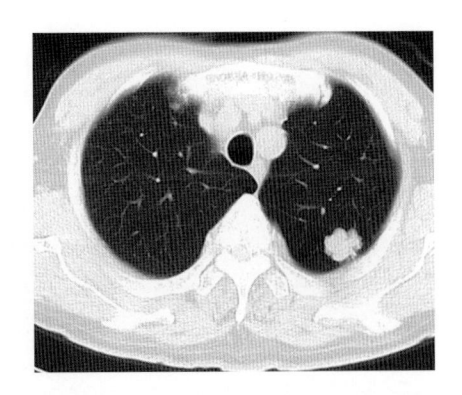

これも肺腺癌であった．

② 肺門腫大が疑われる異常陰影

　肺門にみられる肺癌は，発見するのが難しいことがある．大きな塊状陰影であれば容易であるが，肺門にある主肺動脈の幅と大差のない結節が重なると，更に判定が困難になる．肺門の左右を比較する．肺動脈や肺静脈の分岐に異常はないか，区域気管支あるいは葉気管支のair columnが途切れていないかなどを，左右で比較して判断する．

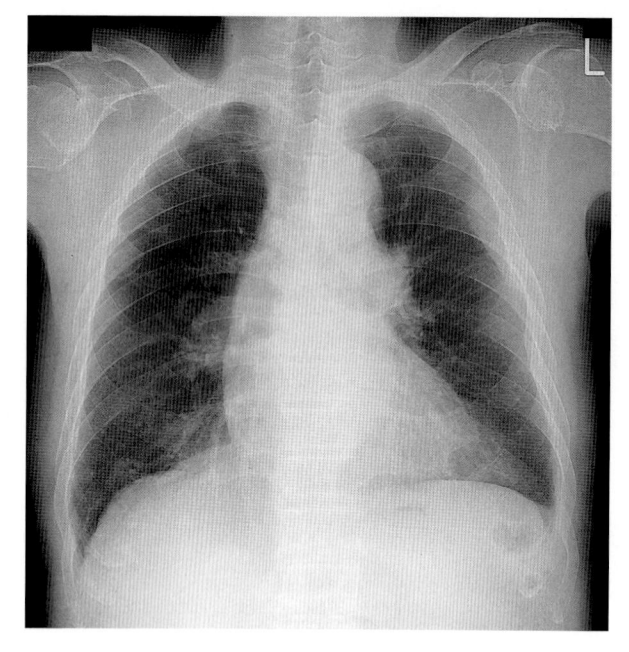

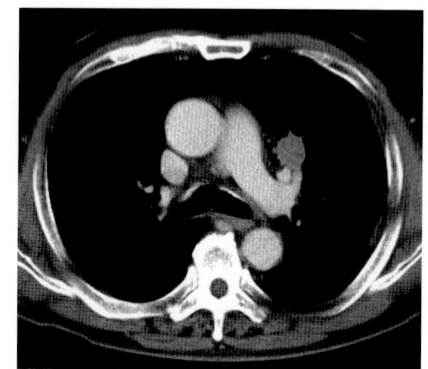

肺小細胞癌と診断された．

左肺門の透過度が右肺門と比べて低下しているようにみえる．
左上葉気管支のair columnは狭窄しているようにみえる．

　以前の写真は3年前のものであるが，比較するとやはり左肺門の濃度が上昇して心陰影がシルエットアウトされているようで，肺門の腫瘤が考えられる．

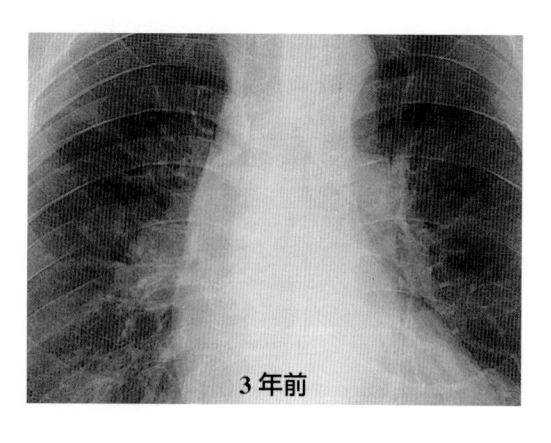

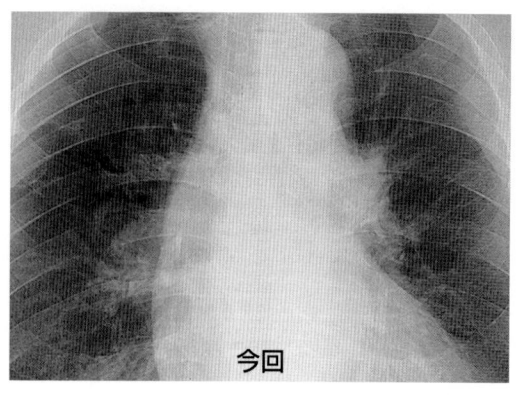

3年前　　　　今回

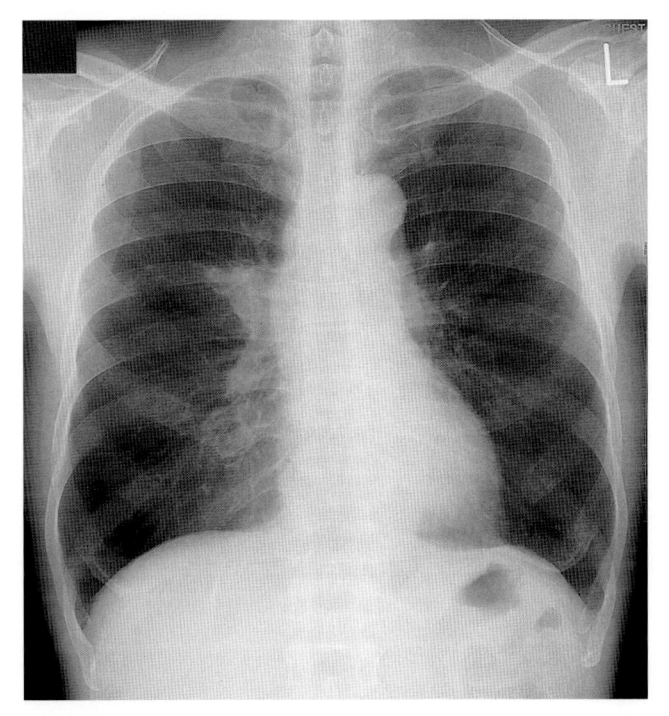

右肺門が腫大しているようである．

2年前の写真と比べると明らかに異なる．

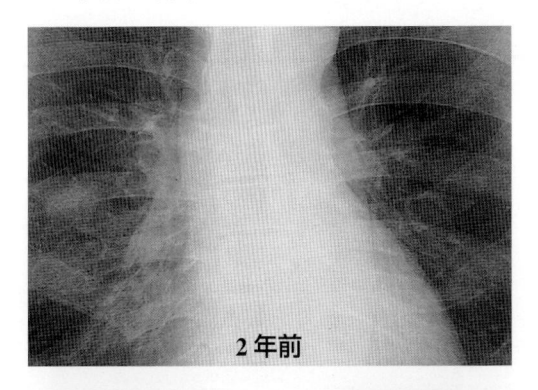

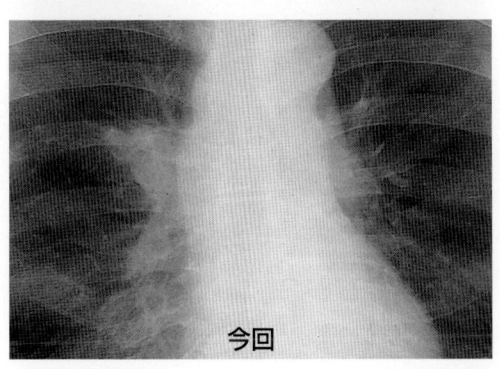

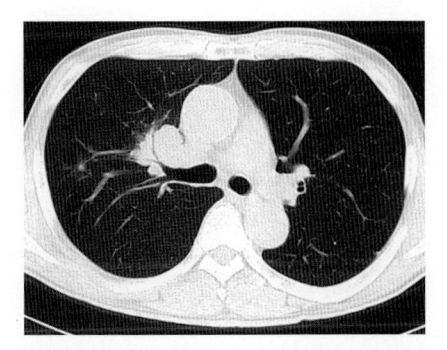

2年前

今回

右肺門の小細胞癌と診断された．

134　4章　肺癌のみつけ方

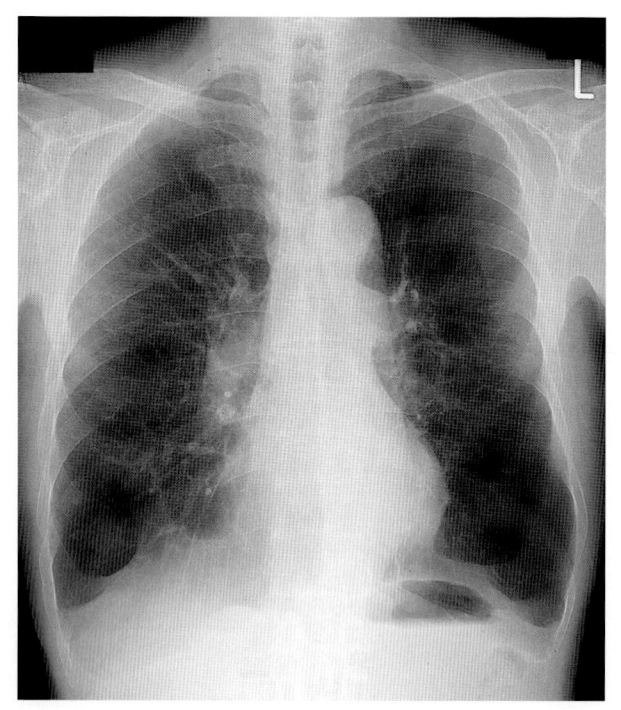

　この症例は，COPDで治療中．両側の主肺動脈が拡大していて，肺動脈高血圧症も疑われるが，左右差はないようである．

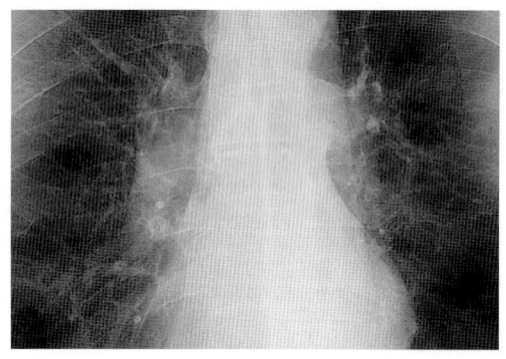

　しかし，1年後は左主肺動脈の透過性が低下している

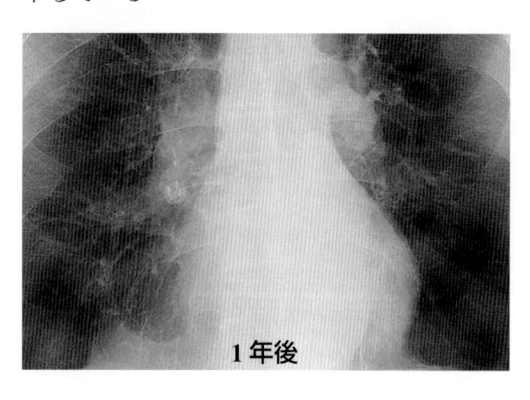

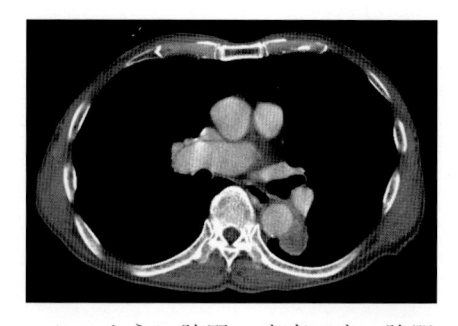

1年後

　このように肺野の病変でも，肺門と一致すると肺門が腫大したようにみえることも多い．肺小細胞癌．

肺門のような複雑な構成成分の集まる所では，僅かな変化は見逃されたり，「経過観察」として判定されることが多い．「経過観察」という判定は検診のような大量の写真群では，もはや「放置」であったり，「軽度異常」と同等になってしまうことが多い．

1年毎に撮られた検診の胸部X線写真を4年分提示してみる．

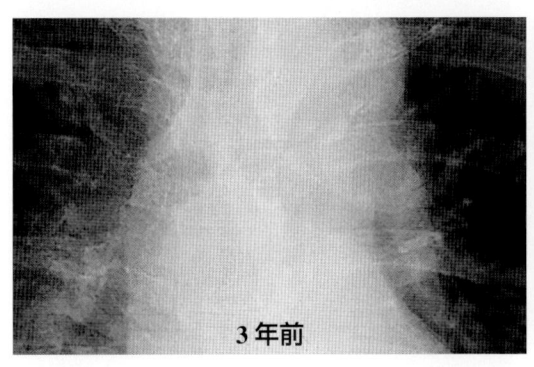

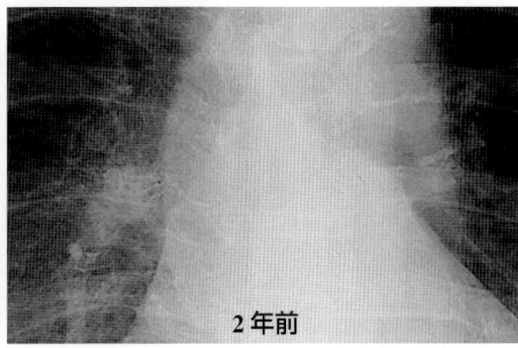

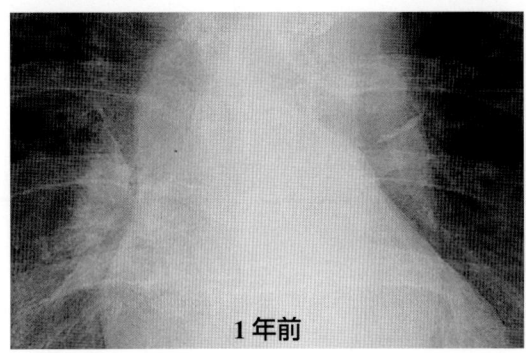

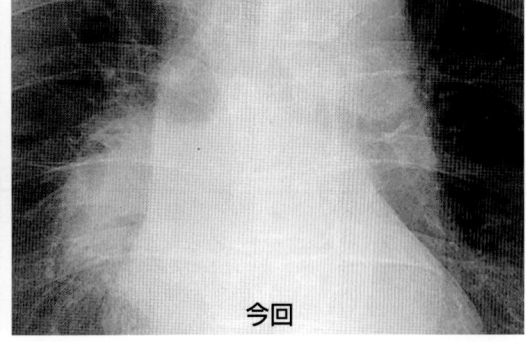

3年前

2年前

1年前

今回

どの時点で異常を指摘できるであろうか．比較することがいかに大事かということである．

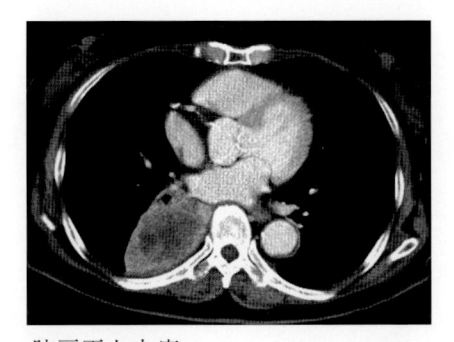

肺扁平上皮癌

136　4章　肺癌のみつけ方

③ 心陰影と重なる異常陰影

心陰影がかぶさって，見つけにくくなる肺癌もある．

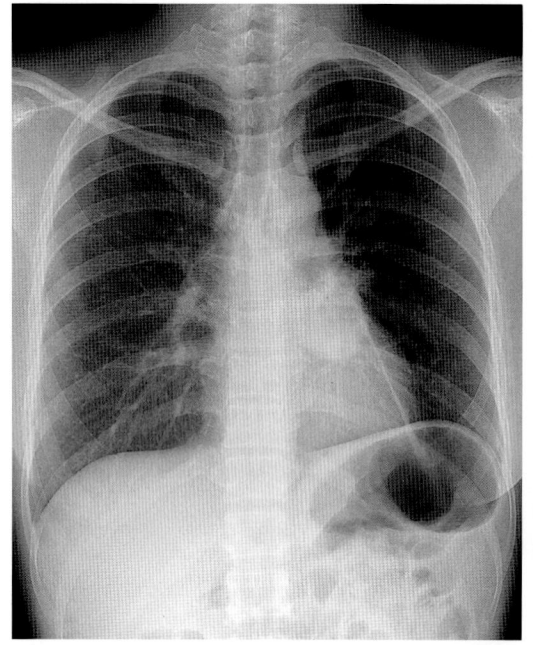

このような輪郭のはっきりした大きな腫瘤は，見逃すことなはい．（腺癌）

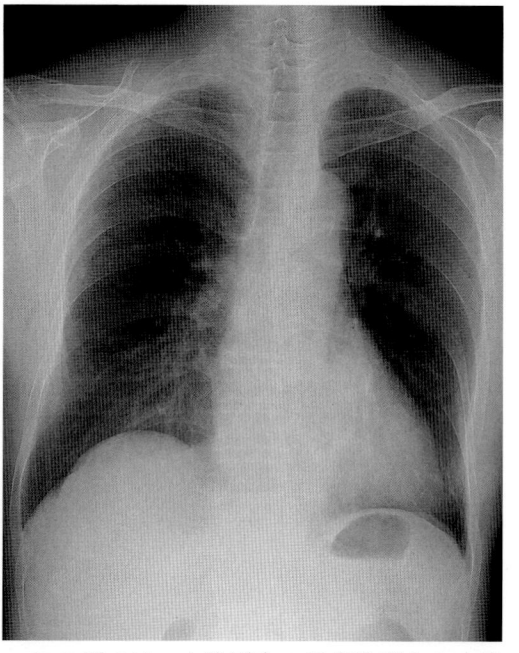

この例では，心陰影内の異常陰影をみつけるのは，比較的困難である．下肺静脈と，肺底区肺動脈枝が交叉している部位であるためでもある．

心陰影内の陰影の確認よりも，下行大動脈がシルエットアウトされていることの方が大事なこともある．

2年前の写真と比べると明白である．このようなシルエットサインは心陰影に隠れた肺病変を見つける有力な手段である．

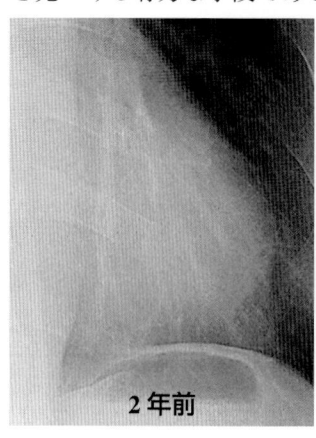

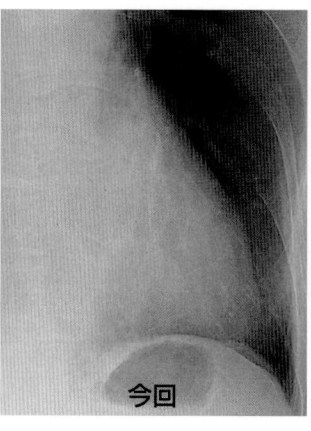

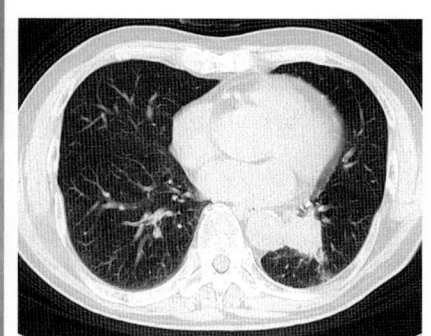

2年前　　　今回　　　肺扁平上皮癌

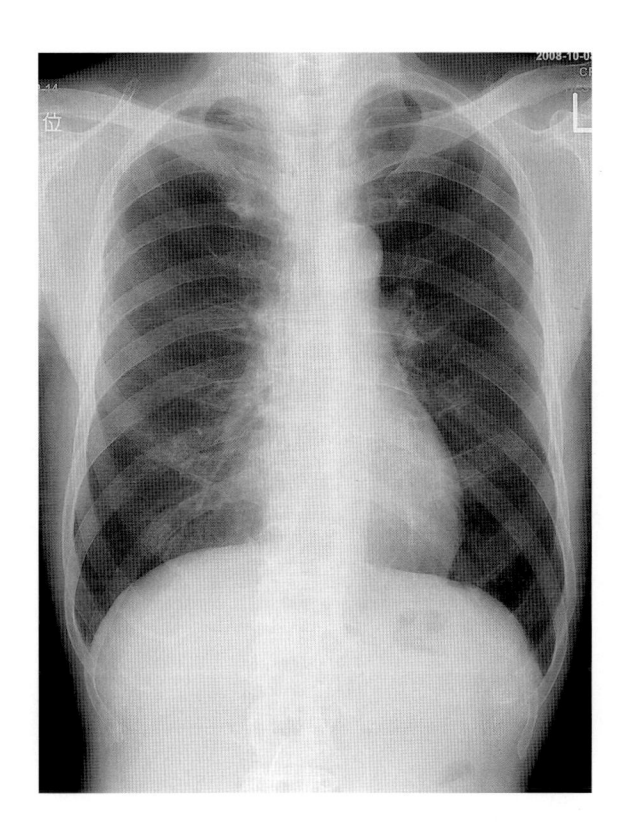

この例は，心陰影右第2弓に接するシルエットサイン陽性の結節陰影がある．このような所見は中葉症候群でよく見られるものである．とはいうものの肺扁平上皮癌であった．

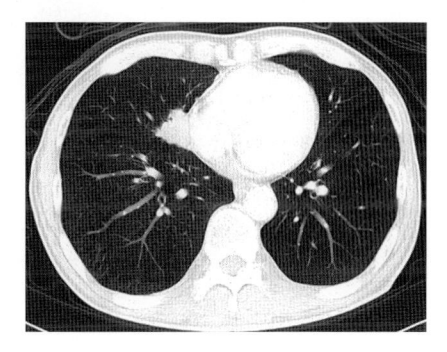

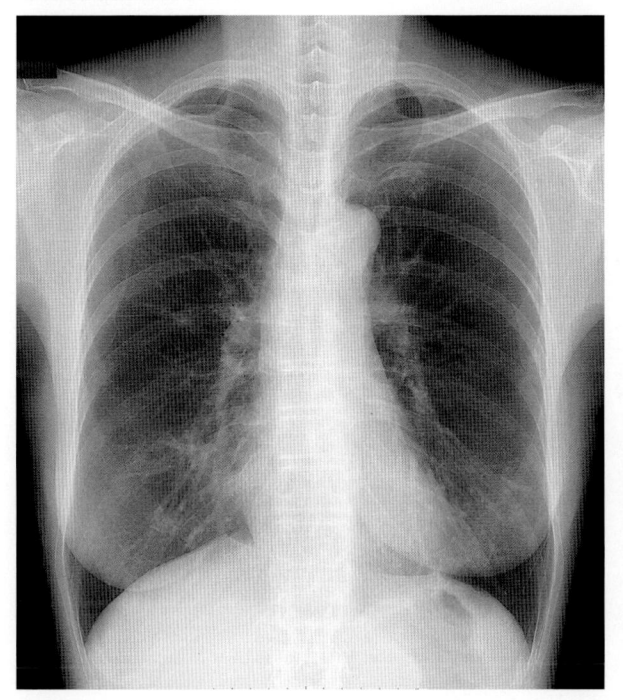

この例は，中葉症候群である．第2弓がシルエットアウトされているが，上記の例と異なり，右中肺野に索状，結節陰影が散在しているところが特徴である．Mycobacterium avium 陽性である．

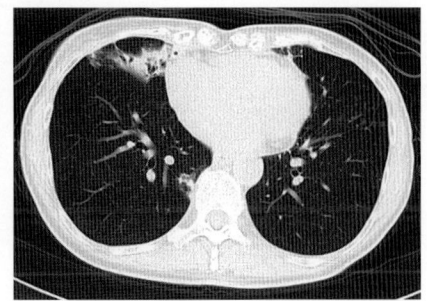

心横隔膜角は pericardial fat pad がよくみられる．淡い浸潤陰影のこともあるし，輪郭の明瞭な結節陰影のこともある．体重の増減や，撮影時の呼吸停止相の差によって，この陰影は変化する．

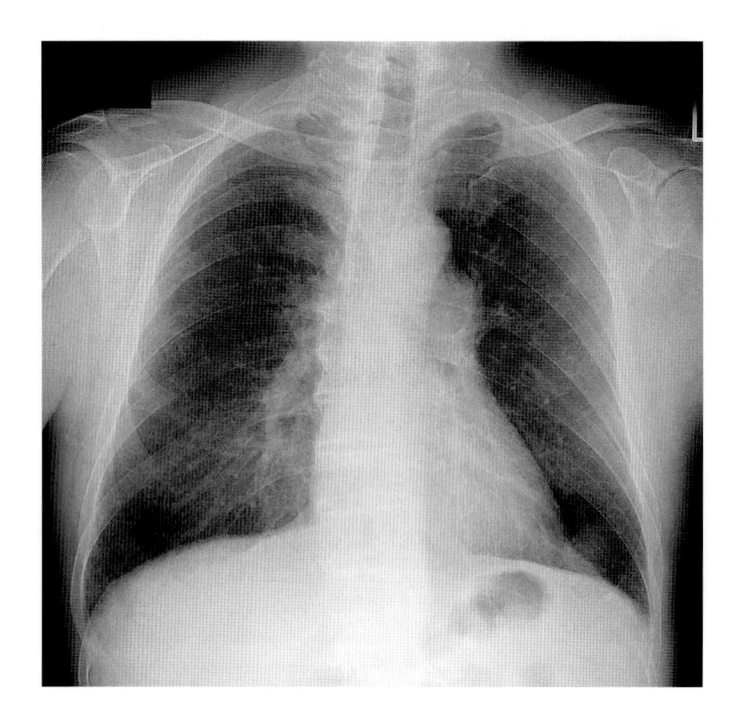

この症例では左心横隔膜角に直径 2 cm 大の円形を認めるが，心陰影左第 4 弓とは，シルエットサイン陰性である．従って心陰影より背側の腫瘤が考えられる．

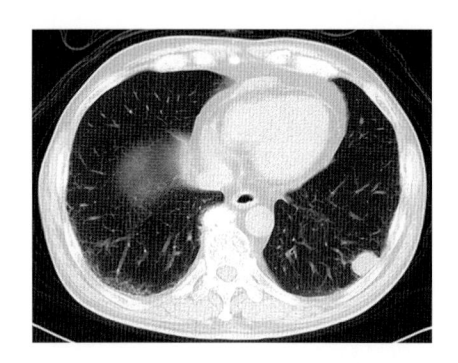

このように，心陰影とは関わりのない肺野の腫瘤であった（肺小細胞癌）．

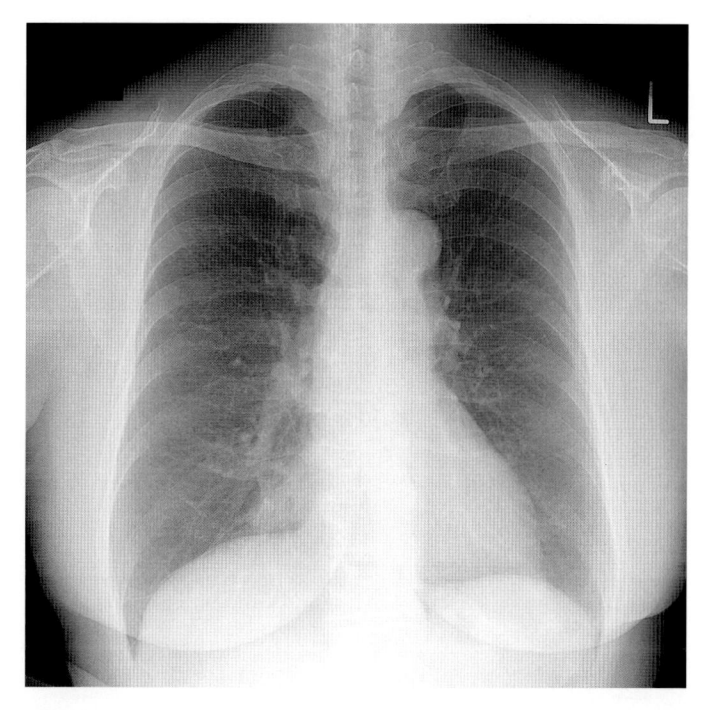

A. 最も注意しなければならない部位　**139**

　この症例も，右心横隔膜角に異常陰影か fat deposit のような所見がみられる．
　この症例と fat deposit 例を比較してみると透過度の差が判明する．また，横隔膜とはシルエットサインが陰性である．

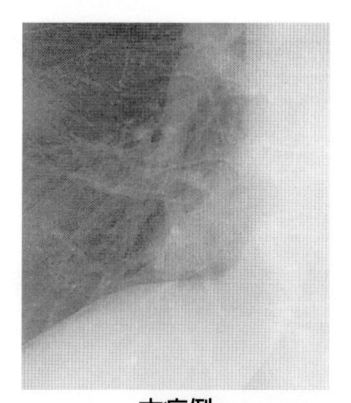

本症例 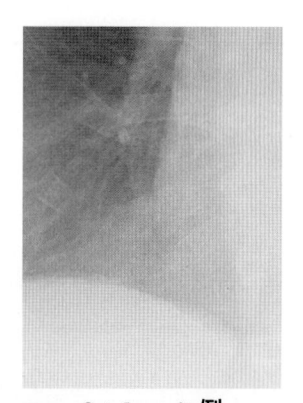　　　　　　　　　　　　**fat deposit 例**

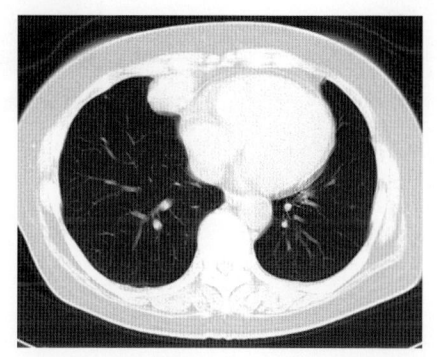

肺扁平上皮癌であった．

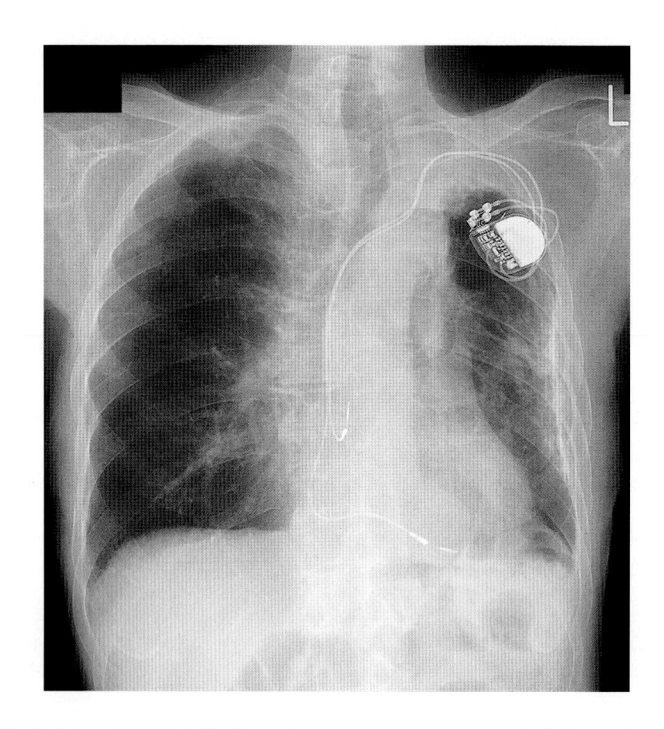

左全野に，胸膜石灰化，胸膜肥厚がみられ，ペースメーカーもあるので，それに目を奪われないように注意する．この胸膜病変は，肺結核症に対して虚脱療法の一つである人工気胸術が行われたための後遺症である．1960 年代まで行われた．広範な胸膜病変があれば微細な病変を指摘することは不可能であるが，慢性膿胸の再発や悪性肺腫瘍，膿胸関連リンパ腫に注意しなくてはならない．

　この写真では下行大動脈に接して円形陰影がみられる．シルエットサイン陽性である．

　以前の写真と比べてみると，新しい異常がより明確になる．

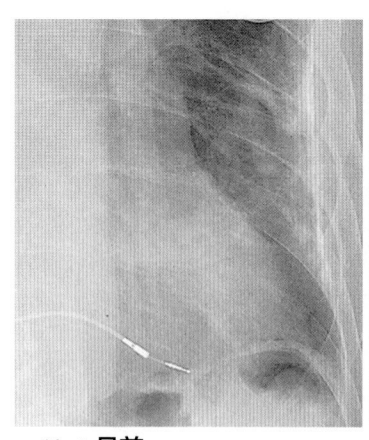

10 ヵ月前 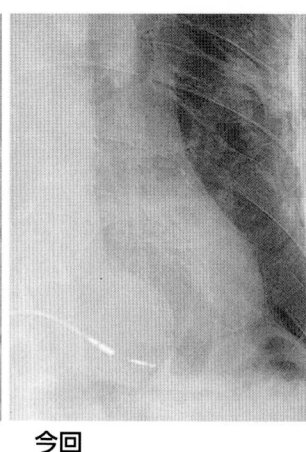　　**今回**

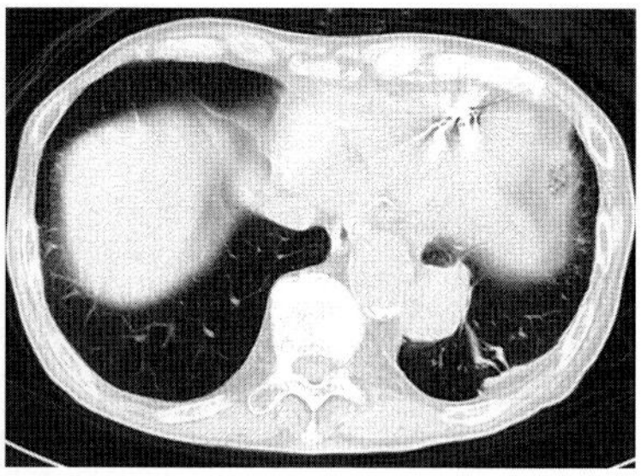

CT でみると，大動脈に接する腫瘤が認められる（扁平上皮癌）．

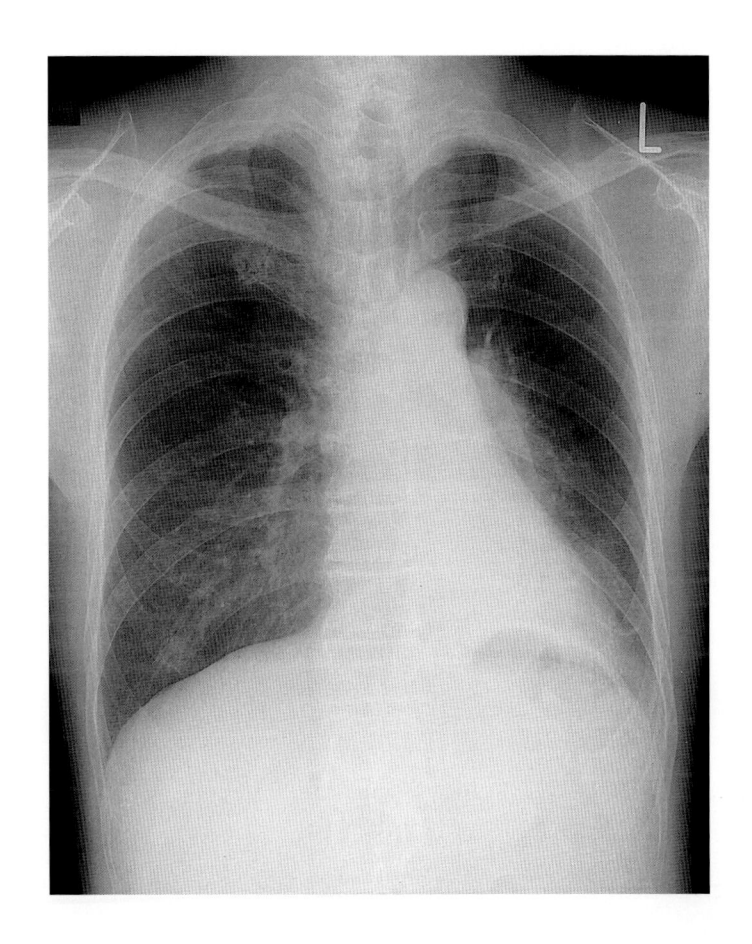

この写真では，心陰影内に結節陰影や塊状陰影はみられない．正常では心陰影に重なって左下葉の血管や気管支の陰影がみられるが，この例ではその所見がみられない．正常の肺組織が心臓の背部にはないことを意味する．
　縦隔が左方に偏位している．左肺野の肺紋理が右に比べて減少している．左下葉気管支が透見できない．
　ということで，左下葉の無気肺を疑うことができる．

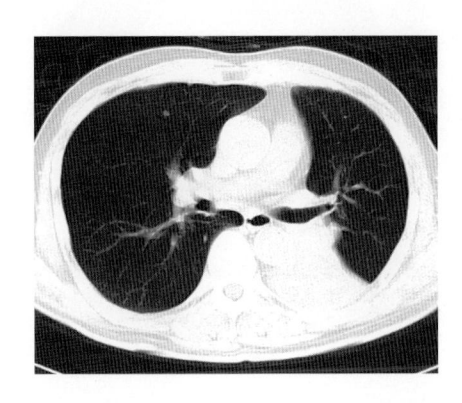

下葉中枢の肺小細胞癌により左下葉無気肺を呈する．

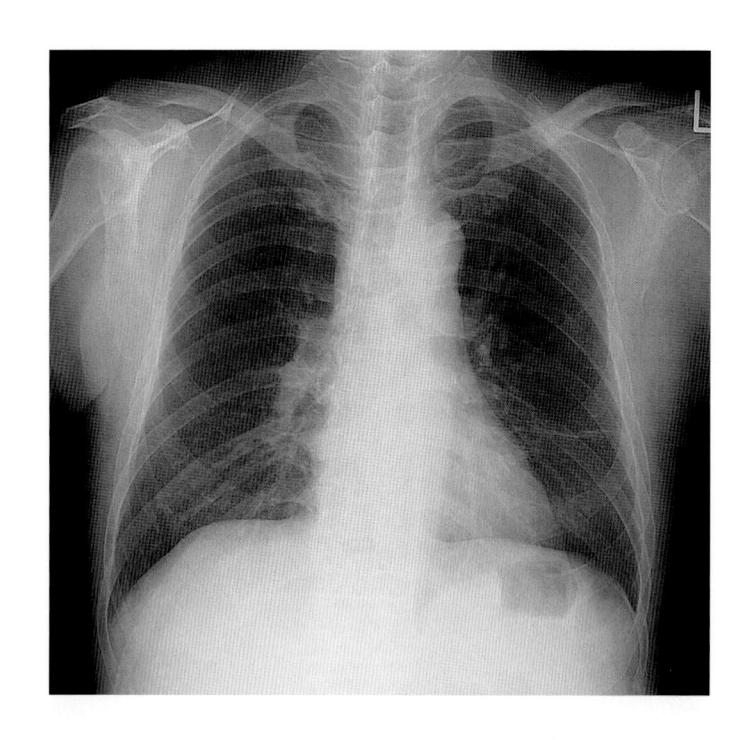

左下肺野に索状陰影がみられる．Fleischner's line として知られる板状無気肺と考えてしまう．

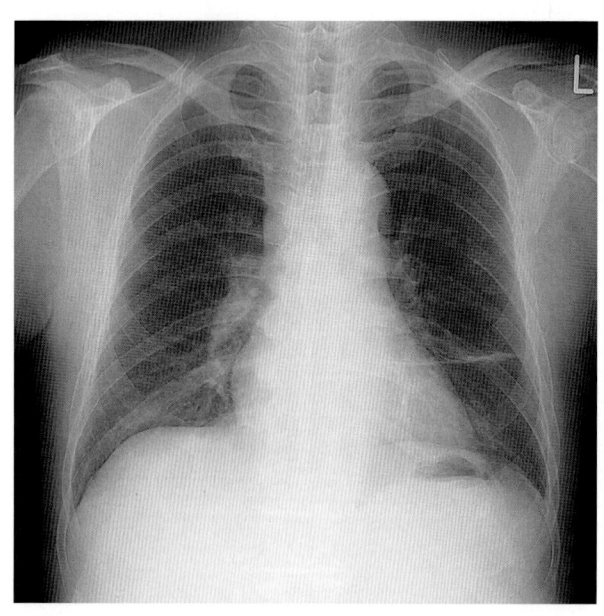

2週後，索状陰影はより長くなり心陰影に達している．中枢気管支に閉塞をきたすような病変が隠れている可能性がある．

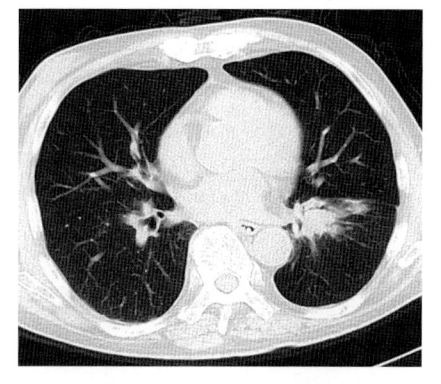

左下葉中枢に発生した扁平上皮癌である．

④ ground glass opacity（GGO，スリガラス様陰影）

　肺野の陰影が円形陰影や塊状陰影であれば，指摘するのは容易である．最も見つけにくいものの代表が GGO である．

　胸部 X 線写真では GGO でも胸部 CT では充実性の腫瘤のこともある．

　あまりにも淡い GGO で辺縁も不鮮明であるため，疑いの目をもって読影しなければ見つけることは難しいが，GGO を一度視認できるともう一度見直してもまた正確に指摘できることが多い．

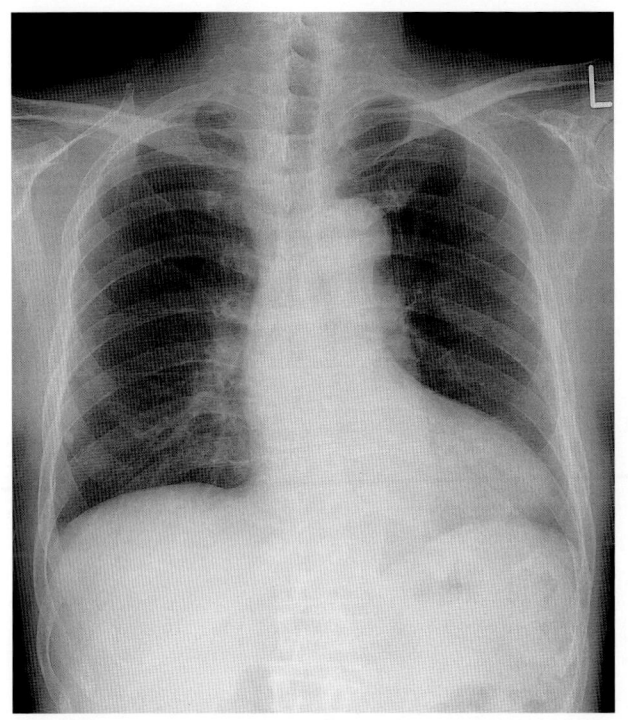

　左中野に GGO が疑われる．前回の胸部写真と比べると明白となる．

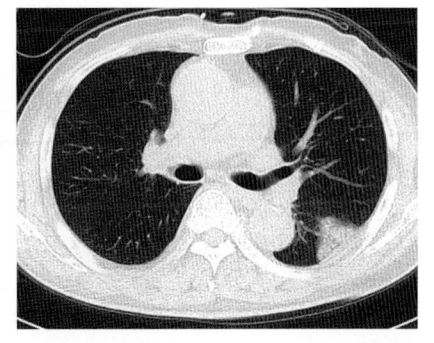

　CT でみると，やはり GGO（あるいは GGA: ground glass attenuation）がみられる．肺腺癌．

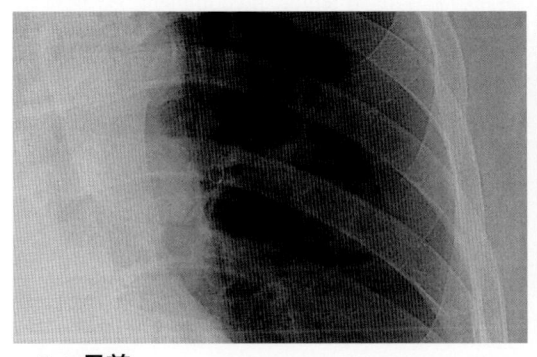

7 ヵ月前 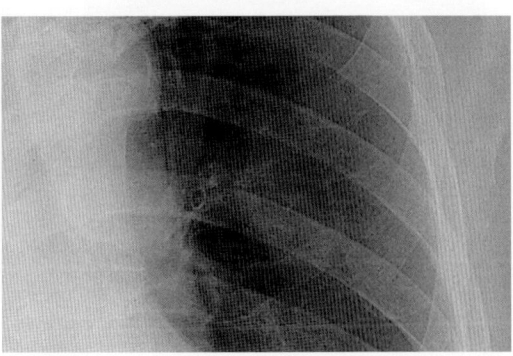　　　　　今回

4章 肺癌のみつけ方

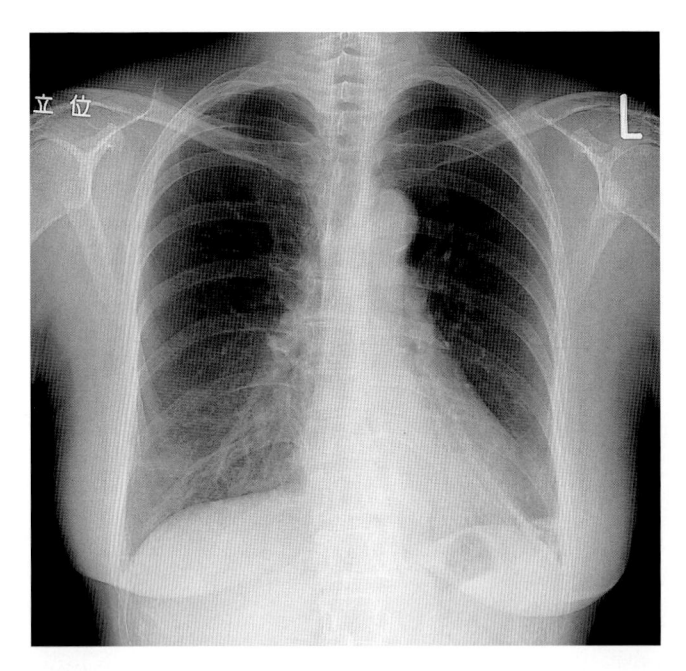

初診時の胸部X線写真で，比較対照はない．

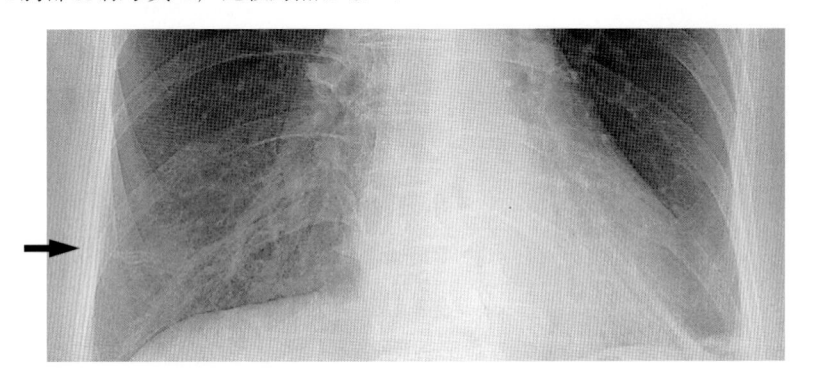

拡大してみると，右下肺野にGGOがみられる．微妙な，あるいは淡い，あるいは小さな陰影を異常と判定するには「左右の比較」と「前回との比較」の2つの方法しかない．

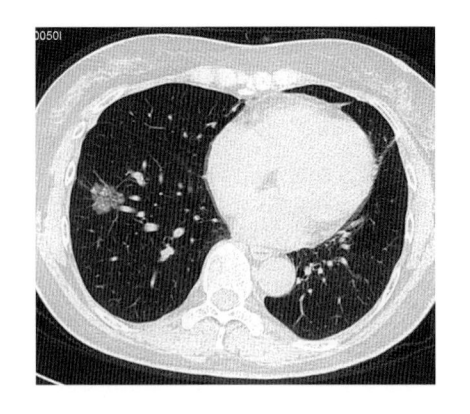

置換性増殖優位型 lepidic predominant（以前は細気管支肺胞上皮癌 BAC といわれた）である．
胸膜引き込み像も認められる．

⑤ 横隔膜下の異常陰影

心陰影と同様に，横隔膜ドームも異常陰影を陰蔽することが多い．

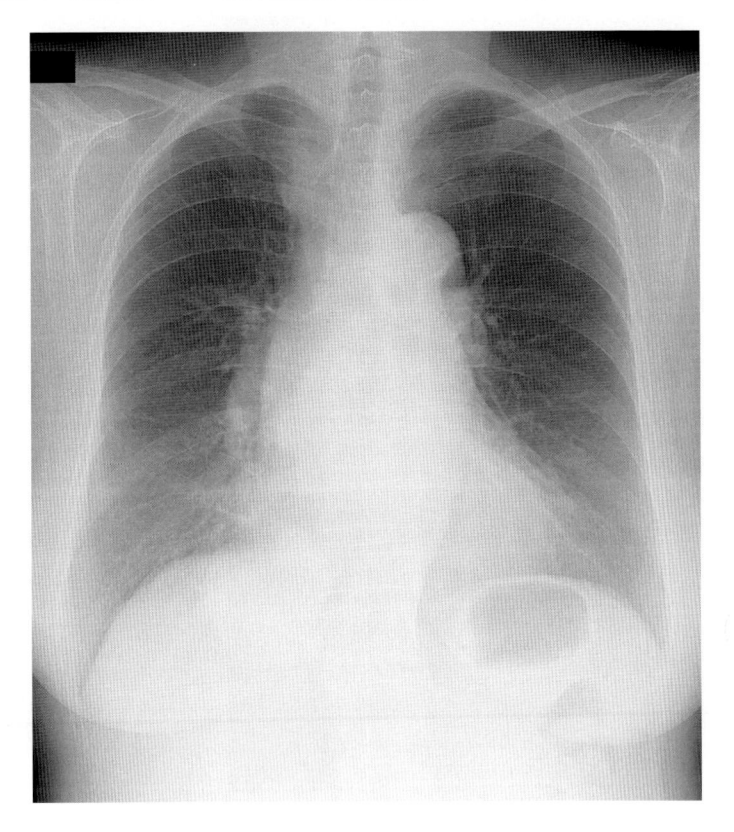

右心横隔膜角の尾側に6 cm大の塊状陰影がみられる．

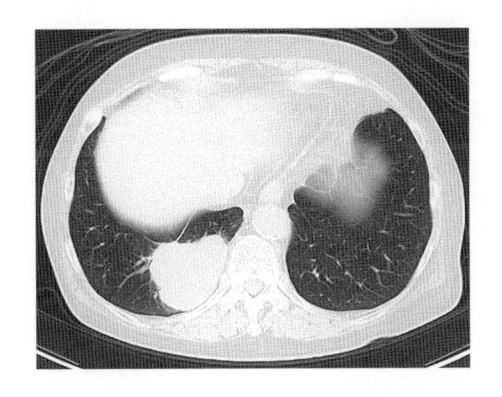

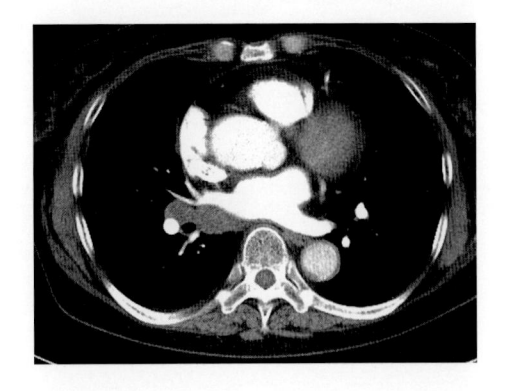

小細胞肺癌である．残念ながら既に♯7，♯8リンパ節転移がみられた．

⑥ 肺野のいくつかの問題点

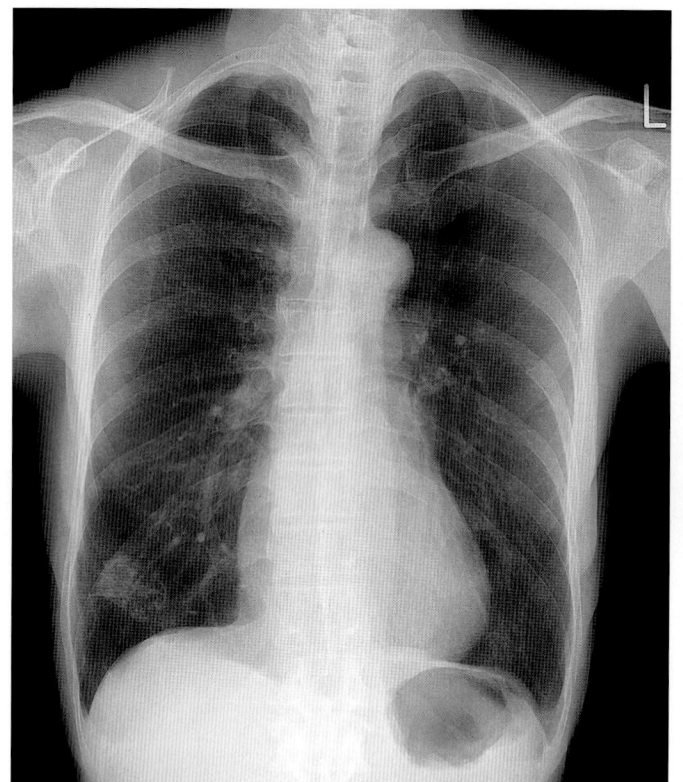

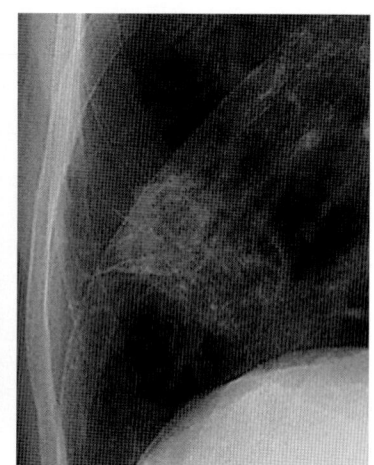

この写真のように通常では見られないような嚢胞様陰影であれば，異常として判定できる．

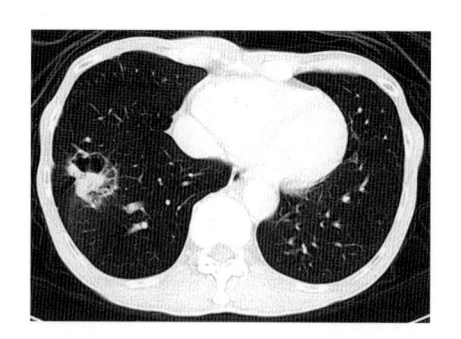

肺腺癌．

A. 最も注意しなければならない部位　147

しかし，肺野では見つけにくい小さな病変や淡い病変が隠れていることがある．

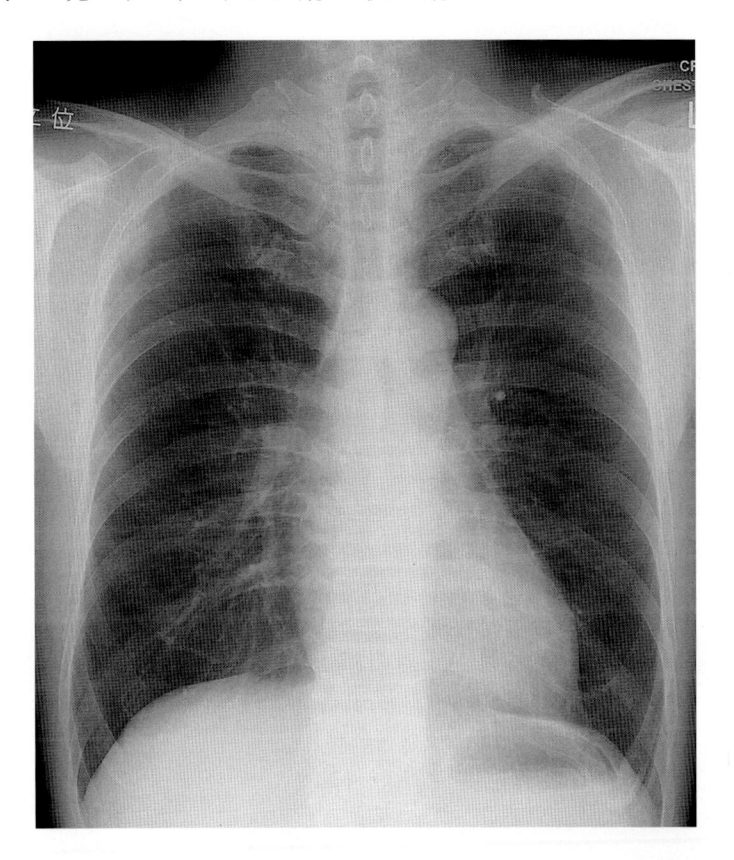

あまりに小さくて見つけ難いかもしれない．2年前と比べると，側胸壁に近い肺野に小結節が認められる．

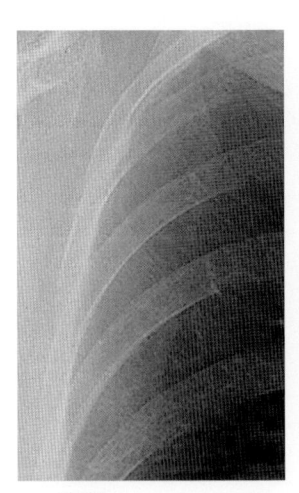

2年前 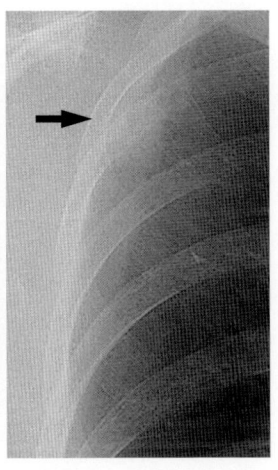　　　今回

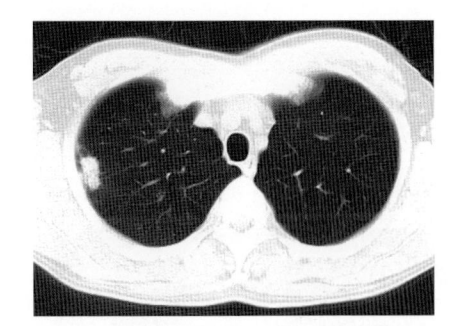

扁平上皮癌であった．

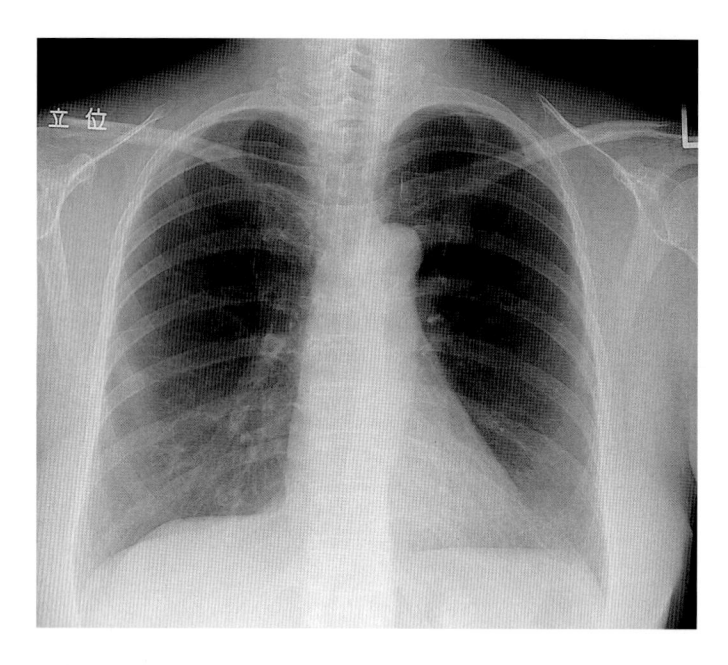

このGGOは，ほとんど発見不可能．疑い深い目で探すと，もしかしたら「ここかな？」という所が指摘できるかもしれない．

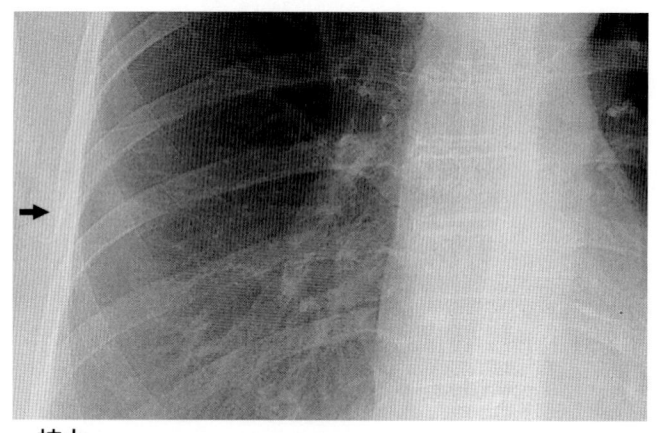

両側の第5肋骨（前方）と第8肋骨（後方）の交叉している所を左右で比較すると，何となく右がぼやけている印象，あるいはそこだけ霞がかかっている印象．このような判然としない所見がGGOの特徴ともいえる．これをみつけて診断できた時の達成感は検診医冥利につきる．

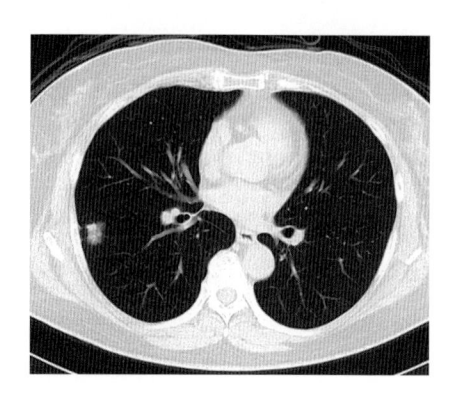

肺腺癌．

A. 最も注意しなければならない部位　**149**

COPDで治療中．肺野には，気腫性病変と間質影が錯綜している．このような例に新生物が発症すると，早期に発見するのは困難である．前回の写真と比べ，変りがなければ次回の写真でまた同様の読影を行わなければならない．

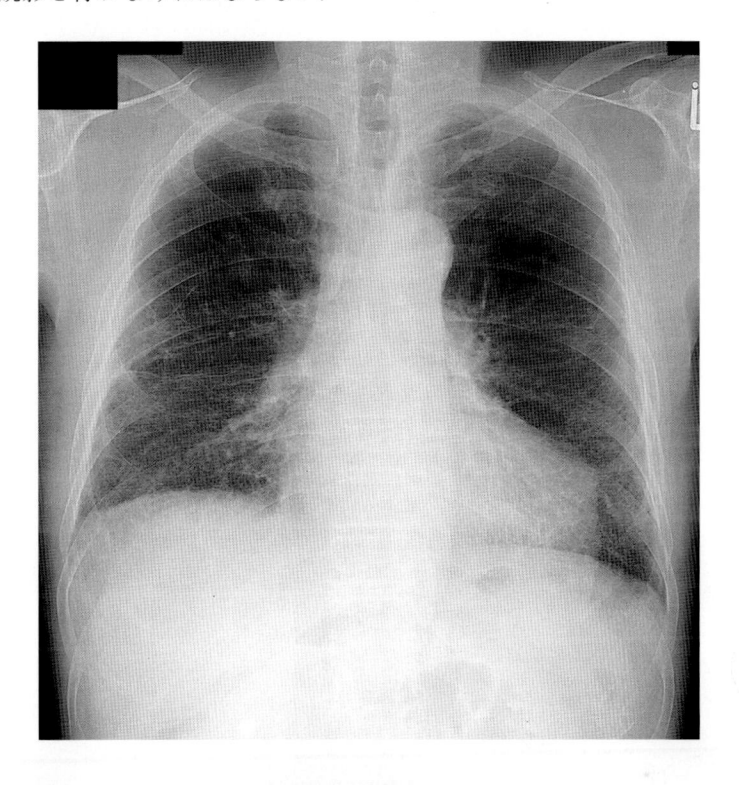

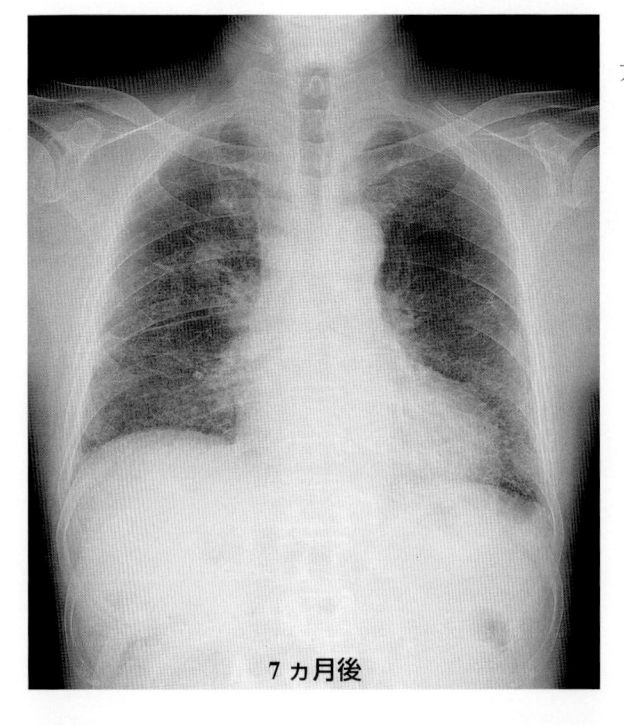

この例は7ヵ月後の写真で明らかに増大する陰影をみつけることになった．

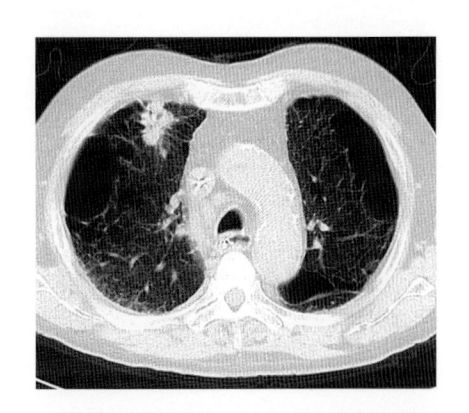

B. 肺癌が好発する母地となる病変

1. 肺嚢胞
2. 慢性膿胸
3. 塵肺, アスベスト肺
4. 肺気腫
5. 特発性肺線維症

1. 肺嚢胞

肺嚢胞壁から肺癌が発生する例にしばしば遭遇する. いくつか症例を呈示する.

症例 1

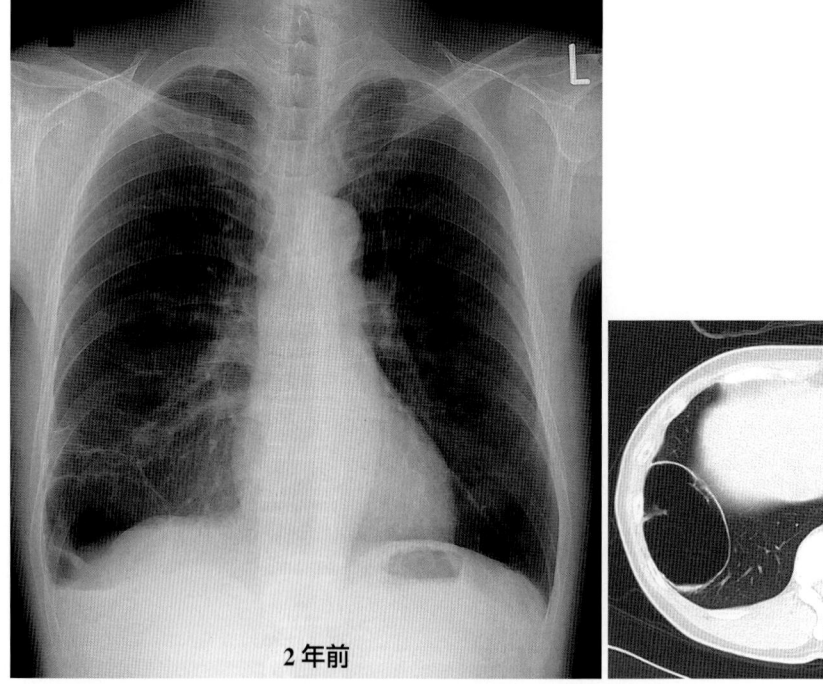

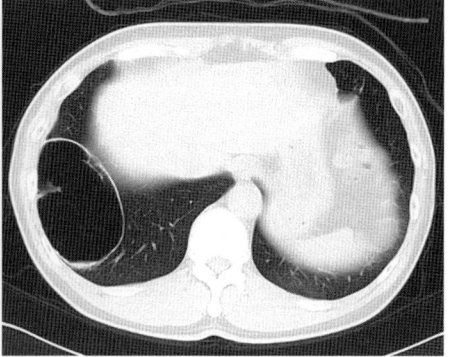

2 年前

右下肺野に嚢胞を認める. 嚢胞壁の一部が厚いのは要注意なのだが…….

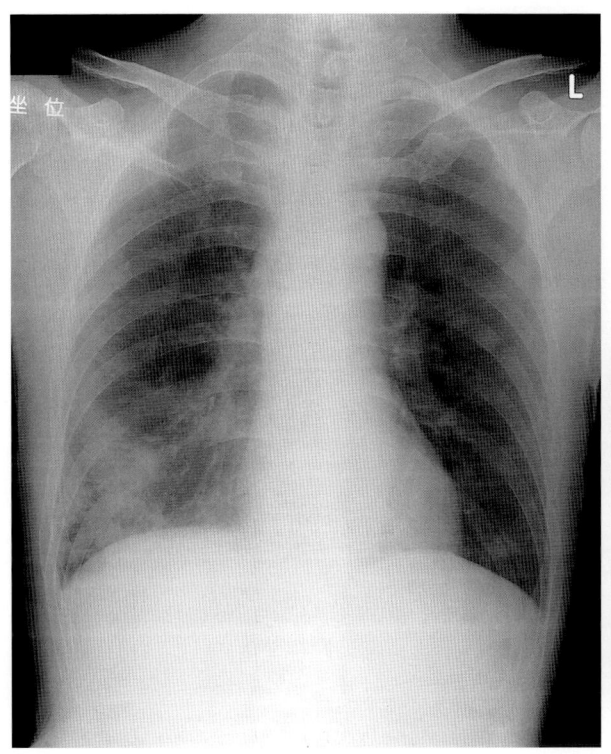

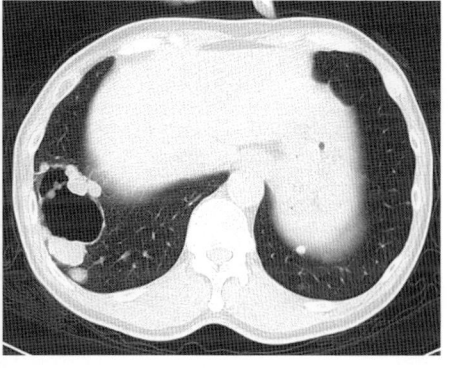

B. 肺癌が好発する母地となる病変　**151**

2年後に腺癌が発生.

症例 2

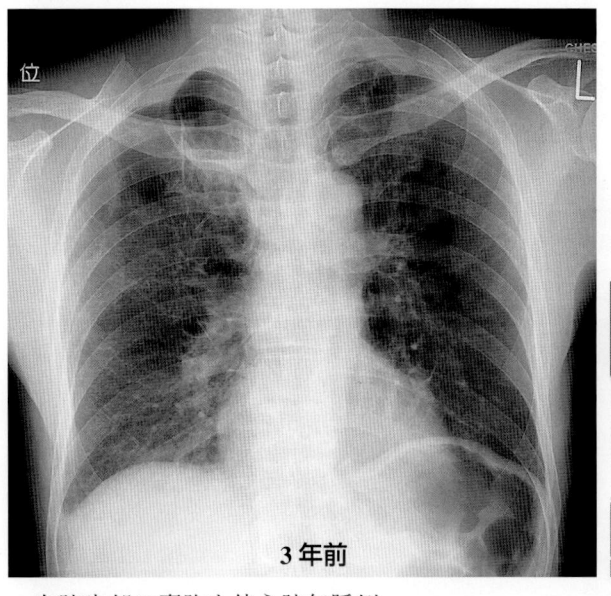

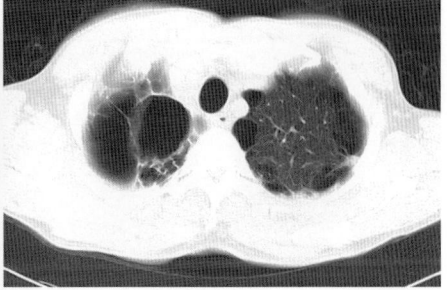

3年前

右肺尖部に囊胞を伴う肺気腫例.

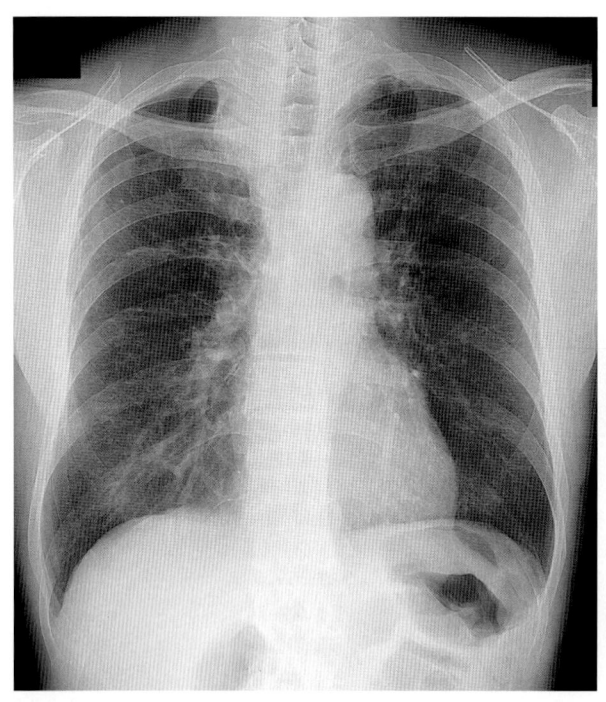

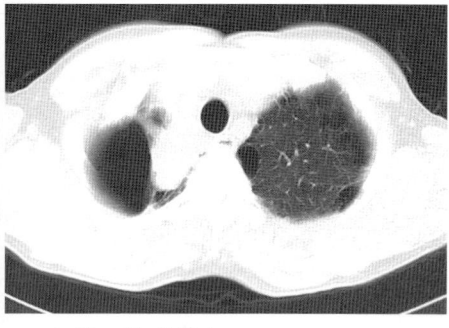

152 4章 肺癌のみつけ方

3年後に腺癌発生.

症例3
また囊胞状陰影そのものが悪性腫瘍のこともある.
回盲部癌術後.

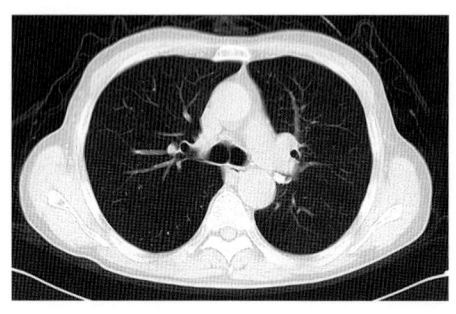

1年目

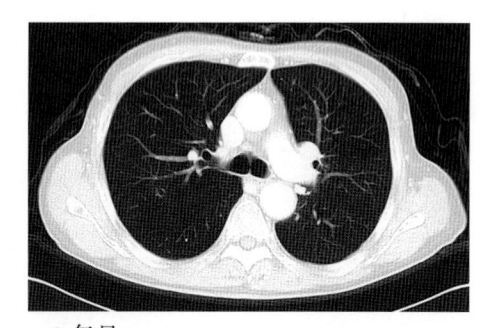

2年目

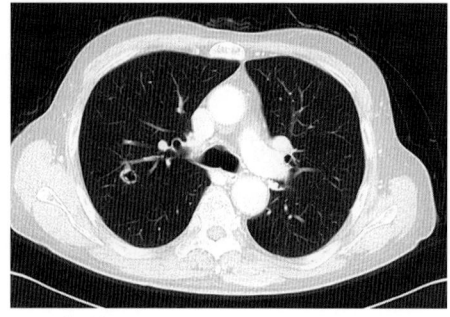

3年目

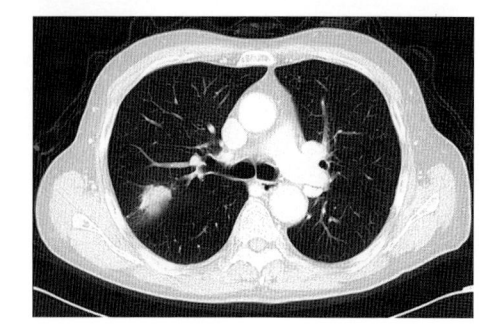

3年半　colon cancer の転移であった.

2. 慢性膿胸

膿胸関連リンパ腫（pyothorax associated lymphoma : PAL）である．慢性膿胸に合併することが多い．

症例1

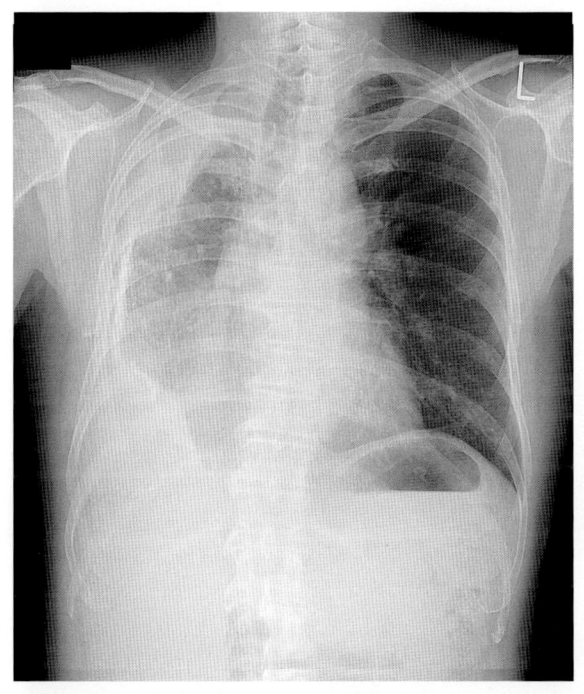

この2年後，右胸壁に塊状陰影出現．

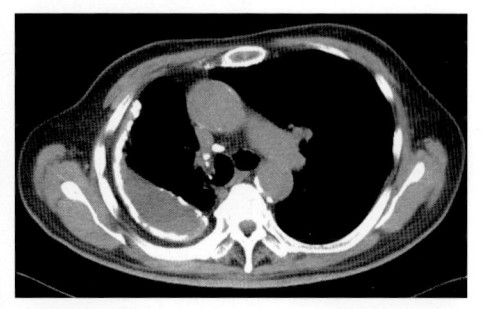

慢性膿胸．

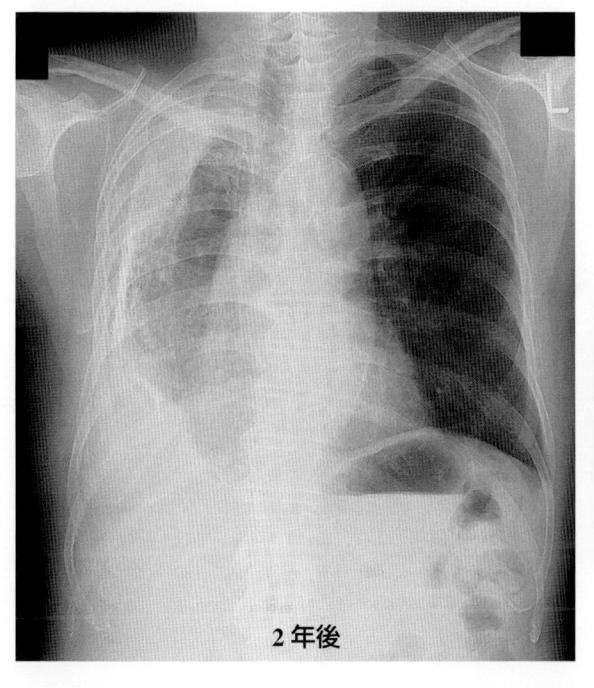

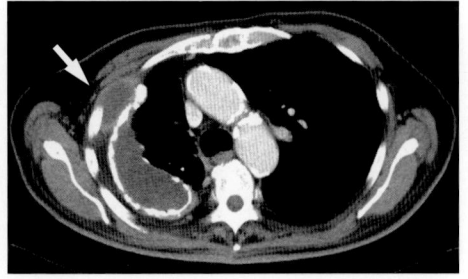

2年後

lymphoblastic lymphoma であった．
第2肋間に腫瘍が認められる．

154   4章　肺癌のみつけ方

3. 塵肺，アスベスト肺
症例1　塵肺＋扁平上皮癌

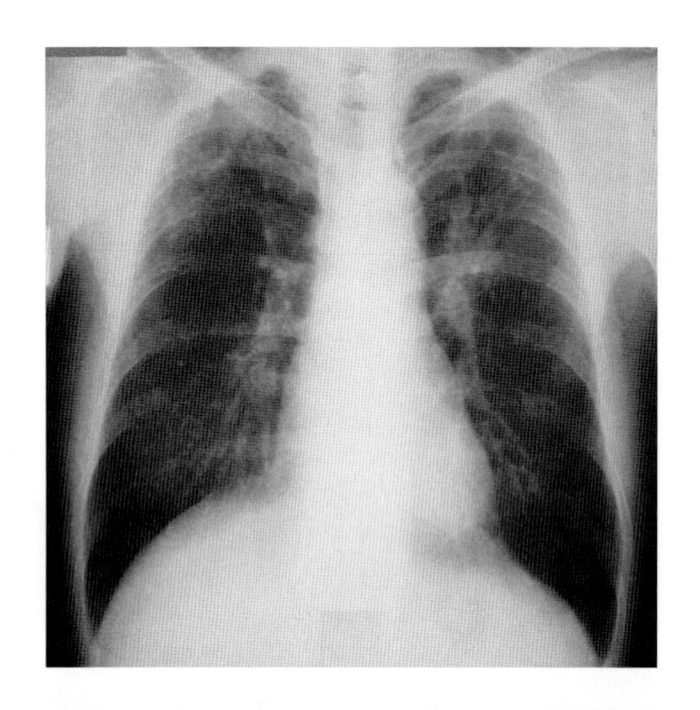

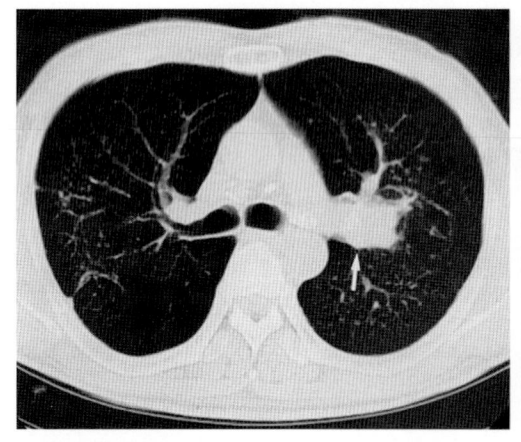

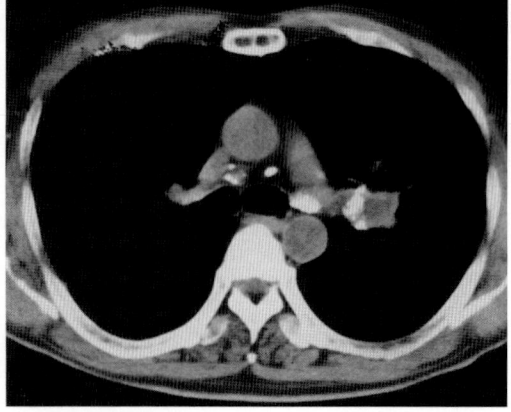

左肺門部の扁平上皮癌

B. 肺癌が好発する母地となる病変　155

症例2　ボイラーマン（アスベスト曝露あり）

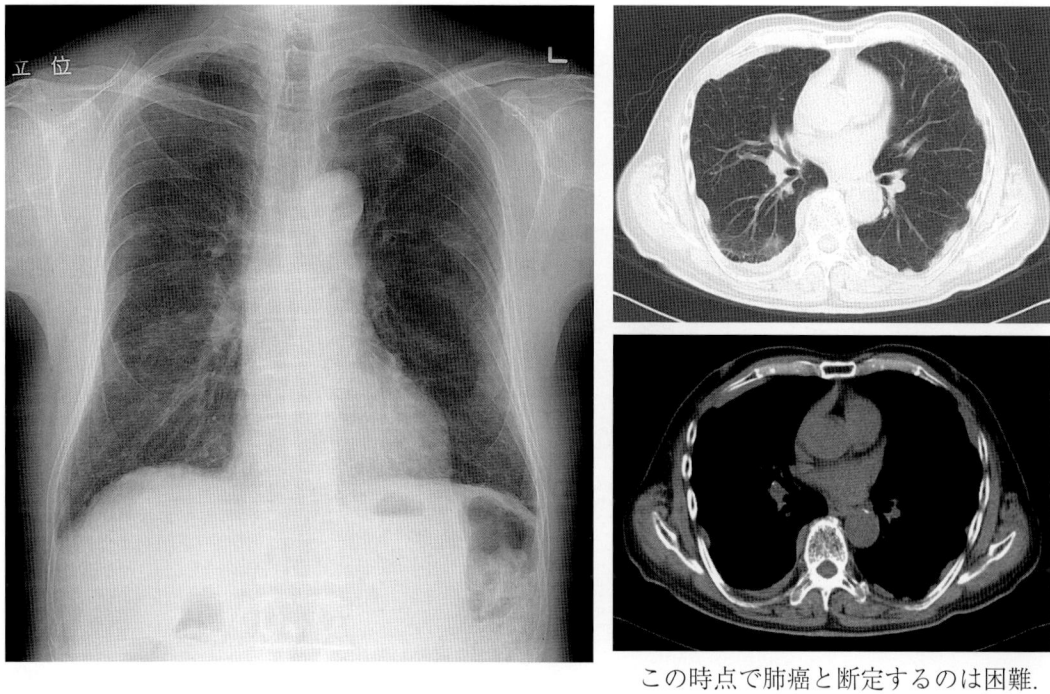

立位

この時点で肺癌と断定するのは困難．

3年後　肺腺癌

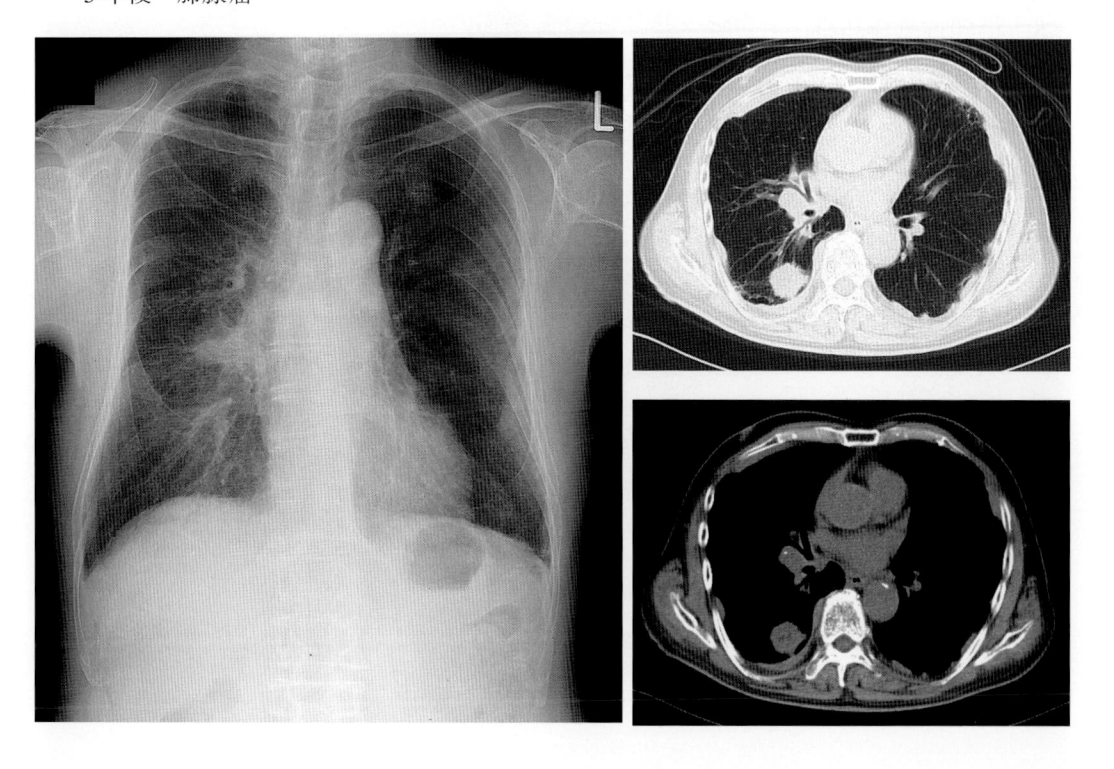

4. 肺気腫
小細胞癌合併.

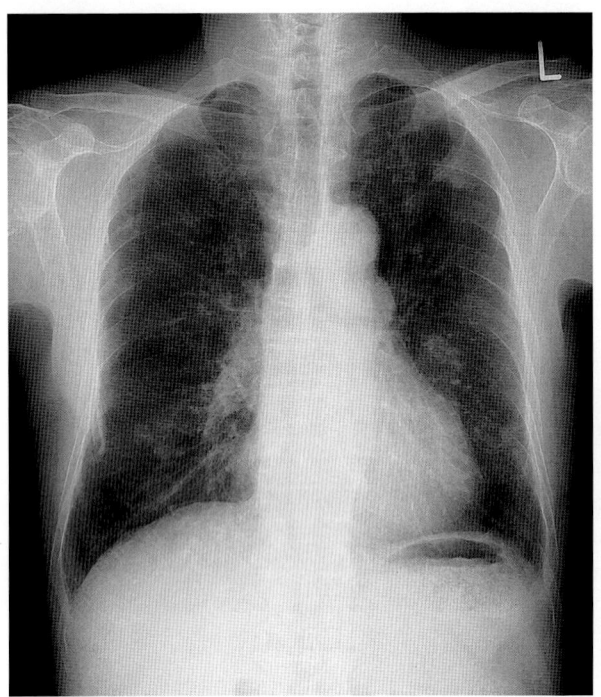

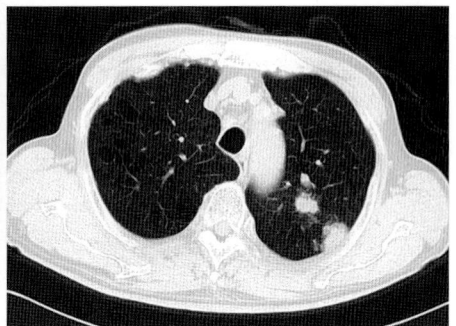

5. 特発性肺線維症
特発性肺線維症に合併した腺癌.

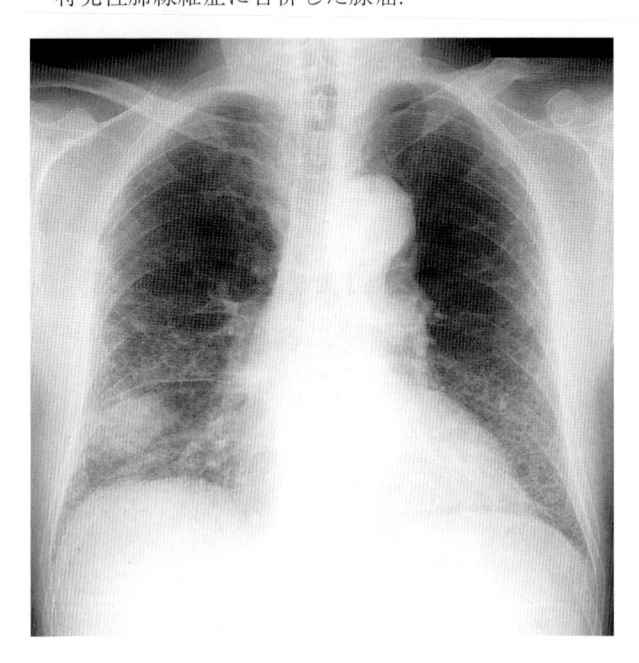

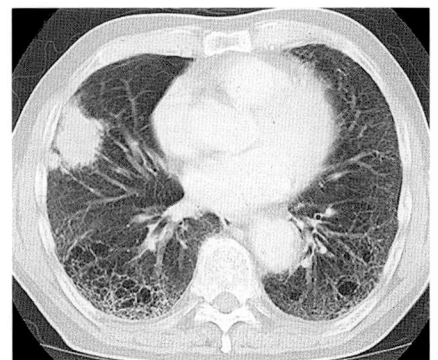

C. GGOは放置しない！

　小さなGGO（ground glass opacity）は，胸部X線写真で見つけることは難しく，多くは，CTで指摘される．これを見つけたら長期に亘って経過をみる必要がある．

腺がんの新分類（IASLC/ATS/ERS, 2011）
前浸潤性病変　Preinvasive lesion
　　異型腺腫様過形成　　AAH
　　上皮内腺がん（30 mm以下）　AIS
微小浸潤性腺がん（30 mm以下，浸潤部が5 mm以下）　MIA
浸潤がん　Invasive adenocarcinoma
　　置換性増殖優位型　　Lepidic Predominant※
　　腺房性増殖優位型　　Acinar predominant
　　乳頭状増殖優位型　　Papillary predominant
　　微小乳頭状増殖優位型　　Micropapillary predominant
　　充実性増殖優位型　　Solid predominant
　　　※この型が野口type Cに該当．

一例を挙げる．

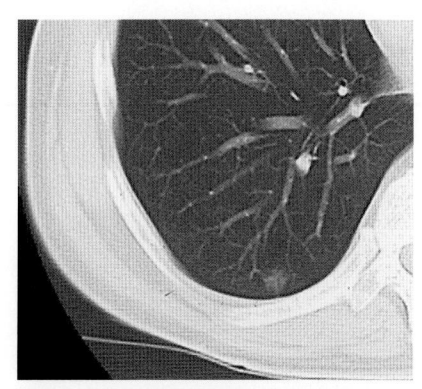

2003年　径8.6 mm

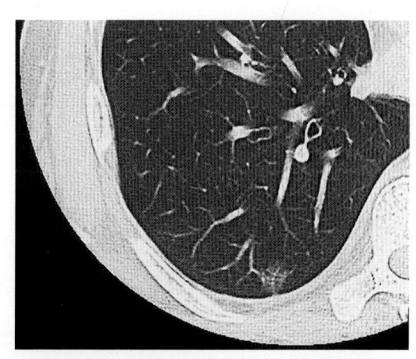

2004年　径10.3 mm

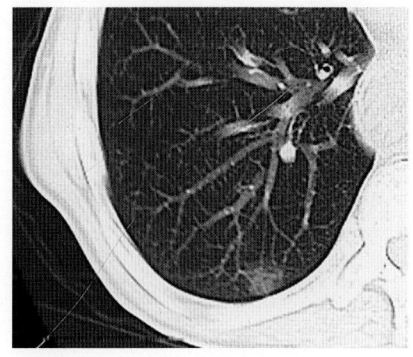

2007年　径11.5 mm

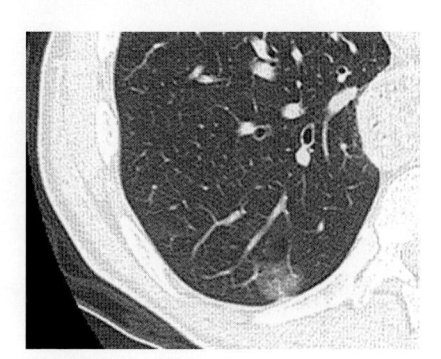

2009年　径16.6 mm
2010年　右下葉切除．alveolar cell carcinoma（野口C型）

D. 側面写真, 斜位写真

　平面写真だけでは胸部の異常陰影を指摘できないことがある．その多くは，主として縦隔や肺門部の血管陰影と重なっているからである．

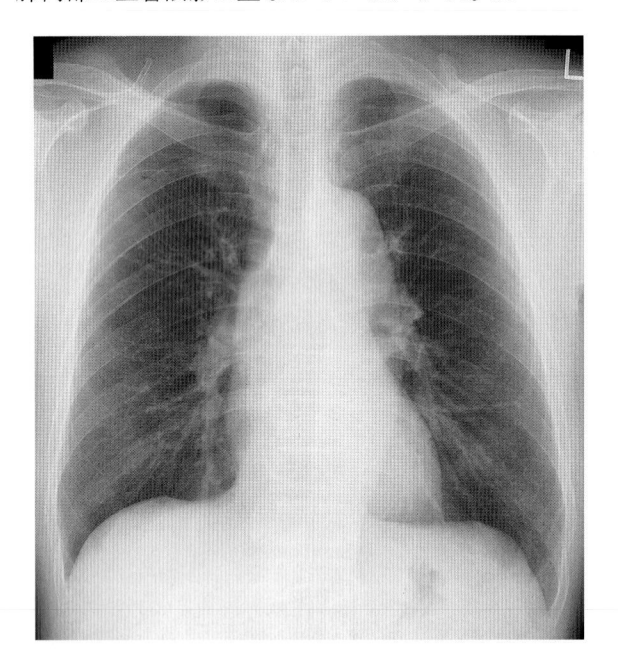

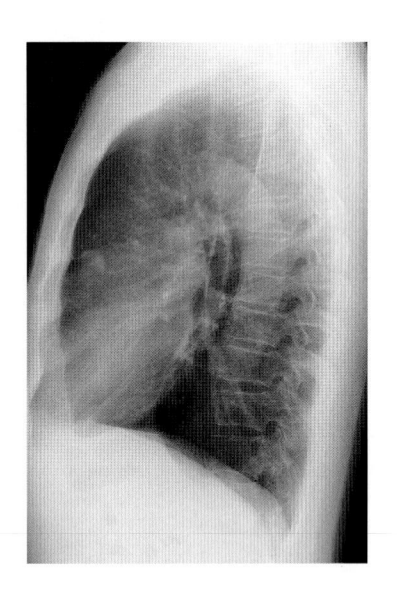

　この写真で，平面では発見できないが，側面では容易である．
　CTでみると腫瘍と肺門部が重なっている（肺腺癌）．

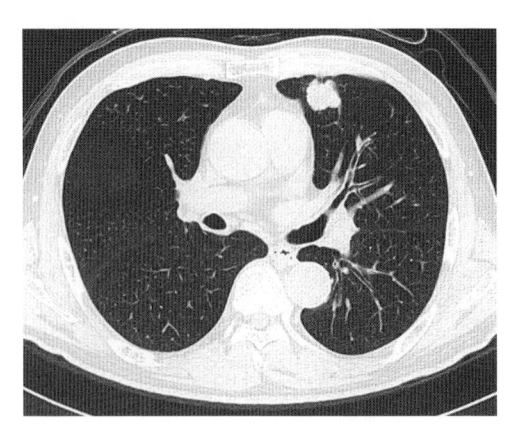

また，次の症例では側面でも見つけられない腫瘍が斜位で明らかになることもある．

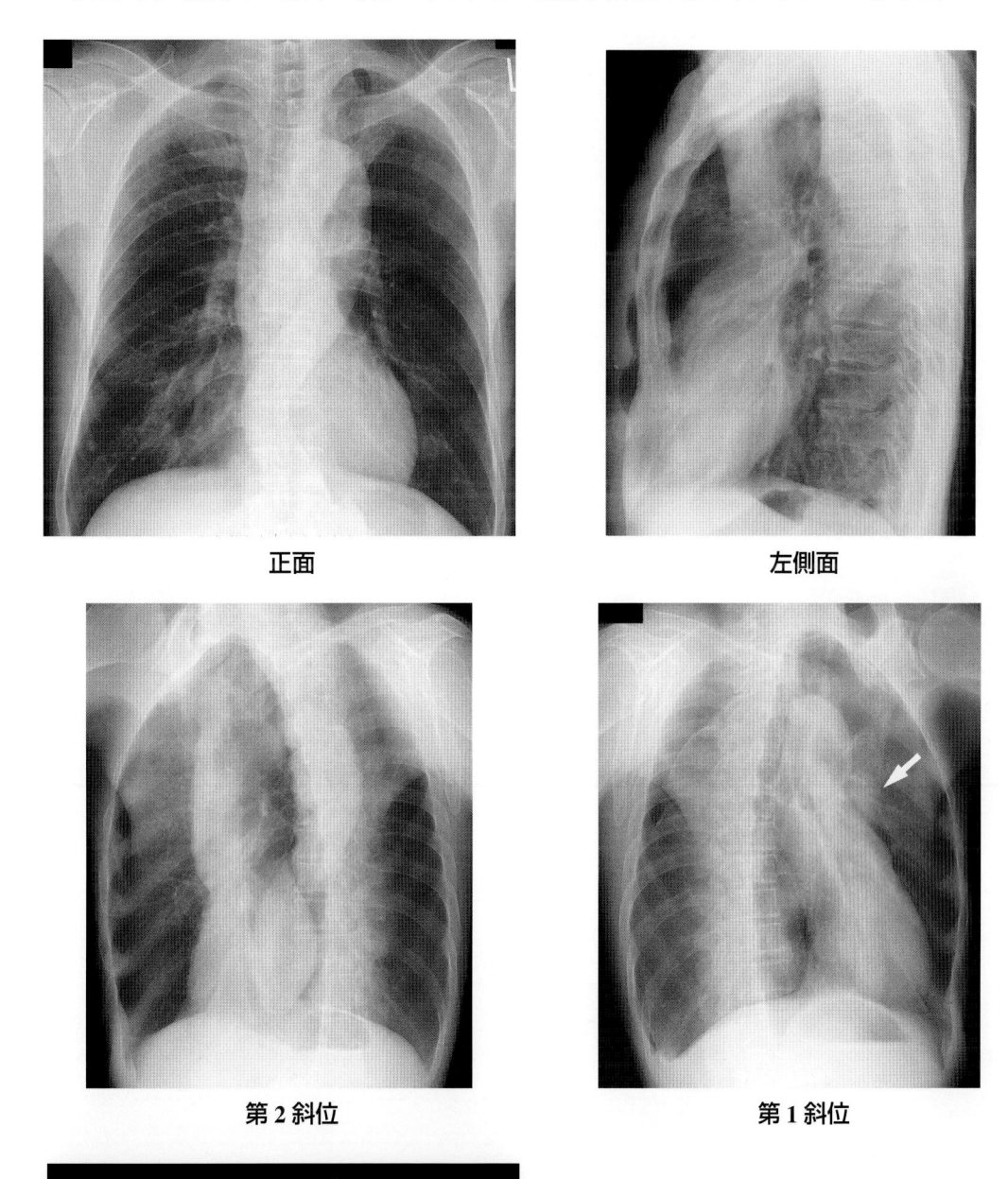

正面　　　　　　　　　　　　左側面

第2斜位　　　　　　　　　　第1斜位

Thymoma

160　4章　肺癌のみつけ方

　側面写真が有用であることは自明であるが，正面写真と比べると得られる情報は少ない．その僅少の情報を求めて，更に，右側面と左側面を同時に撮影されることがある．

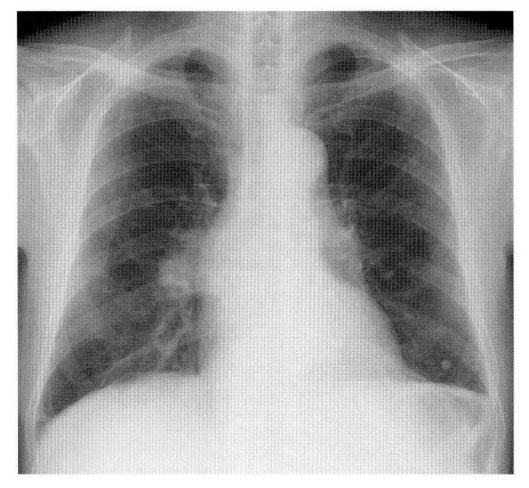

正面

果して，両側面で得られる貴重な情報がありうるのか？

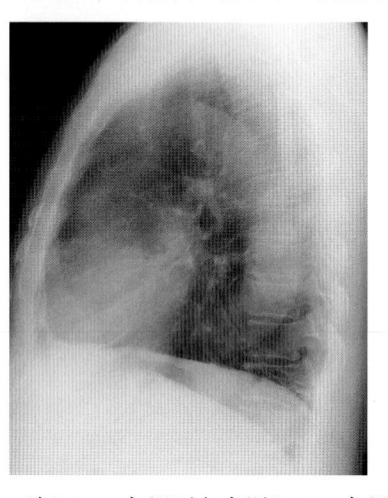

左側面

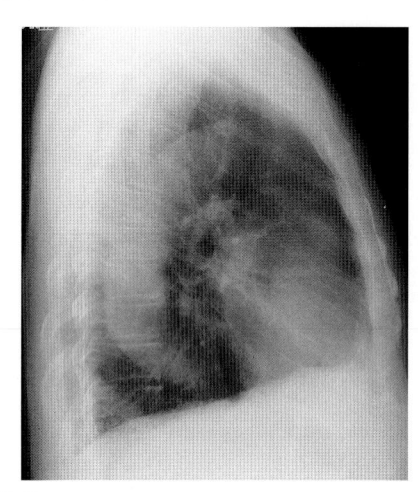

右側面

試しに，右側面を裏返して，左側面と比べてみる．

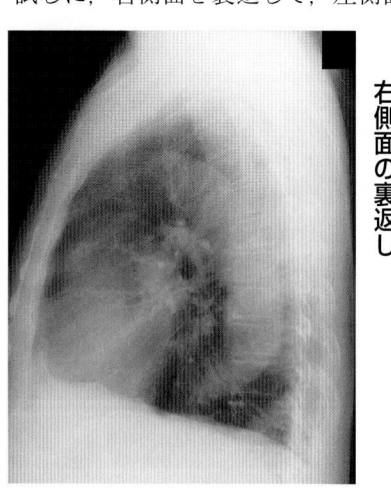

右側面の裏返し

　両者の差は big rib sign（対側の肋骨がより大きくみえる）や対側の横隔膜が低く撮影されるなどがあるものの，それは臨床に役立つようなものではない．左側面写真には左胸腔内病変が描出され，右側面写真では右胸腔内病変が描出されると考えているとは思えないのだが…．

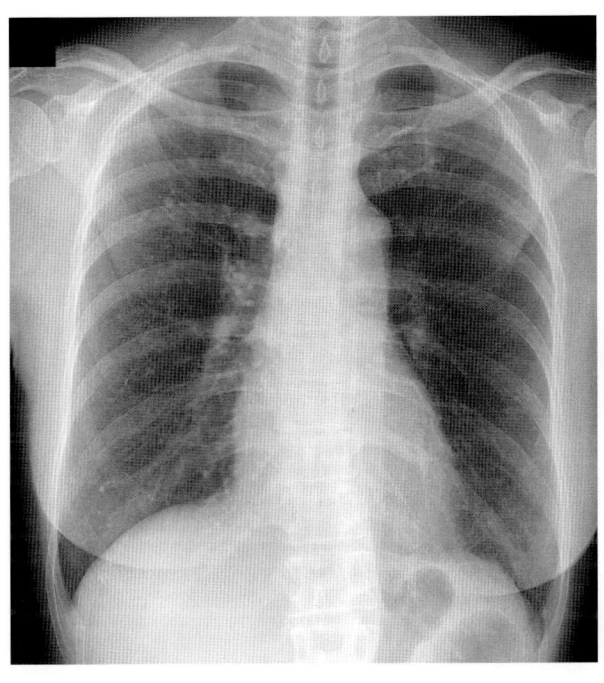

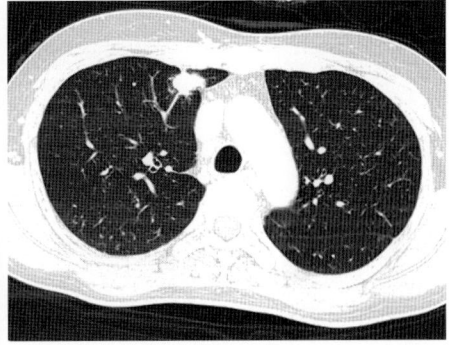

右上葉の小さな肺癌（扁平上皮癌）でも，左側面写真ではっきり確認できる（当然のことである）．

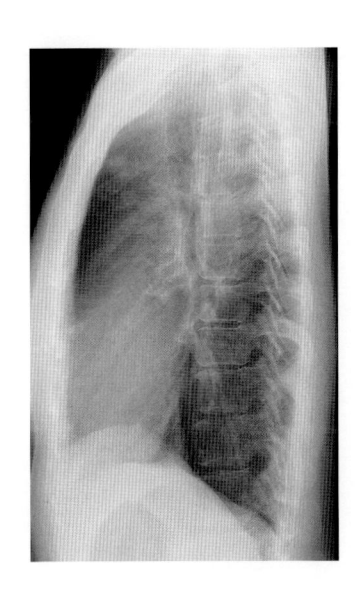

5章
下肺野の異常は発見するのが難しい

左下肺野の肺血管陰影と区域気管支の陰影は，ほとんどが心陰影に被われている．撮影条件によっては心陰影を透かして肺紋理がみられる．肺紋理の集束している場合には注意が必要である．

　右下肺野の縦隔側では，右肺門より下行する下葉気管支と下肺動脈の陰影に，交叉するように右下肺静脈が走っている．ここに浸潤陰影が現れると，肺動静脈の輪郭が不鮮明になる．右下肺野の縦隔側では，肋軟骨の石灰化陰影が重なって観察されることがあるので鑑別が必要である．

　呼吸器科の外来では，中葉の下端部と左上葉舌区の先端部である S^5 の炎症をしばしば観察する．どちらも気管支拡張症によるものが多く，舌区中葉症候群と呼ばれる慢性炎症である．下肺野の中央にある肺動静脈の前景に，前胸壁に近い舌区と中葉の浸潤陰影が現れるので，肺動静脈の輪郭が不鮮明となる．

　左右の下葉が無気肺になると，肺容積が減少して縦隔側に板状に張り付いたような形になり，下肺野の肺紋理は減少して明るくなる．無気肺になった側は横隔膜が高位となる．左下葉が高度の無気肺になった場合は，心陰影の後に隠れてしまうが，左心横隔膜角を注意して観察すると，無気肺となった左下葉の一部を認める．

　下葉の容積の減少を疑った場合は，前縦隔を下がる横隔神経を麻痺させる腫瘍や，下葉気管支の air column を途絶させる陰影があるかどうかを注意して観察する必要がある．

症例：1　39歳，男性．

約2ヵ月前から咳がつづいている．最初は痰が絡んでいたが，最近は空咳となっている．発熱はない．呼吸困難や喘鳴は自覚したことがない．

背腹写真（写真1）では，右心横隔膜角に僅かな浸潤陰影がみられる．このときの胸部CTでは，右 S^{10} に浸潤陰影がある．クラビット 500 mg を7日間内服して，2週間後に再び背腹写真（写真2）を撮影したところ，右心横隔膜角の浸潤陰影は意外にも増悪していた．結核菌の塗沫は陰性で結核菌群 PCR 陰性，非結核性抗酸菌群 PCR 陰性であったが，QFT 陽性であり，肺結核として治療を開始した．結核菌の4週間培養でコロニーを確認した．現在でも肺結核の存在を忘れてはならない．

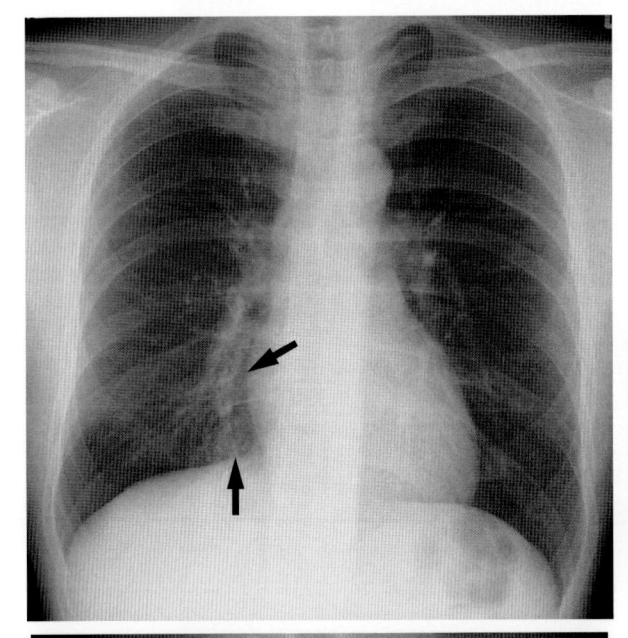

写真 1

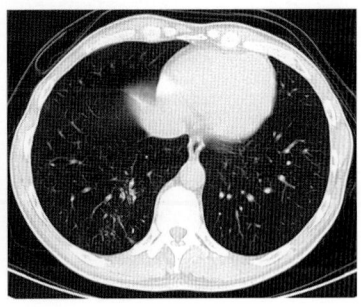

写真 2

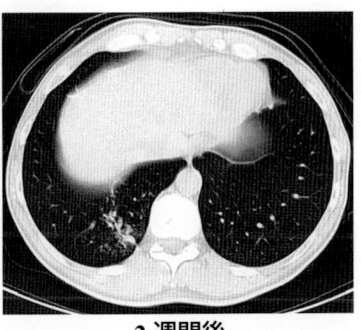

2 週間後

2 週間後

症例：2　75歳，女性．

　8年前から経過を観察している．時々相当大量の血痰があるが，発熱もなく，心陰影の左右の浸潤陰影も変化がみられない．背腹写真では，右下肺静脈のレベルに浸潤陰影がある．左は浸潤陰影が心陰影の第4号から僅かに，はみ出しているので異常に気付く．胸部CTでは，心陰影の右のS^{4}に円筒状の透亮像を伴う浸潤陰影があり，S^{5}にも気管支周囲の肥厚がみられる．心陰影の左にはS^{5}に気管支拡張症の所見を認める．典型的な舌区中葉症候群である．

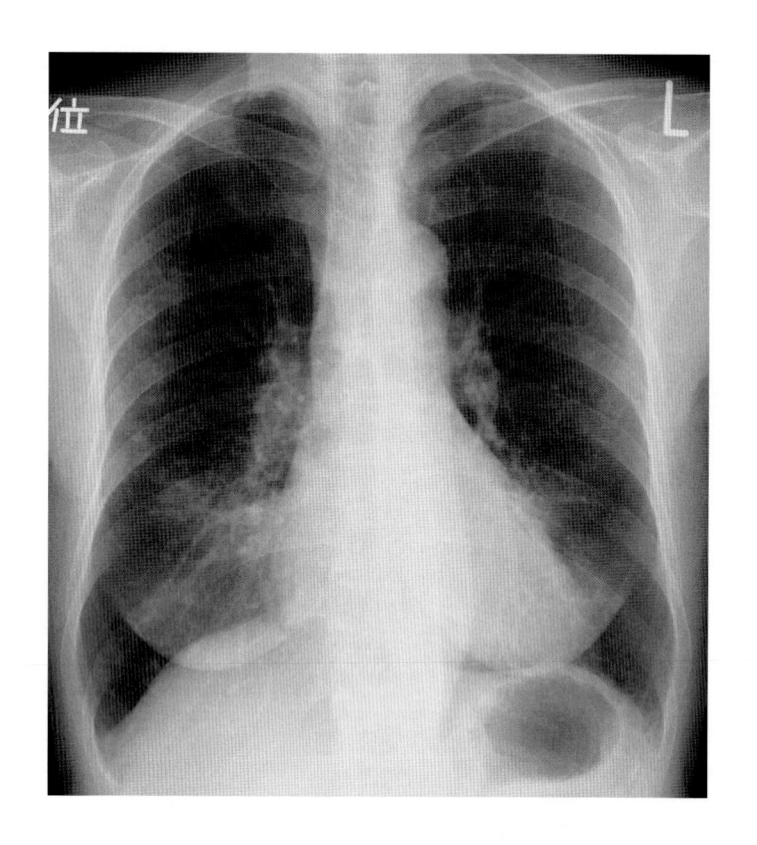

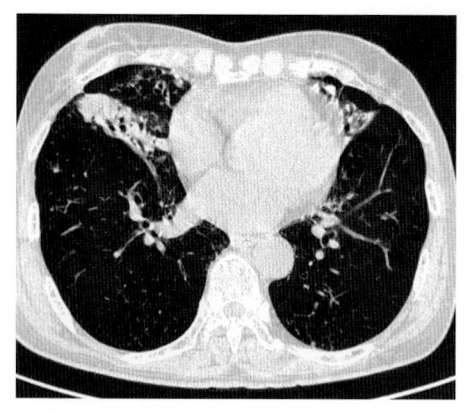

症例：3 77歳，男性．

背腹写真では，心陰影の左縁に沿って，やや濃度の明るい帯状の陰影がみられる．胃泡が右横隔膜より高い位置にみられ，心陰影の右縁は左に偏位して胸椎の右縁がみられる．心陰影は暗く，左下肺野の肺紋理は透けてはみえない．また，下行大動脈はシルエットアウトされている．

胸部 CT 1 は左上幹分岐部のレベルであるが，下葉口から突出する腫瘍がみえている．その背側には無気肺となった下葉が，縦隔側に張り付いて，下行大動脈との境界は不明瞭となっている．

胸部 CT 2 は，右下肺静脈のレベルで，無気肺となった左下葉が背部胸壁に接している．

扁平上皮癌で左下葉切除を行った．病期は pT2bN0M0, IIA であった．

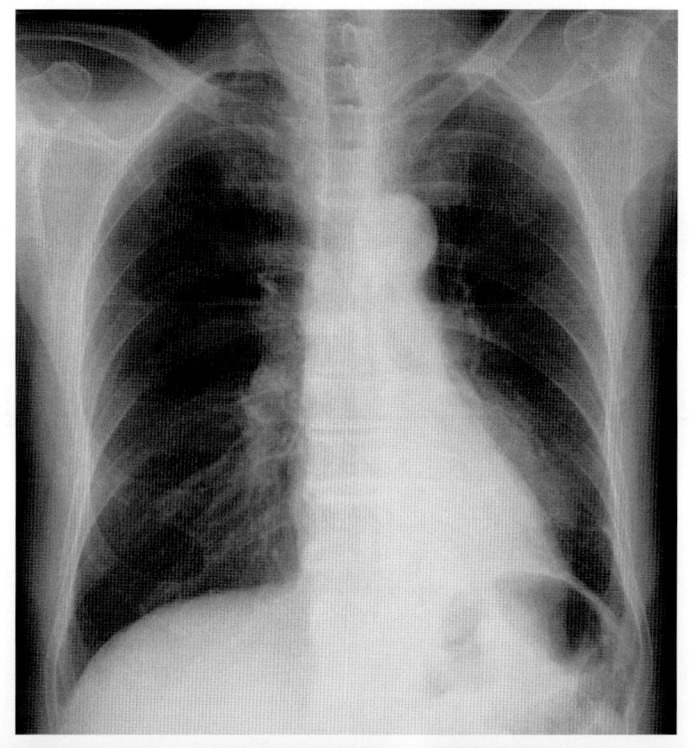

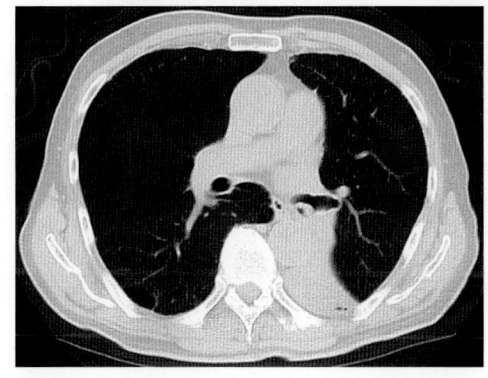

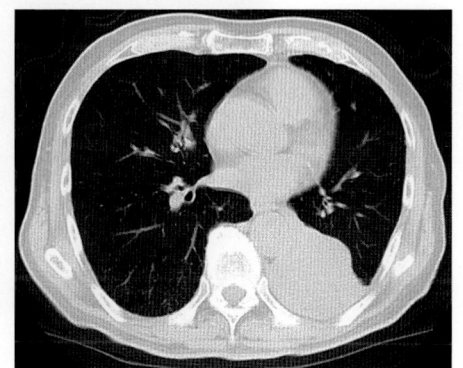

CT 1　　　　　　　　　　　　**CT 2**

症例：4　85歳，男性．

　写真1では，気管陰影が全体に右側に偏位しているのに気付く．右肺動脈と右主気管支が右肺門にみられる筈だがみられない．さらに右肺門から下方に走る葉間部肺動脈もみえないので心陰影が右に偏位していることに気付く．右主気管支の透亮像がハッキリ見えないことも気にかかる．

　胸部CTは，中葉気管支のレベルであるが，胸椎の右に辺縁の鮮明な塊状陰影がある．胸椎体は辺縁も鮮明で破壊されていない．胸水貯留もみられない．中間幹は完全に閉塞している．

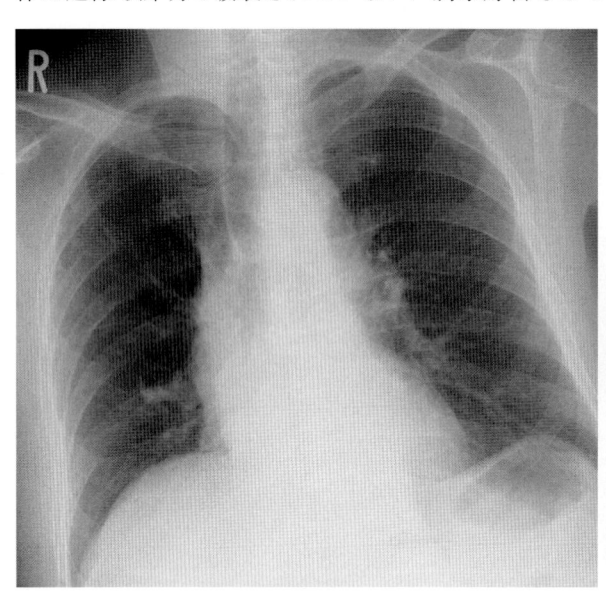

写真 1

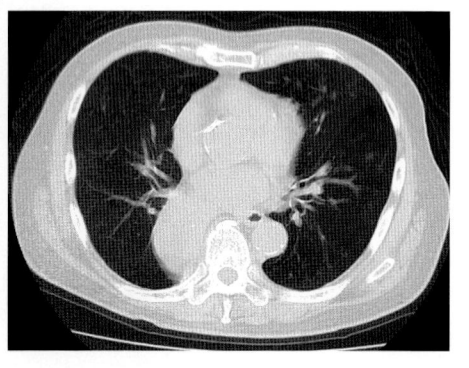

　実は，この症例は慢性の咳がつづいているため，約3年前から経過観察をつづけてきた．
　写真2は初診時のもので，右肺門部では右肺動脈がやや太く湾曲している感じがあったが，このまま観察をつづけた．

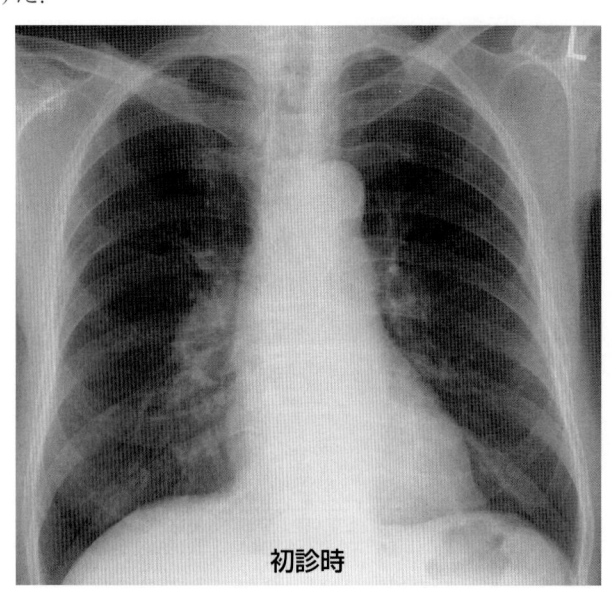

写真 2

初診時

写真3は初診より2年後のもので，右肺門部の下部では肺動脈と肺静脈は，蜂窩状の陰影に被われてみえない．

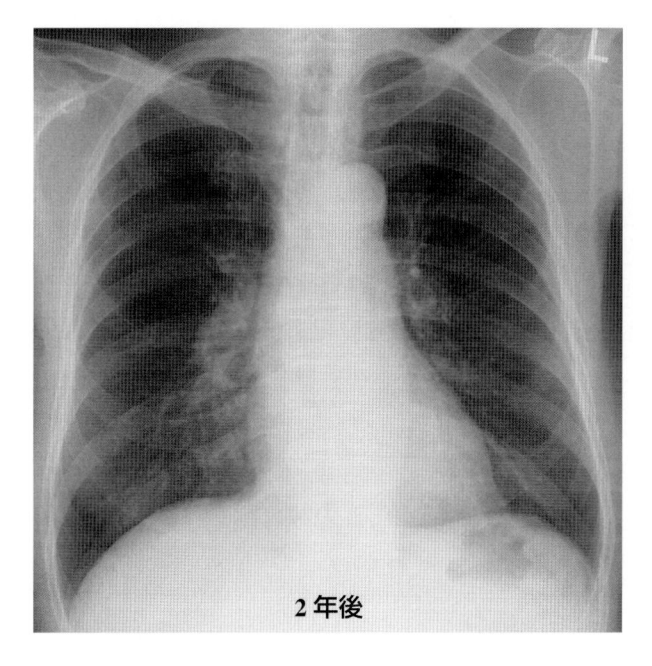

写真 3

2年後

写真4はさらに2ヵ月後のものである．右肺門下部は透亮像を含む結節陰影で被われて，右外側上方から縦隔下方に向かう索状陰影がみられる．胸部CTは，このときのもので，右下肺静脈のレベルでS^9とS^{10}に大きな空洞陰影がみられる．この段階になり喀痰の細胞診で高分化扁平上皮癌であることが確定した．高齢であり患者本人の意志もあり，自然経過だけを観察しつづけた．

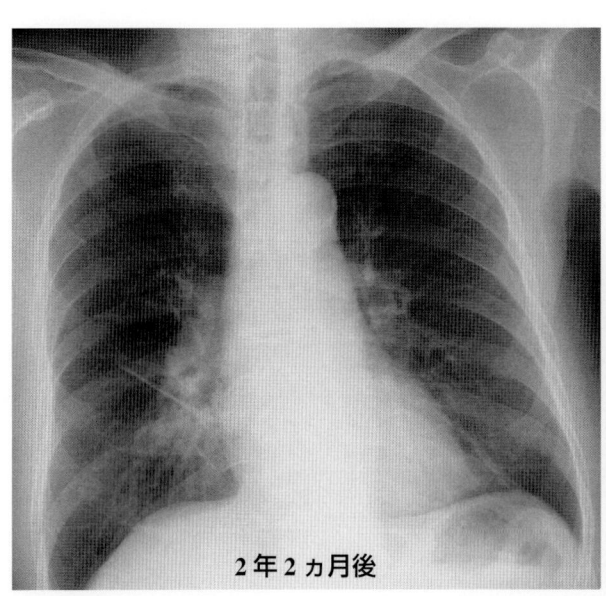

写真 4

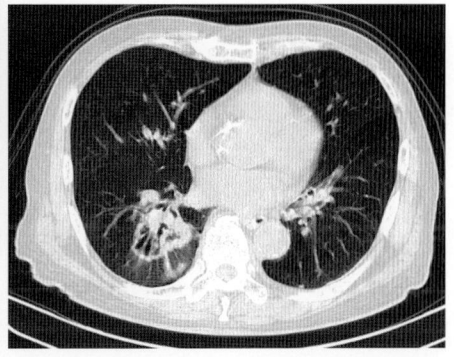

2年2ヵ月後

170 5章 下肺野の異常は発見するのが難しい

　写真5はさらに7ヵ月後のものである．右肺門下部の結節陰影は縮小しているようにみえる．胸部CTは，このときのもので下葉の癌性空洞の壁は厚くなり，内部の透亮像は拡大している．

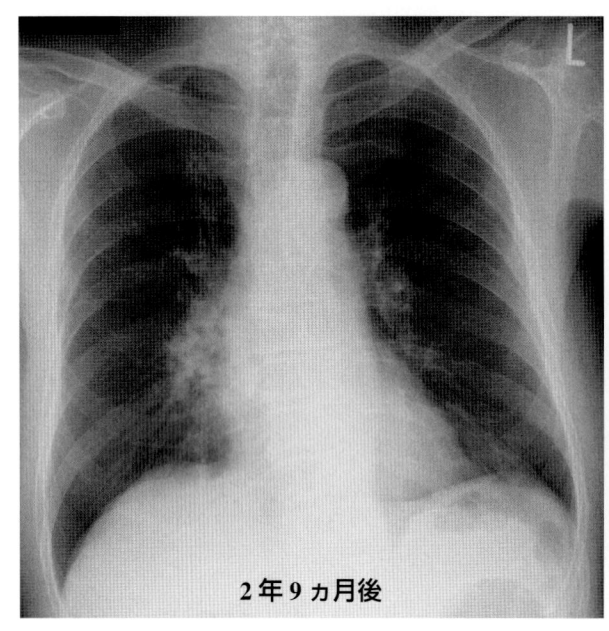

写真 5

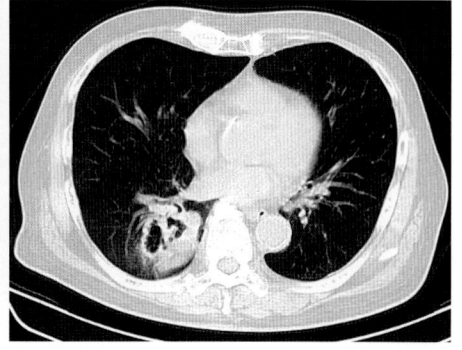

2年9ヵ月後

　この症例は極めて緩徐に発育する肺癌で珍しい経験である．写真1より更に1年後，4年半経過したが，縦隔リンパ節転移も遠隔転移もなく，自覚症状もないまま観察をつづけている．

症例：5　82歳，女性．

　喘息で長年ステロイドの吸入療法を行っている．IgE 4000 IU/ml であるが最近は自覚症状はほとんどなくなっている．15年も前から中葉の無気肺を指摘されているが，発熱などの自覚症状は全くない．

　背腹写真では，心陰影の右縁に僅かに突出した帯状の陰影がある．第二斜位写真では，心陰影の右前方に内部の均一な不透明肺陰影がみられる．胸部 CT では，心陰影の右縁に気管支透亮像を伴う三角形の無気肺陰影を認める．典型的な中葉の無気肺である．

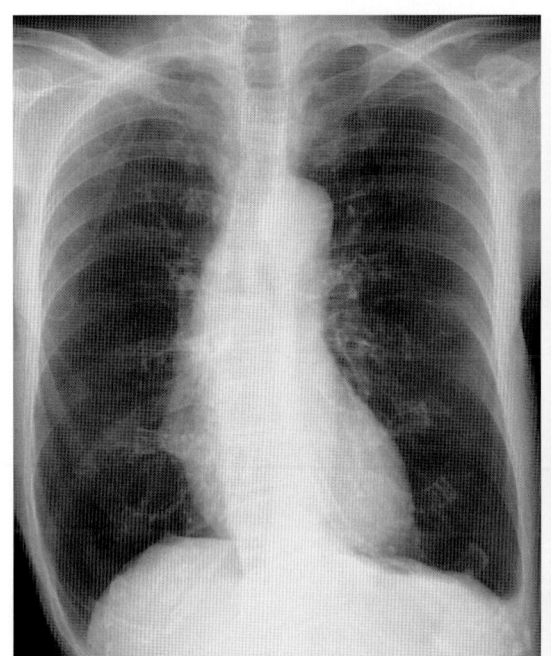

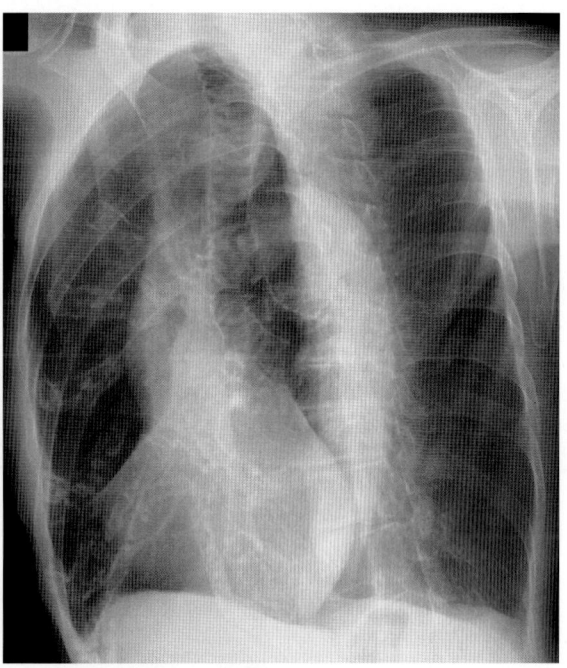

第2斜位

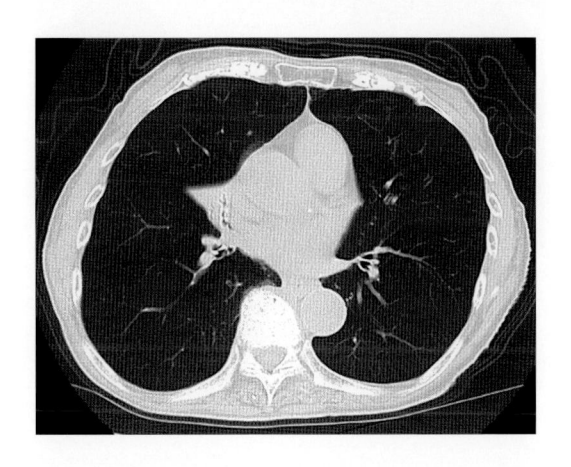

症例：6　84歳，男性．

　自覚症状は全くないが，背腹写真で左下肺野に淡い浸潤陰影があるのに気付いた．また右心横隔膜角の少し上部に浸潤陰影がある．同日に撮影した胸部CTでは，左右のS^5に無気肺陰影がみられ，S^8との葉間面は鮮明である．舌区中葉症候群と呼んでもよいだろう．

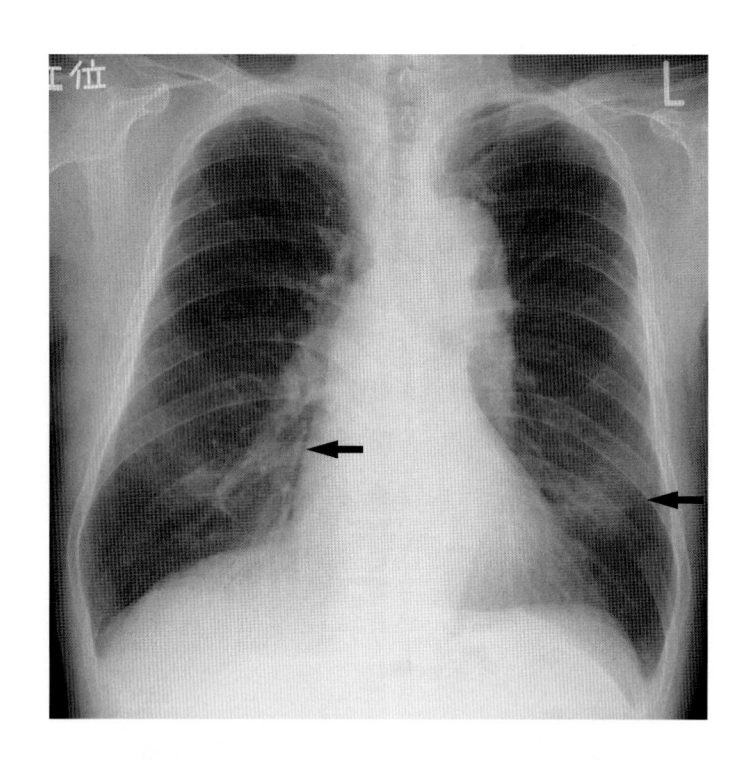

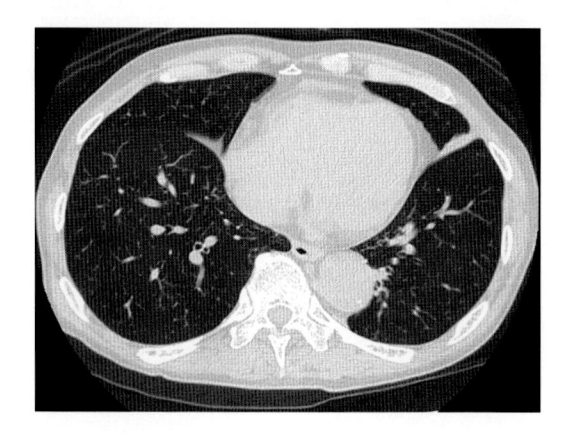

症例：7　67歳，男性．

約7日前から発熱がつづき，受診の前日には38.5℃もあったという．しかし咳や痰などは自覚しなかったという．

背腹写真では，右中肺野から下肺野の胸壁に石灰化陰影があり，右横隔膜の直上に帯状陰影がみられる（矢頭）．既往歴として青年時に結核性胸膜炎に罹った病歴がある．右下肺野には明らかに左下肺野と比較して淡い浸潤陰影がみられる．このような病歴がある場合には，胸膜の石灰化が背側にもみられることがある（矢印）．この症例でもそうなのだろうか？

胸部CTの二枚を見ると，胸膜の石灰化陰影ではなく，右S^{4}の浸潤陰影であることが明瞭である．クラビット500 mgの内服を5日間処方して，この陰影は消失した．右S^{4}の肺炎である．

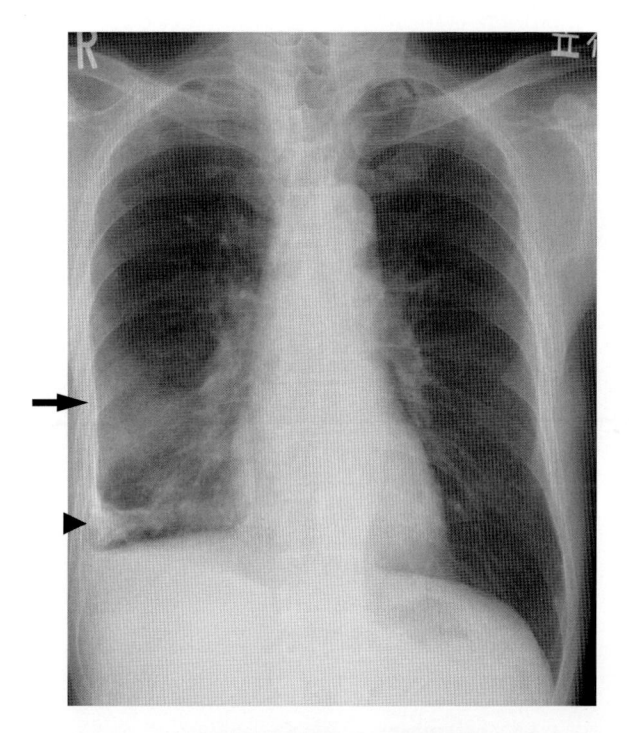

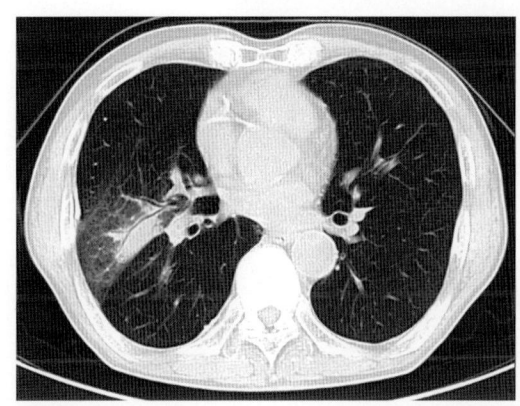

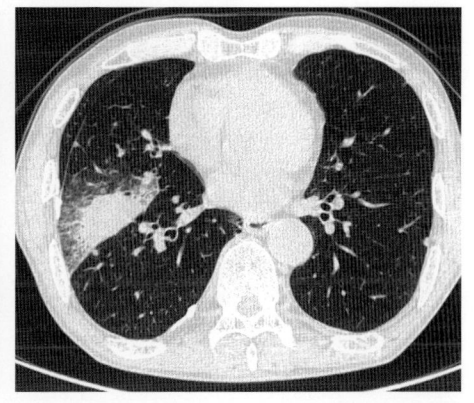

症例：8　78歳，女性．

　検診で心陰影下部で胸椎の左に結節陰影が透けてみえることを指摘されて受診した．自覚症状は腰痛だけで歩行時にはコルセットを着用している．

　このような陰影がもう少し小さいと上下の胸椎体の辺縁から突出して接合する骨棘の可能性があるが，この症例ではどうだろうか？．

　胸部 CT の矢状断では，食道裂孔ヘルニアが明瞭である．高齢の女性で亀背がある場合には，食道裂孔ヘルニアがしばしば観察される．心陰影に重なって鏡面像がみられた場合には，その可能性が高い．

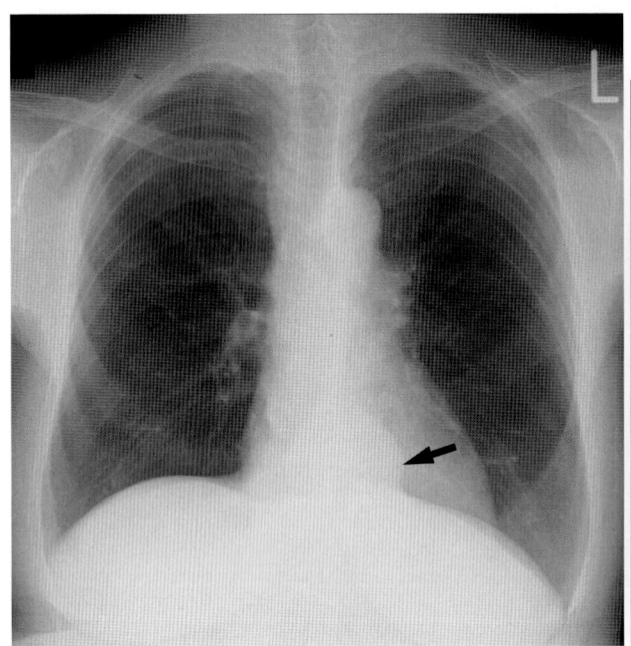

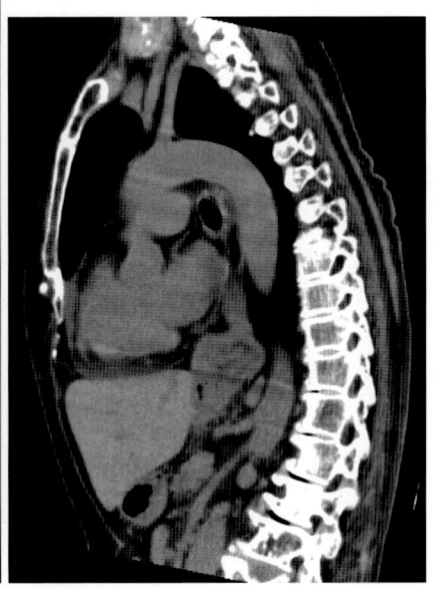

6章
経過観察はどうすればよいか？
― ミリ肺癌の発見，判定 ―

肺野や縦隔に異常陰影を発見したら，レポートに自分の判断を記録しなければ読影したことにならない．この時に「もし間違っていたら」とか「乳頭を腫瘍陰影と間違えていると笑われるのではないか？」などと迷いがでてくる．

多くの検診の読影では，二人読みがシステムとして採用されている．自信がないときには，もう一人の読影医の意見に従いたくなる気持ちはよく判る．しかし二人読みのシステムは医師が互いに独立して読影すべきであり，明確に自分の判断を記録しなければ読影したことにならない．

異常陰影を発見すれば，左右の別のほかに肺尖部，上肺野，中肺野，下肺野，縦隔など，その部位と陰影の性状や範囲，大きさを言葉で記録して，今後の方針を決定しなければならない．

1. 精密検査を指示する．
2. 3ヵ月後に再度，胸部撮影を行う．
3. 6ヵ月後に再度，胸部撮影を行う．
4. 12ヵ月後に通常の検診時の撮影で比較読影をする．

の4種類から選ぶことになる．

しかし，その前に過去の3～5年前の胸部写真がキチンとファイリングされていることが多いから，これを判断材料として利用しない手はない．過去ログを探し出すのは面倒な作業ではあるが，この手間を惜しんで，新たに出現した陰影を陳旧性病変として記録すれば，「見落とし」の責めを負わなければならない．前年の写真に既に同じ大きさの陰影があれば，既に2年目の所見を見ていることになり，安心して陳旧性病変と記録できるかもしれない．しかし時には3～4年もかけて，ユックリと大きくなる肺癌もあるので，早計に判断するのは危険である．このときには翌年の読影医が更に比較読影するようにコメントを付けておく必要がある．

精密検査を受けるように受診者に勧告した場合には，どのような流れになるのだろうか？以前は検診の写真といえば間接撮影が多く，精密検査といえば直接撮影を行うことを意味していた時代もある．受診先の医師の判断にもよるが，最近では多くの場合に背腹撮影につづいて胸部CT撮影が行われる．毎年の検診で毎回同じように精密検査の勧告を受けた受診者の中には，読影医師の期待に反して検査を受けない場合もあるが，これは受診者自身の責任である．

胸部CTで異常陰影の性状と位置が確認されれば，直ちに治療を開始した方がよいのか，経過観察をつづけるだけでよいのかを判断しなければならない．

胸部CT写真で浸潤陰影であれば炎症性変化の可能性が高く，結節陰影であれば腫瘍性変化の可能性が高い．さらに喀痰の細菌検査（塗抹と培養）と細胞診に引きつづいて，気管支鏡検査や経皮的針生検を行うことになるが，これでも確定診断ができないことがある．とくに小型の異常陰影であれば確定診断が難しい．胸腔鏡下肺生検という方法もあるが，患者の同意が得られなければ経過観察を行うことになる．さて，その経過観察の間隔は3ヵ月，6ヵ月，12ヵ月のいずれを選べばよいか？．

検診で異常が発見された場合には，受診者は自覚症状もなく健康で生活していた筈である．突然の精密検査の知らせに動揺している患者に，まずは異常陰影から推定される疾患について

説明して，経過観察を受ける必然性を理解して貰わねばならない．

自覚症状がない場合には，週ごとに背腹撮影をしてもほとんど陰影に変化はなく無意味である．臨床症状から急性感染症によるものではないことが明らかであれば，まず1ヵ月後に再び胸部CT撮影により陰影の増大の有無を判断する．

1. 増大していれば直ちに細胞診や気管支鏡検査などを行って，治療方針を決定しなければならない．
2. 陰影が増大していなければ，3ヵ月ごとに胸部CTを撮影して経過観察を行う．

陰影の増大はどうして判断するか？多くの場合は，陰影の周囲の気管支や肺血管の陰影との比較によって判断することが多い．この時に注意しなければならないことは，撮影時の放射線技師の判断により画像の大きさが決定されていて，異常陰影の大きさは相対的なものであることを考えておくことである．これは過去のCT画像を画面上に並べてみると理解できる．

異常陰影の周囲が縦隔や胸壁に接することなく肺組織で囲まれている場合には，汎用の画像解析ソフトでも，CT値により目的の異常陰影の最上部から最下部までの体積を積分して計算することも容易である．目的の異常陰影の内部に亜区域の血管や気管支が含まれる場合があるが，数値として体積を比較する時には余り問題にならない．

肺野の小型陰影の場合には，体積計算をして1ヵ月後の増大速度を測定して，勾配が緩やかであれば3ヵ月ごとの観察も許される．では陰影の体積が総計何mm^3までなら観察をつづけてもよいだろうか？小型肺癌といえば，背腹写真で最大径が20 mmまでのものをいう．しかし肺癌がパチンコの球のように真球に近い状態で増大する筈はない．球状の小型肺癌で直径20 mmだと体積は4,187 mm^3．しかし検診で異常を発見し胸部CTで増大を観察したのだから，直径10 mm位で意思決定をしたいものである．球体で直径10 mmなら体積は523 mm^3．体積だから3次曲線を描いて増大する筈である．球体でなく立方体としても一辺が10 mmとして1,000 mm^3．結局，体積が500 mm^3〜1,000 mm^3程度の期間に，患者に手術を勧めれば検診を受けた意義があろうというものである．小細胞癌では小型進行癌の可能性も否定できないが，このときには1ヵ月後には驚くほど体積が増大している筈である．細気管支・肺胞上皮癌の場合には，隣接する数個の肺小葉から多発している症例もあり，高精細CTで観察すると，腫瘍の内部は均一でなく含気腔が散在してみられることがある．細気管支が閉塞すると体積が減少する可能性もある．結論として，体積計算により，増大速度を追跡する対象は，内部が充実した直径10 mmまでの結節陰影とすべきである．逆に，内部に空洞や含気腔が認められる結節陰影や，直径10 mm以上の結節陰影は追跡する対象にすべきではない．

肺野の小型陰影としては，原発性肺癌のほかに肺内リンパ節，軟骨性過誤腫，肺結核，非結核性抗酸菌症，転移性肺癌などが挙げられる．

症例：1　70歳，男性．

約20年前から肺気腫を指摘されていた．背腹写真では左上・中肺野を占める巨大肺嚢胞症がみられた．

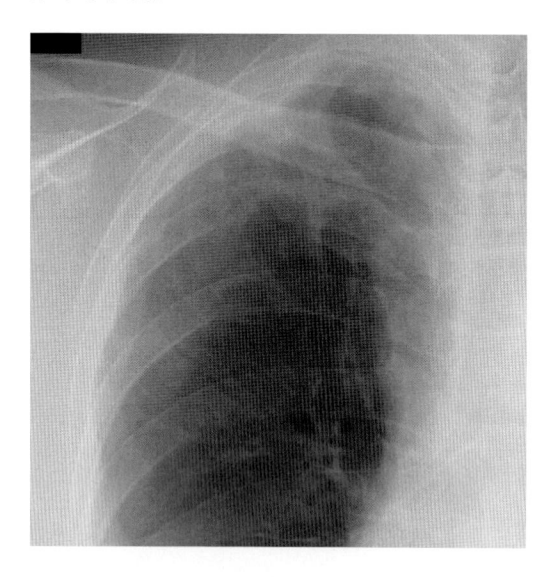

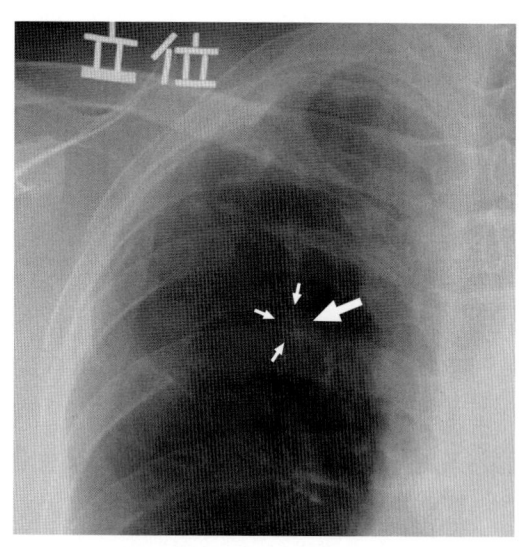

風邪をひいて発熱がみられたので，背腹撮影を行って前回と比較すると，右上肺野の第6肋骨上縁の高さに結節陰影がみられた．この陰影を目標にして胸部CT撮影を行って体積を測定した．右S^2の胸壁近くに円形陰影がみられる．

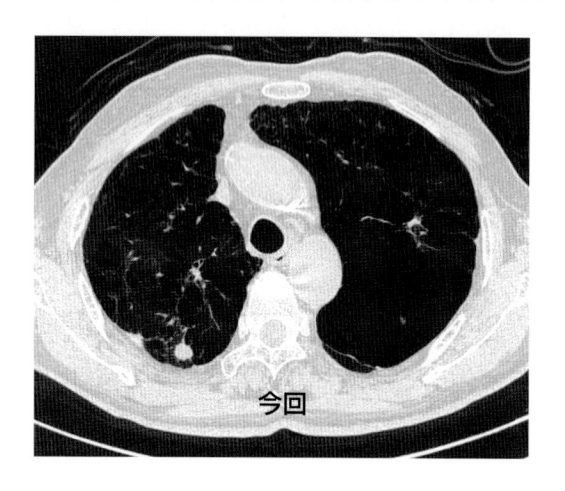

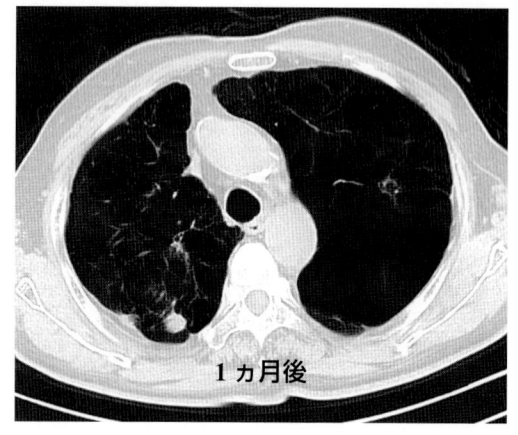

体積は1,320 mm^3，1ヵ月後には2,500 mm^{3}とほぼ倍増していた．

1ヵ月後の胸部CTを前回所見と比較しても，それほどの陰影の増大は判らない．しかし体積計算をすると明らかに増大している．

結局，発見から2ヵ月後に胸骨正中切開で左巨大肺嚢胞を切除して，右S^2の部分切除を行ったが，腺癌で既に胸膜播種がみられた．前回には，右上肺野の陳旧性病変と判定されていた．陳旧性病変の中の僅かな変化は見落とす可能性が高い．このような症例では，前回との比較も丹念に行って，新たな陰影の出現を認めれば胸部CTにより検討する必要がある．

症例：2　59歳，男性．

　職場の検診を受けて，背腹写真のように，右中肺野の浸潤陰影が指摘されて，精密検査の指示があり，経過観察を始めた．胸部 CT では右 S^6 の斜裂に近い肺皮質に内部に小さな透亮像を伴う浸潤陰影がみられる．自覚症状も臨床症状もなく，血液検査でも急性炎症は否定された．陰影の性状から肺癌よりも抗酸菌感染の可能性が高く，喀痰検査や QFT を行ったが，いずれも陰性であった．陰影が体積計算の容易な位置にあるため，1 ヵ月ごとに測定した．

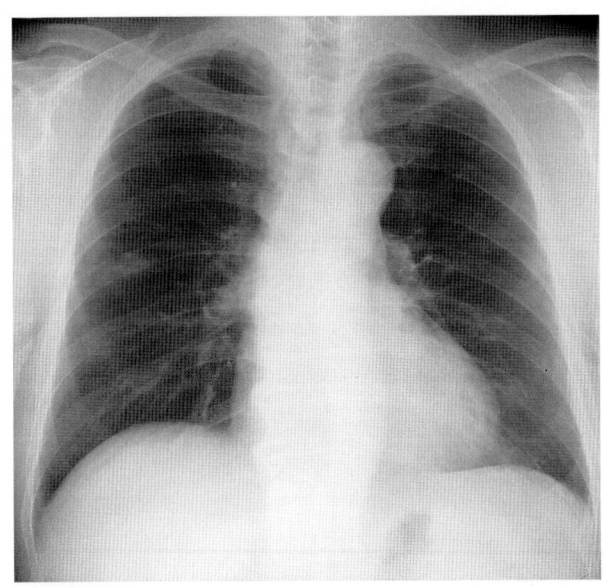

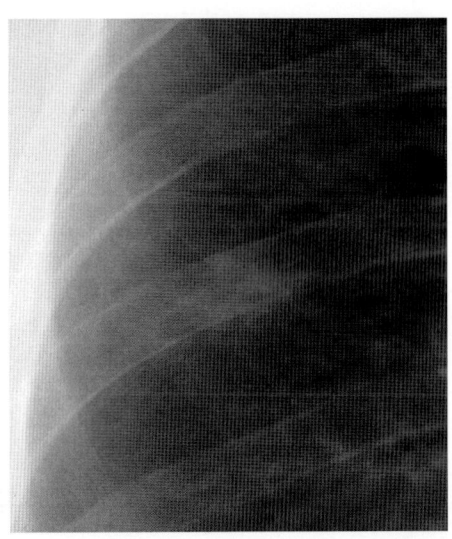

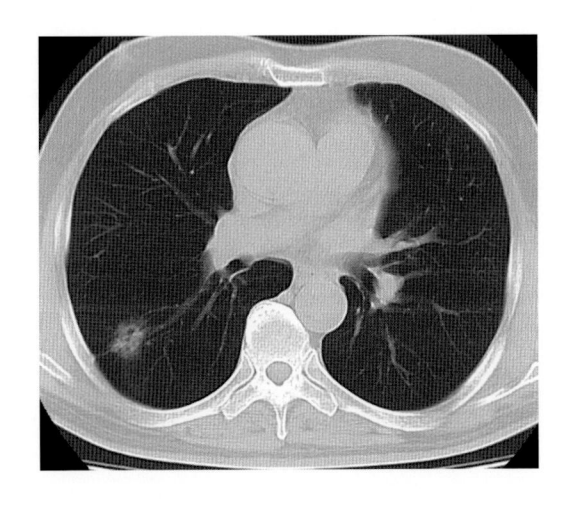

初診時	7,415 mm³
1ヵ月後	6.341 mm³
2ヵ月後	5,256 mm³
3ヵ月後	5,678 mm³
4ヵ月後	3,425 mm³ ←
5ヵ月後	5.101 mm³
6ヵ月後	4,726 mm³

　上記のように6ヵ月後には，最初の63％となったが，胸部CTでの陰影の性状に変化はなかった．陰影の発見から7ヵ月目に開胸したところ，高分化腺癌であり縦隔リンパ節にも転移がみられたので右肺全摘術を行った．術後5年経過後に左肺野に転移がみられた．
　この症例は最初から体積は大きかったが，浸潤陰影のため肺癌以外に肺結核や慢性炎症の可能性も捨て切れず，本人の手術への同意がなかなか得られないまま，経過観察を行っているうちに進行癌になった．4ヵ月目に一旦体積が縮小した（表←）ことも，判断を誤る原因になった．

症例：3　64歳，男性．

　胸部CTによるスクリーニングで腎癌の肺転移が発見された．発見時には右肺靱帯近くのS¹⁰に直径20 mmを超える円形陰影であった．冠動脈バイパス術と腎摘出術を受けて腎機能不良のために抗癌剤治療は全く行わず，自然経過を観察した症例である．発育が遅いことが多い腎癌であるが，体積の増加の推移を比較のため示した．体積の増大の推移は症例1と驚くほど似ている．
　発見時から1ヵ月ごとに体積を測定した．

初診時	4,352 mm³
1ヵ月後	5,370 mm³
2ヵ月後	6,096 mm³
3ヵ月後	9,853 mm³
4ヵ月後	14,166 mm³

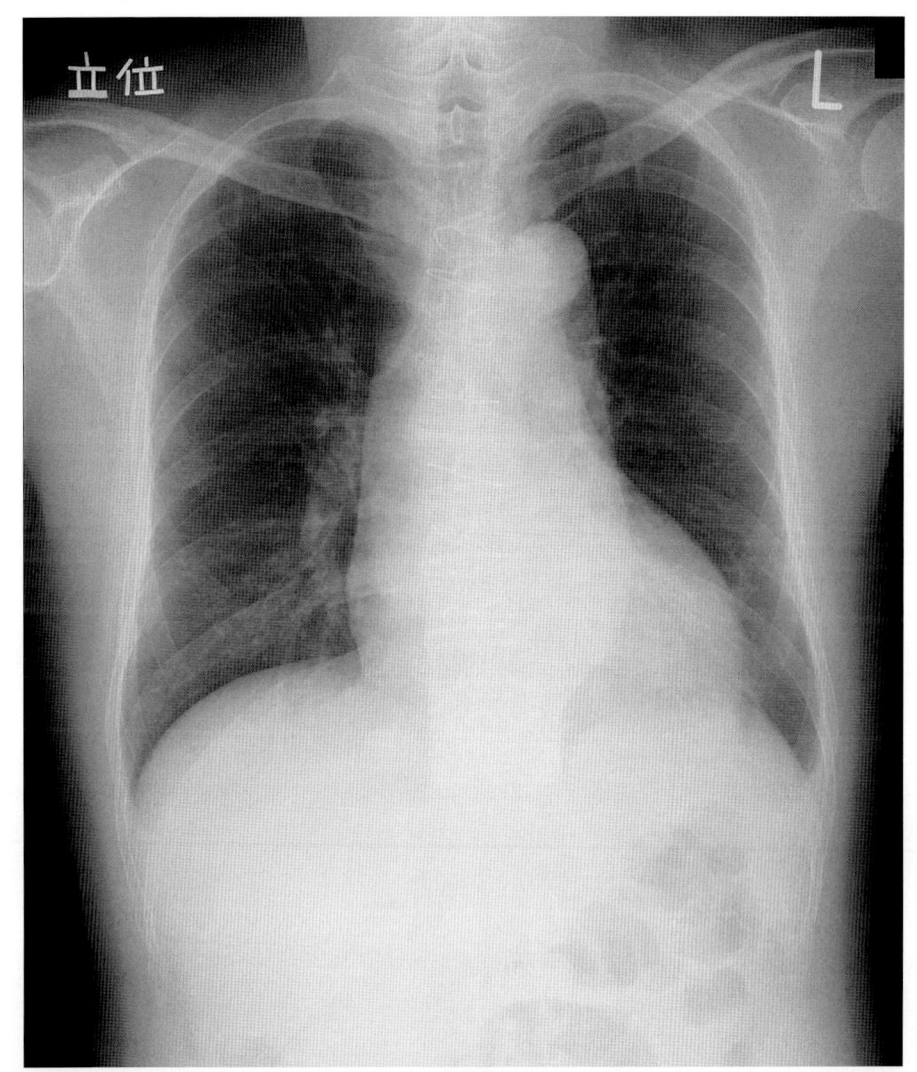

初診時

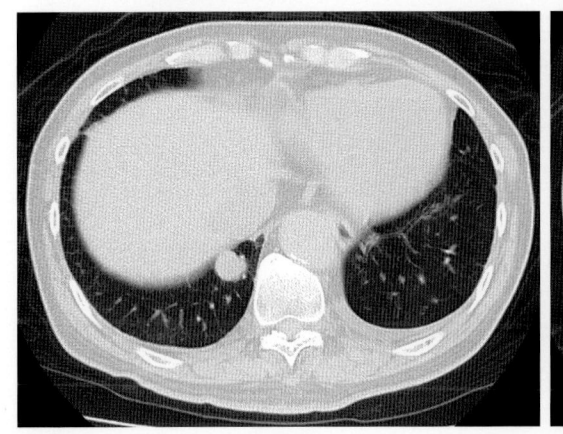

初診時 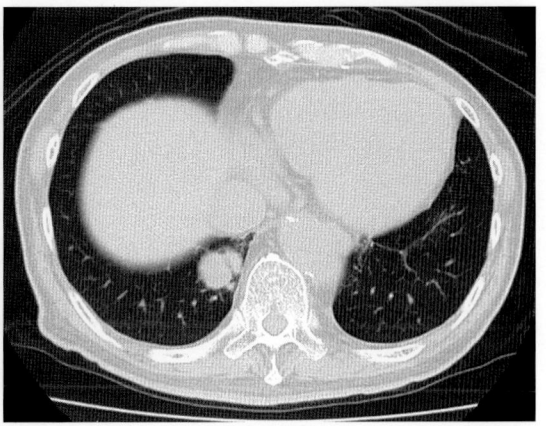　　　　　　　　　　　　　　4ヵ月後

症例：4　82歳，男性．

　人間ドックを受けて右上肺野のやや縦長の小結節陰影が発見された．高齢でもあり腹部大動脈瘤の術後でもあるため，余り侵襲的な検査ができないので，体積計算を行って経過を観察することになった．

　1年半前の背腹写真では，右上肺野に異常はない．

　この症例では，初めは2ヵ月間隔，その後は3ヵ月間隔で体積を測定した．

初診時	350 mm^3
2ヵ月後	380 mm^3
5ヵ月後	300 mm^3
8ヵ月後	460 mm^3
11ヵ月後	310 mm^3
14ヵ月後	227 mm^3
17ヵ月後	229 mm^3
20ヵ月後	160 mm^3
23ヵ月後	194 mm^3

この陰影の体積はほとんど増大することはなく，肺内リンパ節であろうと推定した．

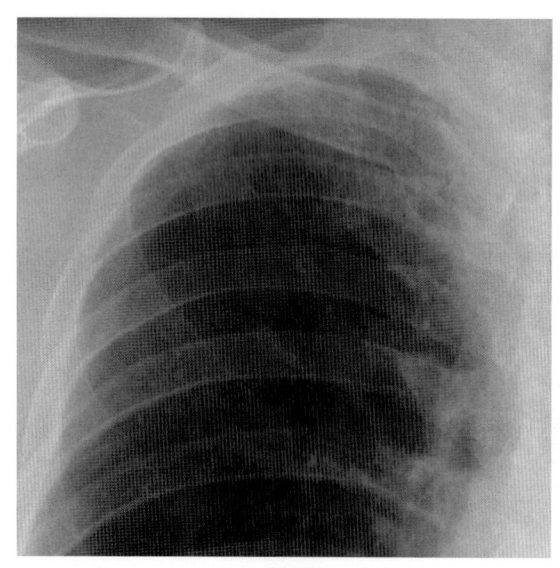

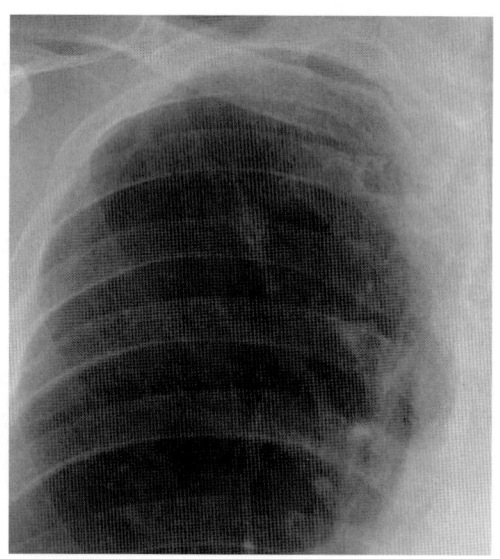

1年半前　　　　　　　　　　　今回

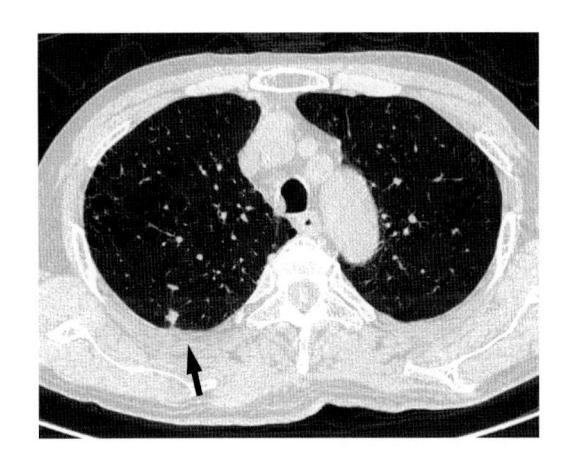

下肺野の皮質などで，このような辺縁の鮮明な小型の結節陰影を発見することがしばしばあり，経過観察を行うことが多い．胸部CTを行った後，3ヵ月，6ヵ月と観察を行って，増大していないことを確認する必要がある．

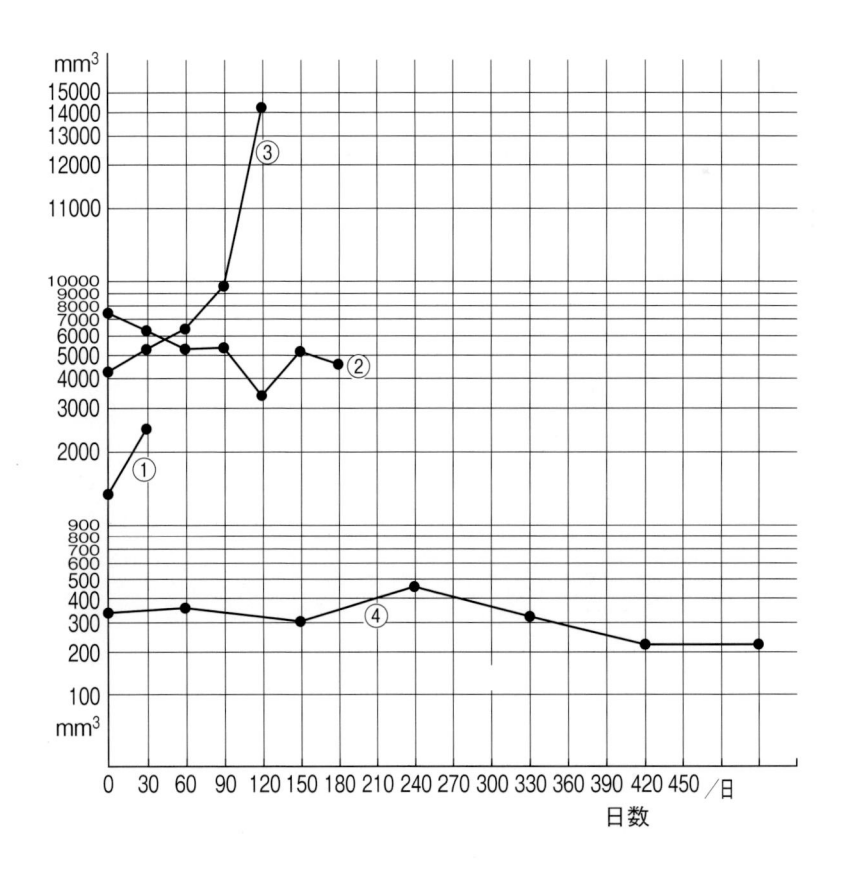

7章
比較読影のススメ
―苦慮する判定の32症例―

検診の読影医に求められている仕事は，大多数の健康な受診者の中から，的確に異常所見のある人や，治療が必要な人を選び出して，企業や団体の健康管理者に連絡することである．つまり，どのフィルムもどのフィルムも正常であり，読影医が飽きて注意力が落ちてきた頃に，意地悪なことに異常のあるフィルムが現れる仕組みになっている．大多数が健康で異常がみられないフィルムであることは，当初からハッキリと判っているので，一人一人のフィルムが正常か異常かを判別するのに何分もかけてはいられない．重大な所見は絶対に見落としてもらっては困るし，逆に読影枚数にしても相当なスピードで読影してもらわないと困る．効率を要求される作業なのである．

　もし1枚のフィルムの読影に5分も10分もかけて丁寧に読影しても，正常の背腹写真から異常陰影が時間の経過と共に現れる訳もなく，4〜5枚も読影すれば読影医は飽きてしまって，今度は睡魔に襲われるようになる．

　一方で受診者の気持ちとすれば，胸部撮影を受けた日時は正確に覚えていて，レポートが来るのを心待ちにしている人が多い．異常を指摘されて毎年受診している人は，前回，前々回の検診のレポートを保存していて，今年の内容が昨年と違うのは何故だろう？悪くなっているのだろうかと心配するのも当然であろう．読影医によって異常所見の表現の仕方や今後の経過観察の方針が違うのは，これまた当然である．ここで受診者の気持ちも考えると，読影医が昨年と同じ所見と経過観察の方針にしたい気持ちになるのも理解できる．しかし前回所見と今回の所見が全く同じなのかどうかは，比較してみなければ判らない筈である．

　キレイごとをいえば，異常所見を発見したら，前回フィルムを手間を惜しまずに探して比較読影することが，受診者からも信頼され，読影の精度を向上させるためにも必要なことである．画像のデジタル化が進んでいるので，前回，前々回の画像を瞬時に呼び出して比較読影が可能となっている．

　ここから比較読影の症例を示してみたい．

比較読影

【症例1】

写真1では，右下肺野の下肺静脈が現れるレベルに，辺縁のハッキリした結節陰影がみられる．ここでは肺紋理が疎らであり肺気腫のあることが判る．写真2に1年前の同じ部位を示したが，この時に異常を指摘することは難しい．

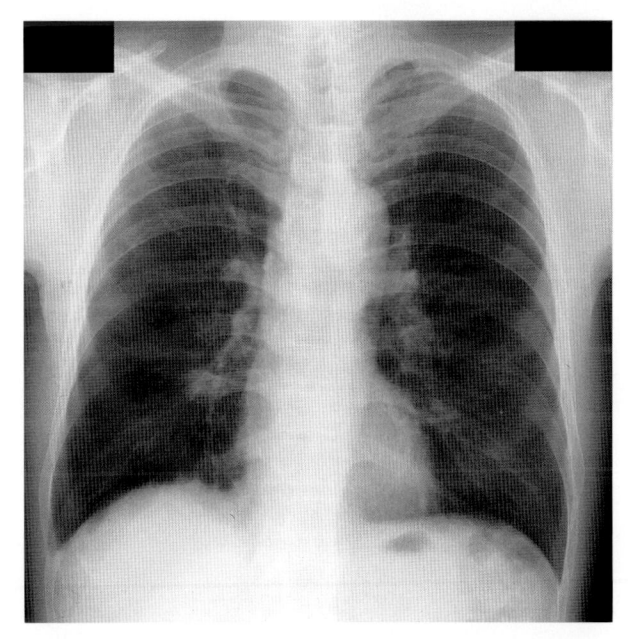

写真1　（今回）

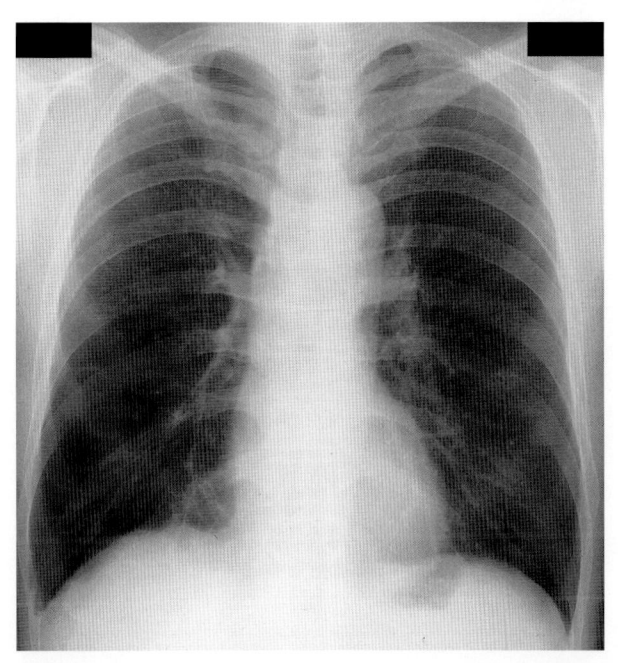

写真2　（1年前）

【症例 2】

　写真1は，横隔膜の直上と右肋骨横隔膜角に近いところに浸潤陰影を認める．ともにシルエットサインが陰性であり，下葉の病変であろう．写真2は1年後の同部位であるが，二つの浸潤陰影は完全に消失している．この結果をみると炎症であったと推測される．

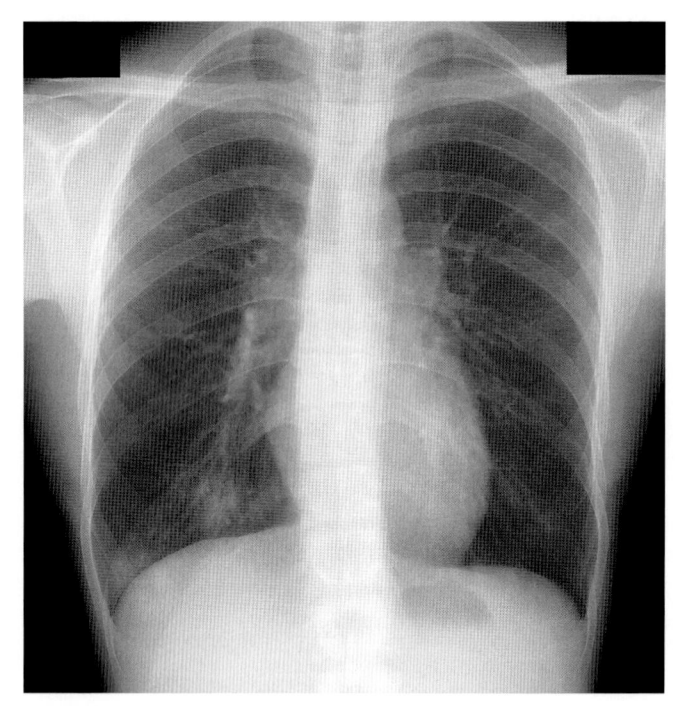

写真1

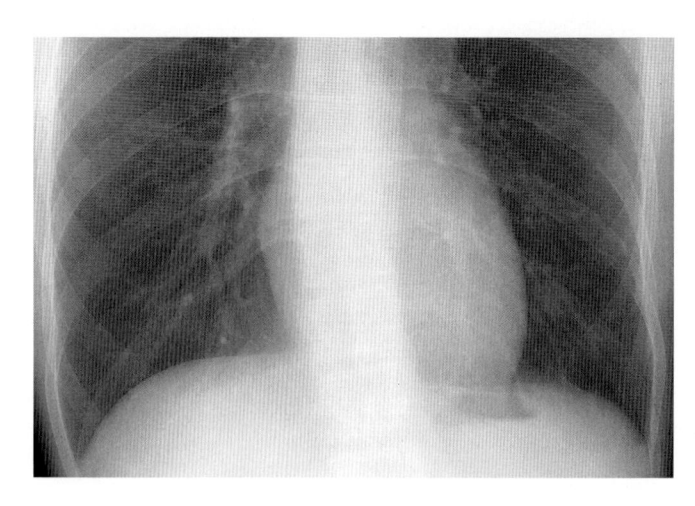

写真2　（1年後）

【症例 3】

写真 1 の所見では，
1. 左肺野の下半分は不透明である．
2. 左中肺野に meniscus がみえる．
3. 左肺門部の半円形の明るい部分とその外縁の halo 状の陰影は何だろう．
4. 気管は右方に偏位している．
5. 心陰影の右方への移動は著明ではない．

これらの所見から，次のようなことが考えられる．
1. 無気肺を考えるより，むしろ腫瘍塊の存在が疑われる．
2. Meniscus は淡くて，背景に上葉の肺紋理が透見されるので，胸水はあっても大量とは考えられない．
3. 半円形の明るい部分は下葉 S^6 と考える．S^6 のこの明るい部分の外縁に沿って淡い透過性の低い halo 状の陰影は葉間の胸水と考える．
4. 気管の右方偏位は胸水と腫瘍塊のために起こったと考える．
5. 高度の左下葉の無気肺だと縦隔は左に偏位するが，胸水貯留で相殺されて，偏位が隠蔽されることがある．この症例は無気肺より腫瘍塊の存在が大きいと考える．

このような理由から次のように結論しては如何だろう．
1. 左肺底区気管支を閉塞する肺癌
2. 胸水は大量ではないが，癌性なのか反応性なのかは不明である．

　写真 2 は 1 年前の撮影である．左肺門部にも左下肺野にも異常はみられない．写真 1 の所見を念頭に入れて，もう一度懸命に観察すると，心陰影の中に濃度の高い浸潤陰影が見えるような気がする．また，下行大動脈陰影がシルエットアウトされているようである．このときには「異常なし」と判定しているが，これを見落としと指摘されれば検診の読影を辞めたくなる．「後医は名医」の言葉通りである．

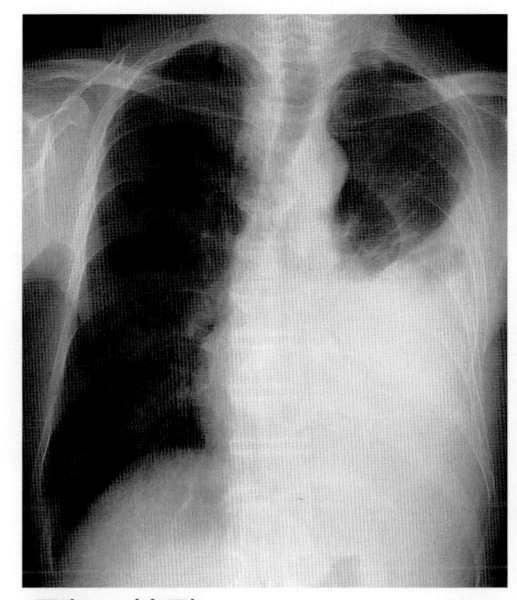

写真 1 （今回） 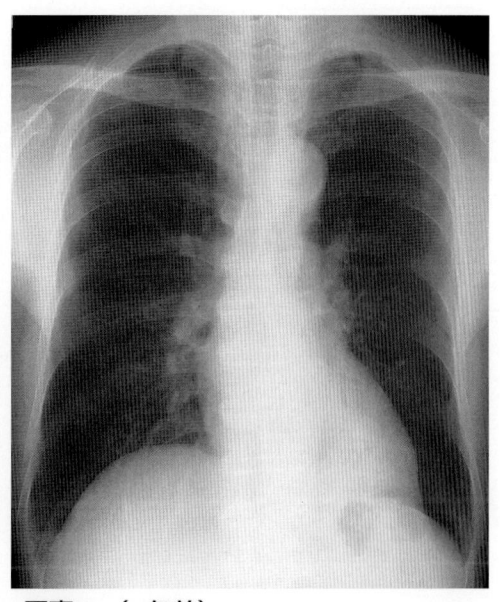　　　　写真 2 （1 年前）

【症例 4】

　写真 1 では，左肺尖部を被う卵円形の内部の均等な陰影がみられる（矢印）．大動脈の上部にはブラがみられる．左下葉 S⁶ が左上肺野の第 4 肋間まで過膨張しているのが鮮明な境界（矢頭）としてみえる．卵円形の内部には meniscus sign や鏡面像などはみえない．Fungus ball の可能性は低いと考える．

　写真 2 は，1 年前の所見で左上肺野の囊胞陰影で経過観察とされていた．比較読影により，この肺囊胞に感染が起こり，左上葉の肺容積が減少して下葉が上方に引き上げられたことが判る．

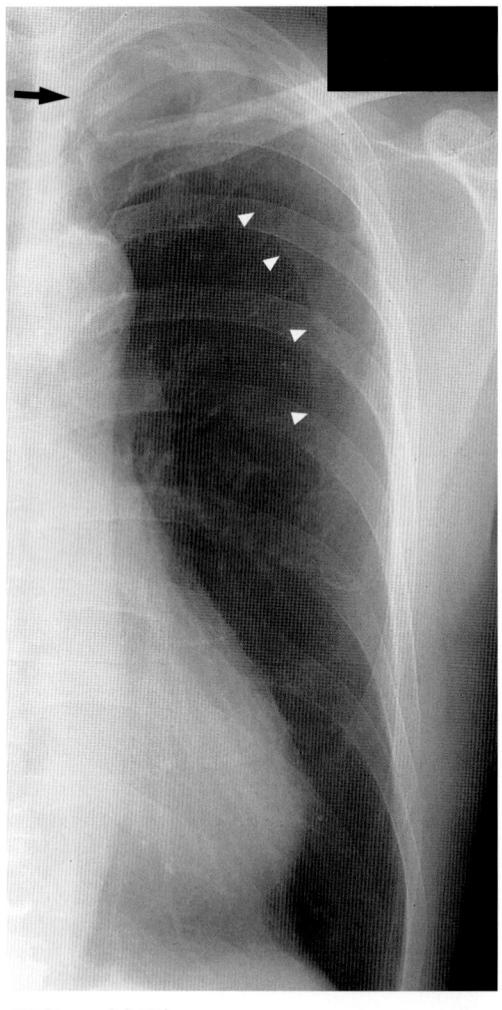

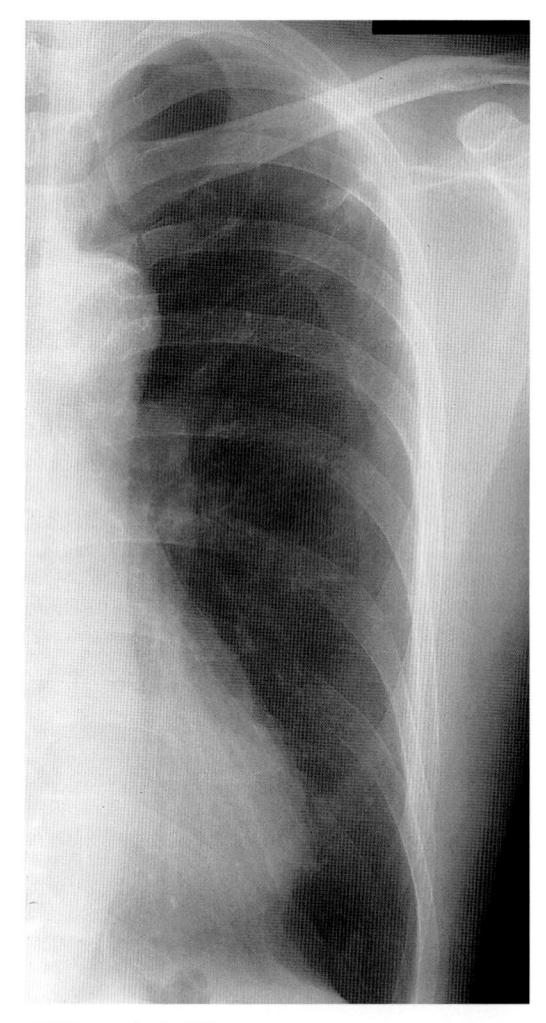

写真 1 （今回）　　　　　写真 2 （1 年前）

【症例 5】

写真1では，一見して左肺門部が拡大していることに気付く．しかし詳しく観察すると，左肺動脈と左主気管支の走行はほぼ正常である．この写真からは病変が中枢か末梢かは判別できない．

写真2（1年前）でも，同じ領域に浸潤陰影がみられる．ただ浸潤陰影の濃度が淡いので，1年前のこの所見では異常なしと判定していた．

胸部CTは，陰影を指摘してから2週間目に撮影された所見で，病巣は肺門部とは関係のない左S^6の胸壁に近いところにある辺縁の不整な結節陰影であることが判る．肺門部リンパ節の腫大などは認めないが，肺癌である可能性が高い．

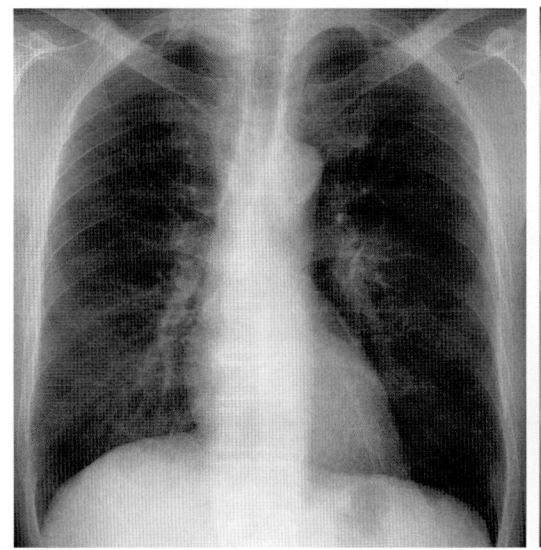

写真1（今回） 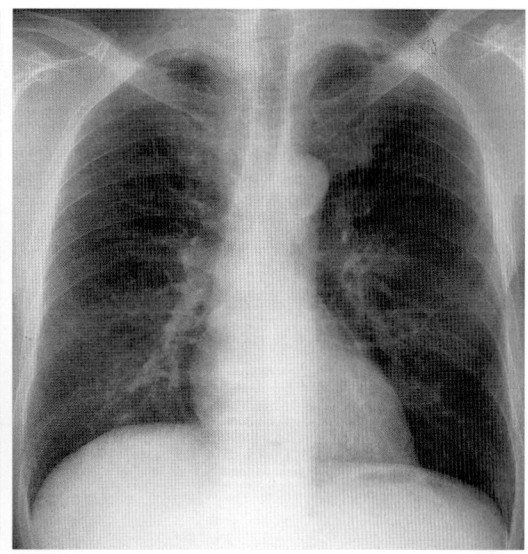　　　写真2（1年前）

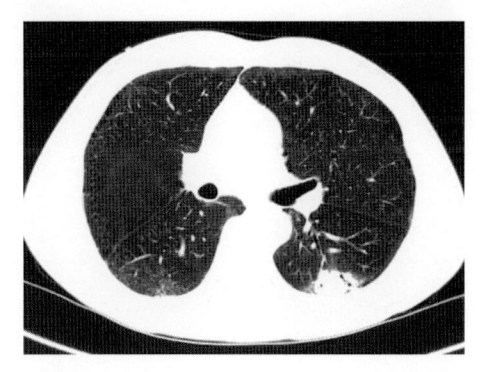

CT

【症例6】

　写真1をみると，一見して両側の肺門に塊状陰影があり，上縦隔の拡大と左上肺野の鎖骨と第2肋骨の交点に浸潤陰影があるのに気付く．気管と気管分岐部，更に左右の主気管支のair columnは明瞭に観察できる．

　胸部CT1では，縦隔リンパ節が腫大しているが気管の圧排や偏位はみられない．胸部CT2では，側胸壁に近く浸潤陰影のあるのが判る．

　写真2は1年前のもので，両側の肺門部に異常所見はみられない．

　サルコイドーシスだとすれば，1年間でこのようなリンパ節腫大を引き起こすのも不思議ではないが，それにしても肺野の結節陰影が単発というのは納得できない．悪性リンパ腫であれば，肺野の浸潤陰影は不思議ではない．気管支鏡下擦過細胞診につづいて縦隔鏡検査が必要であろう．

写真1　（今回）

CT 1

CT 2

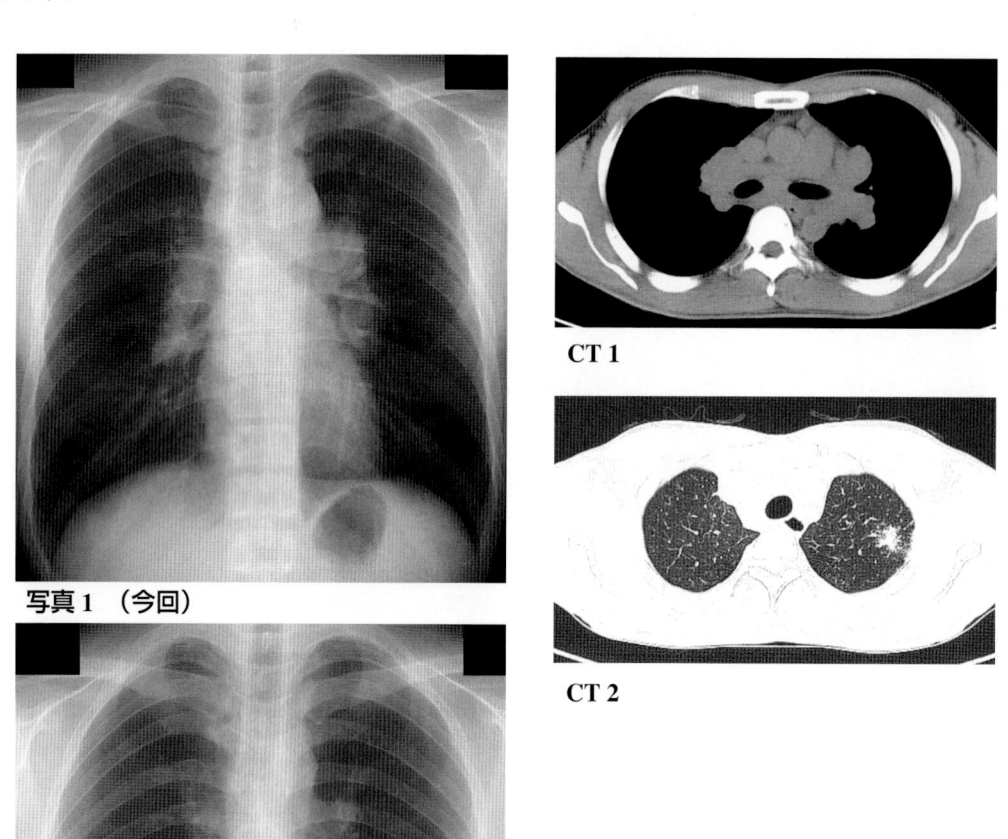

写真2　（1年前）

【症例 7】
　写真 1 では，右下肺野に直径 25 mm の結節陰影がある．症例 1 と違って辺縁が鮮明であり，これならまず見落とす筈はない．
　写真 2 は 1 年前の写真であるが，何も異常は指摘できない．
　写真 1 だけであれば，軟骨性過誤腫などの可能性も考えるが，1 年前と比較するとやはり肺癌の可能性が高い．

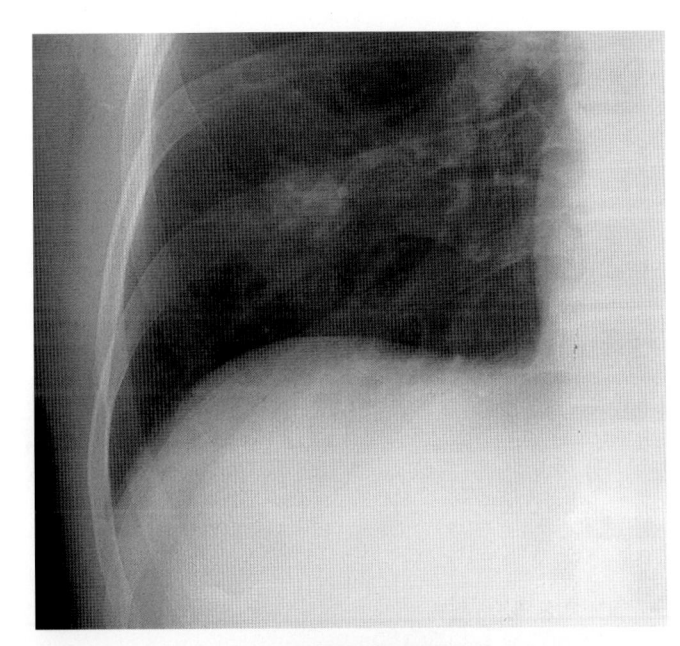

写真 1　（今回）

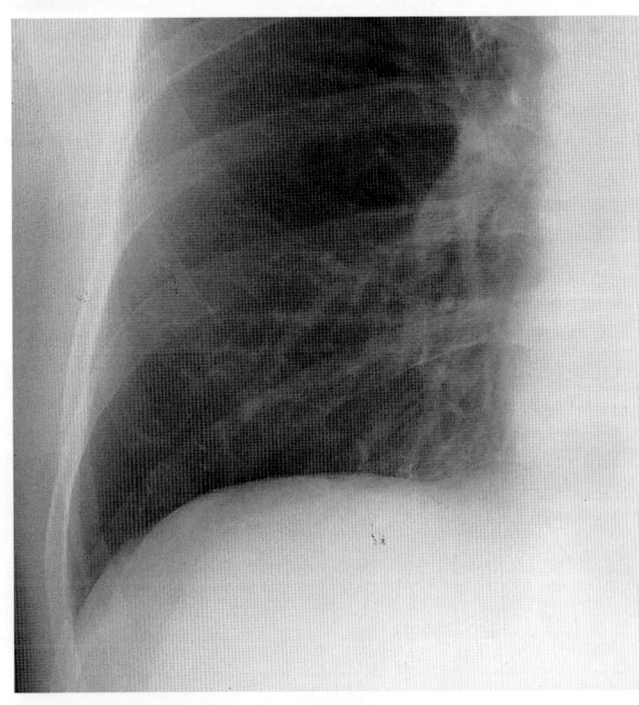

写真 2　（1 年前）

【症例8】

　写真1では，両側の上肺野に石灰化陰影と両肺尖部のブラを認める．右上肺野の中央に淡い卵円形の塊状陰影がみられるが，中心に石灰化陰影を伴っているので，結核腫と考えてよいであろうと思ったが….

　「ケド一寸，念のために前回所見と比較してみよう．」

　写真2は1年前の所見で，両側の石灰化陰影などの所見に変化はないが，オヤ塊状陰影は小さくて位置も胸壁よりである．

　写真3は更に6ヵ月前の所見であるが，写真2と比べてほとんど変化は指摘できない．

　胸部CT1では，塊状陰影が認められる．周辺の一部に石灰化陰影を認める．また胸部CT2と3は肺尖部の所見で，両側の肺尖部に石灰化陰影がみられ，左肺尖部には空洞陰影がみられる．空洞壁のところどころに石灰化陰影がある．肺結核は左肺尖部から初発したものと思われる．結核の瘢痕から発生した肺癌と考える．

　写真3の頃から右上肺野の肺癌は既に発生していたと推定されるが，写真2と写真3を比較しても変化は指摘できない．陳旧性病変に加わった新しい陰影の変化は，気付くことが非常に難しい．

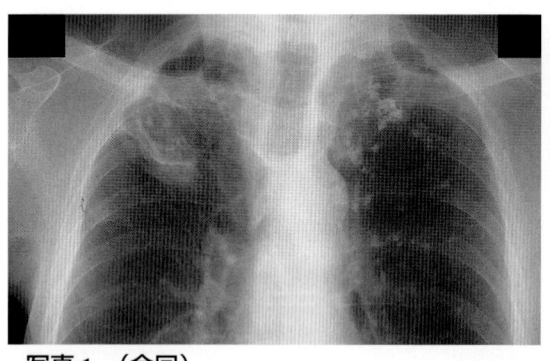

写真1　（今回）

写真2　（1年前）

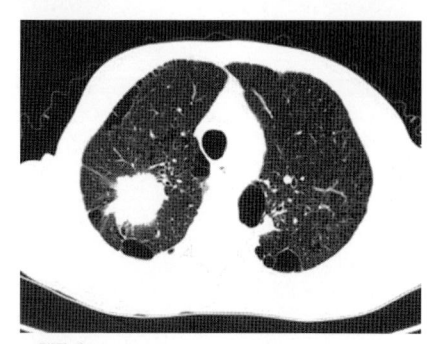

写真3　（1年6ヵ月前）

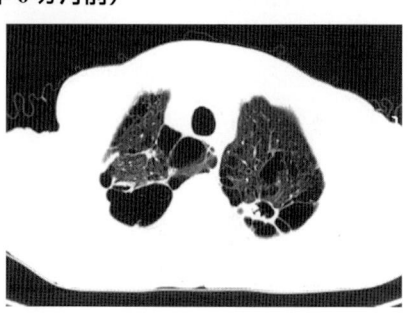

CT 1

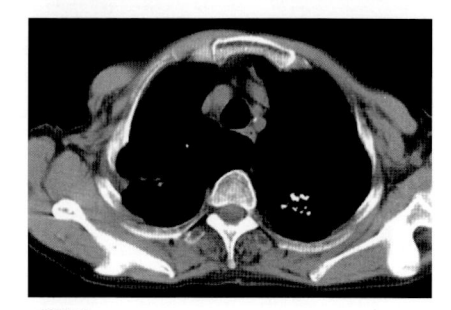

CT 2

CT 3

【症例9】

写真1では，右下の胸壁に接する10 mm大の円形陰影がみられる．辺縁はそれほど鮮明でもなく，石灰化陰影もみられない．

写真2は，6ヵ月後の所見であるが，写真1で見られる円形陰影は縮小して約7 mm大となっている．

胸部CT 1は写真2と同じ時期の所見であるが，右S^8の胸膜直下に小結節陰影がみられる．

胸部CT 2は更に4ヵ月後の所見であるが，変化はほとんどみられない．

この症例のように6ヵ月後に増大傾向がみられない場合でも，2～3年後に増大を開始する場合があるので，6ヵ月ごとの経過検診と前回との比較読影を丹念につづける必要がある．

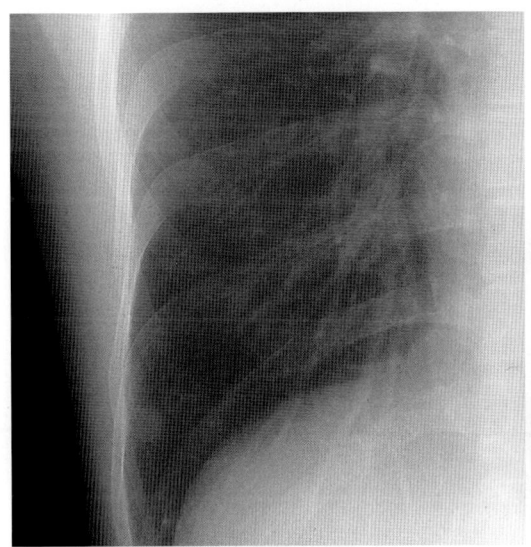

写真1

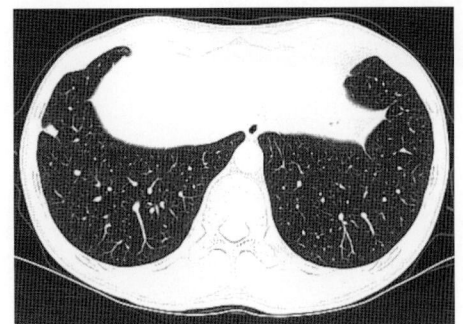

写真2 （6ヵ月後）

CT 1 （6ヵ月後）

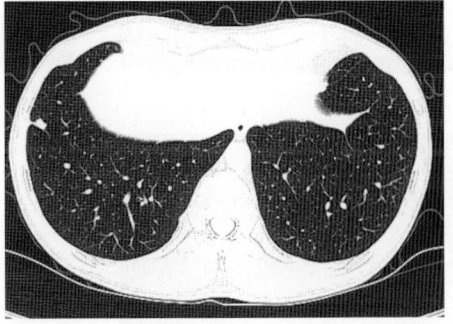

CT 2 （10ヵ月後）

【症例 10】

　写真1では，心陰影に重なって，横隔膜の後方に半円形の陰影がみられる．横隔膜とシルエットサインが陰性であり，横隔膜の後方であると判断した．

　写真2は1年前の所見である．比較すると増大している印象がある．増大する速度は遅いものの胸膜中皮腫などの可能性も否定はできない．

　胸部CT 1とCT 2では，この半円形の陰影はボクダレク孔の位置に一致していることが判る．胸部CT 3では，脱出臓器は脂肪組織であることが明らかで，胸膜中皮腫の可能性は否定される．

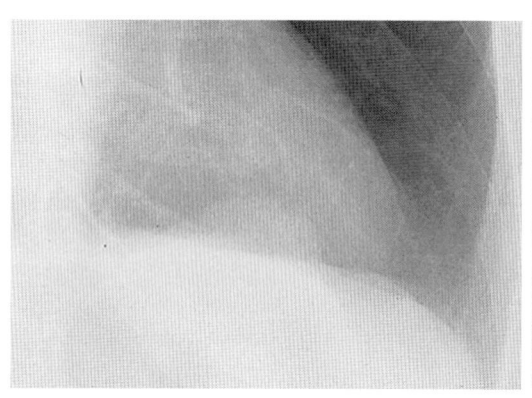

写真1 （今回） 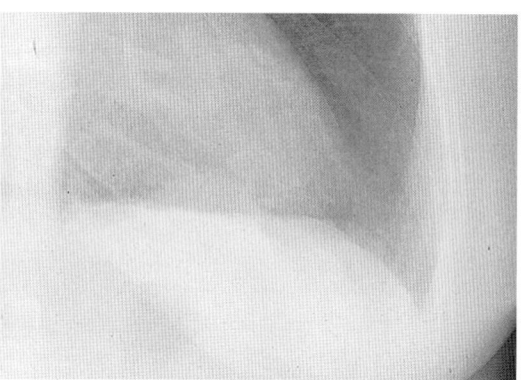　　　写真2 （1年前）

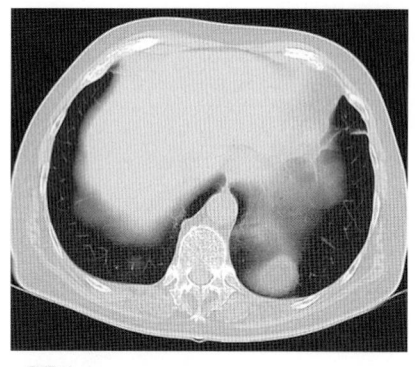

CT 1 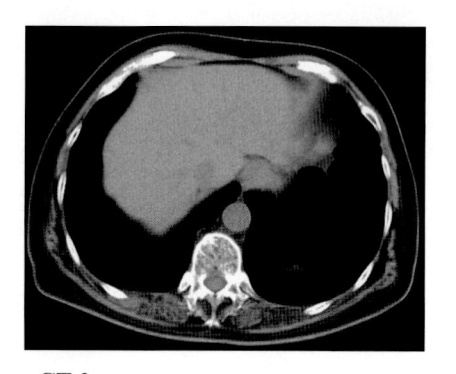　　　CT 2

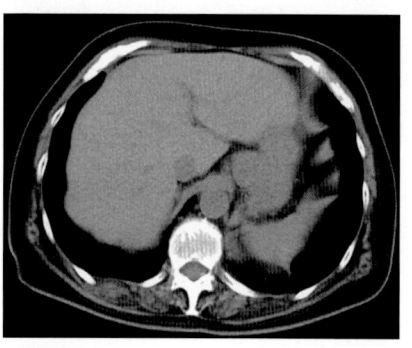

CT 3

【症例 11】

写真1では，両側の肺尖部の陳旧性病変が指摘されていた．

写真2は，1年後の所見であるが，左肺尖部に透過性の高い帯状の陰影がある．左肺尖部の気胸である．

「肺尖部の陳旧性病変」と指摘する場合には，肺尖部に発生した過去の肺結核の陰影で，壁側の胸膜と肺胸膜とが強く癒着していると考えることが多い．しかし，このような症例を前にすると胸膜肥厚が起こっても肺胸膜だけの場合もあることに気付く．

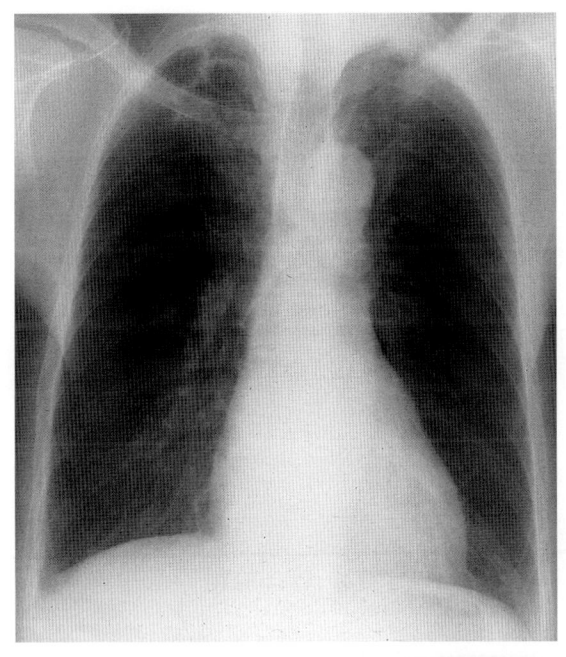

写真1 （1年前）

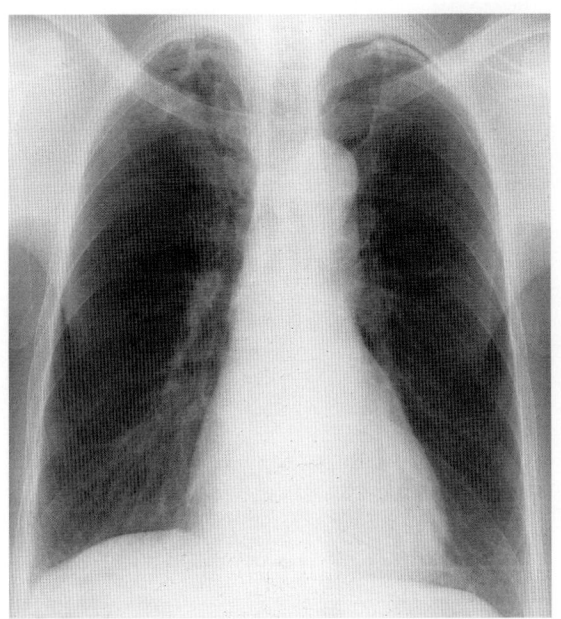

写真2 （今回）

【症例 12】

　写真1では，右上肺野の陳旧性陰影だけが指摘されていた．

　写真2は1年後の所見である．心陰影の中に集束した索状陰影や部分的に蜂窩状陰影が指摘された．右上肺野の陰影はほとんど変化がないし，左上肺野の弧を描いている線状陰影にも変化がない．

　右上に視線が向いて所見を述べてしまうと，他の部位に注意が向かなくなることが多い．左下葉の気管支拡張症と考える．

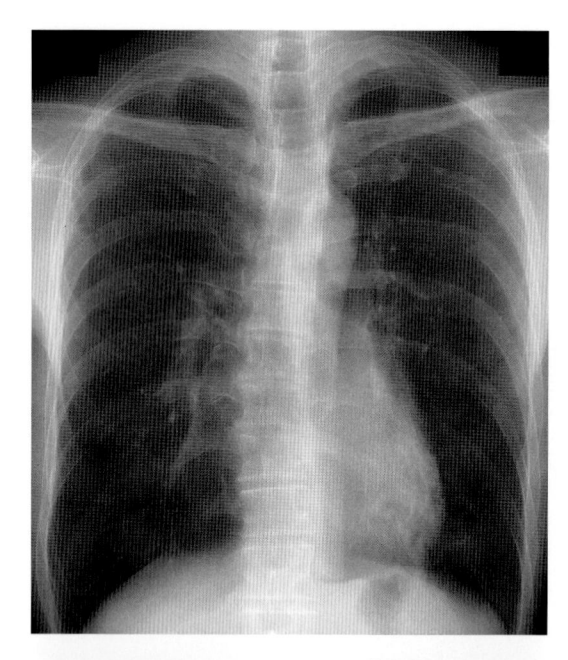

写真1 （1年前）

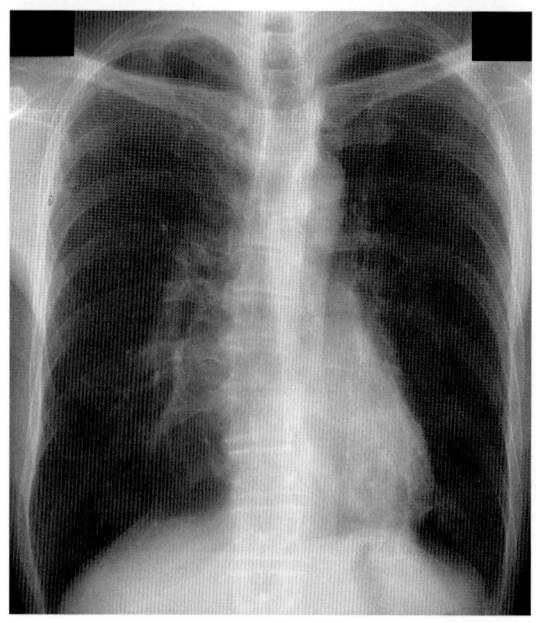

写真2 （今回）

【症例 13】
　写真 1 の浸潤陰影は，心陰影がシルエットアウトされているので舌区の病変である．
　写真 2 では，前年の浸潤陰影はほとんど消失している．しかし心横隔膜角のところでは，まだ心陰影がシルエットアウトしている．果して肺炎の浸潤陰影が残存しているのか，あるいは心嚢周囲の脂肪組織（pericardial fat pad）なのか，議論が残るところである．

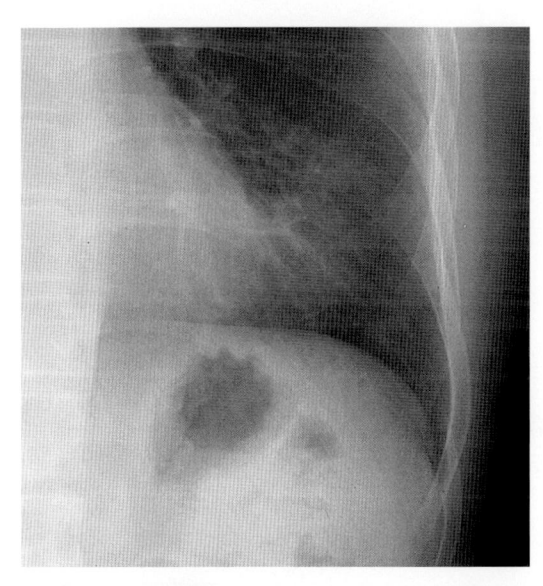

写真 1 （1 年前）

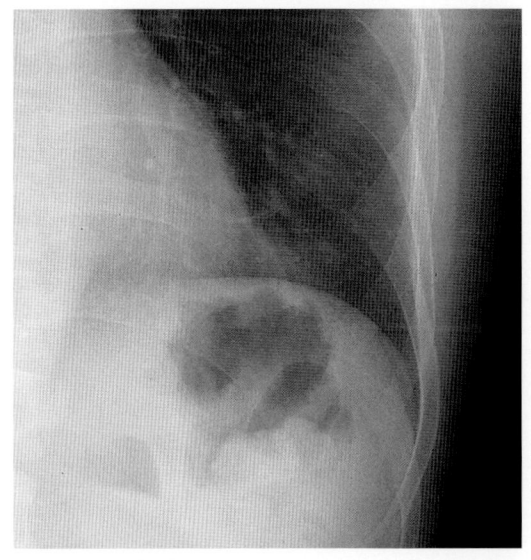

写真 2 （今回）

【症例 14】

　写真 1 では，右肺門下部に浸潤陰影があるようにみえる．1 年前の写真 2 と比較してみると，確かに浸潤陰影が重なっているようにみえる．肺紋理や気管支の走行には変化がないようである．このような判断に迷うような症例では，胸部 CT を撮影するように指示をすべきであろう．

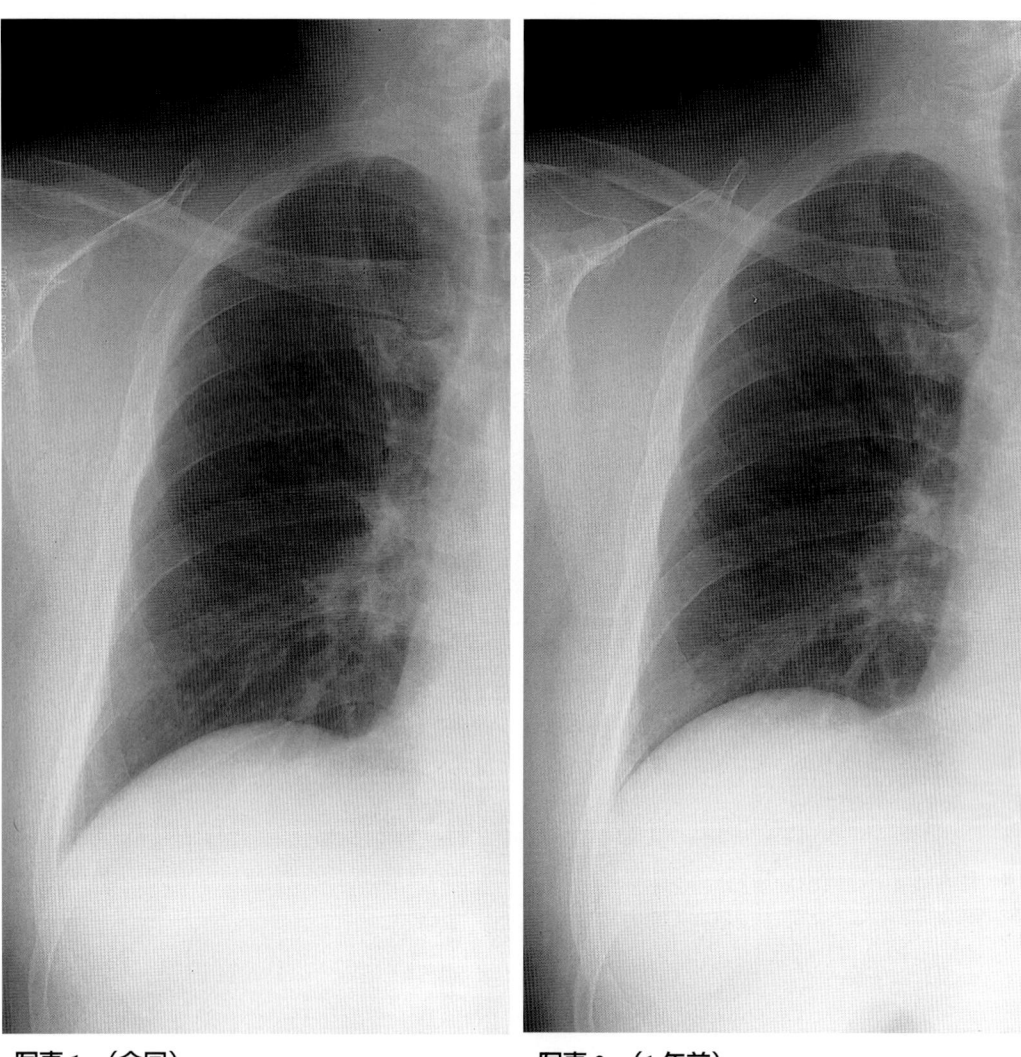

写真 1 （今回）　　　　　　　　　　　　　**写真 2 （1 年前）**

【症例 15】

写真 1 では，左横隔膜が右に比べて高い．左の上・中肺野を除いた全肺野に微細網目状陰影がみられる．検診では，このような微細網目状陰影を指摘することが難しいが，左右を比較してみると，肺野が暗いことに気付く．

1 年後の写真 2 と比較すると，この微細網目状陰影は変化していないことが判る．

胸部 CT は左 S^4 と右 S^6 の皮質に微細網目状陰影がみられる．

1 年経過しても変化していないことから，非特異性間質性肺炎と診断してもよいだろう．

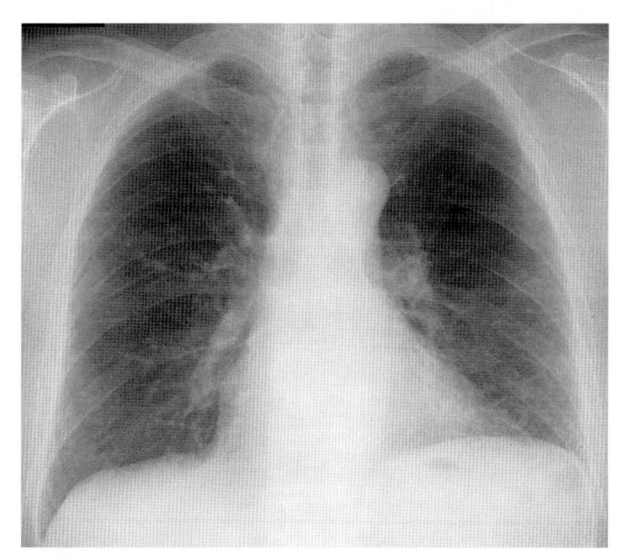

写真 1 （1 年前）

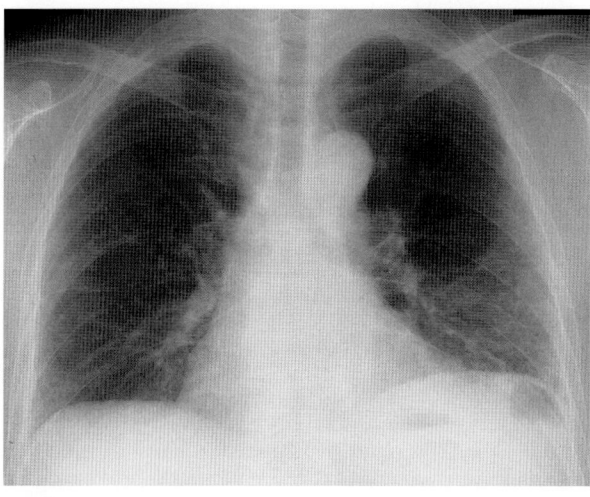

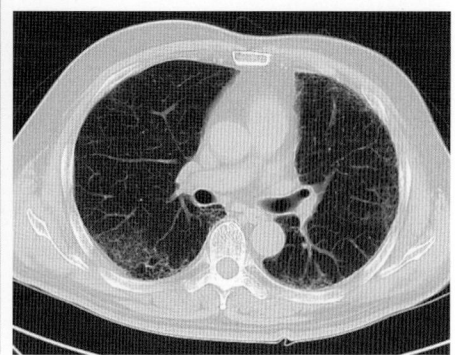

写真 2 （今回）

CT 1

【症例 16】

写真 1 では，両側の下肺野に微細網目状陰影がみられる．とくに右肋骨横隔膜角では浸潤陰影あるいは粗い網目状陰影と表現してもよい．

写真 2 は 1 年後の所見である．両側の下肺野に微細網目状陰影があることに変わりはないが，比較すると陰影は増加しているようである．

症例 16 と同じく非特異的間質性肺炎と診断してもよいだろう．

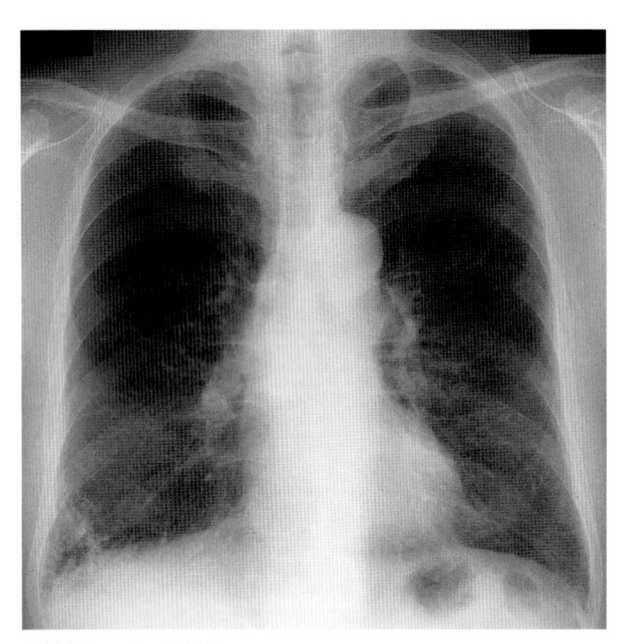

写真 1 （1 年前）

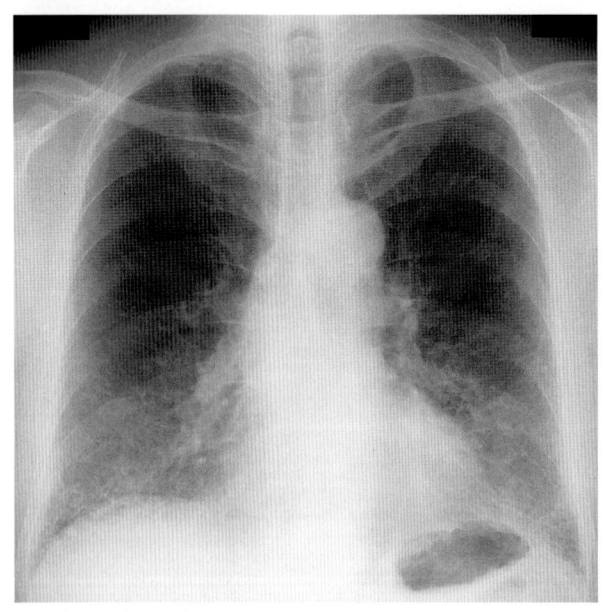

写真 2 （今回）

【症例 17】

　写真1では，心陰影の左第4弓に重なって結節陰影があるようにもみられる．気にしすぎだろうか？血管陰影と肋骨の重なりと考えて無視しようか？と迷いはじめたらキリがない．

　写真2は，比較のために探し出した5ヵ月前の写真である．比較すれば心陰影からハミ出した結節陰影は，肋骨の重なりなどではないことが明らかである．5ヵ月の間に増大した肺癌であった．

　探し出す手間を惜しまず，過去の所見と比較することが如何に大切であるかを痛感する症例である．

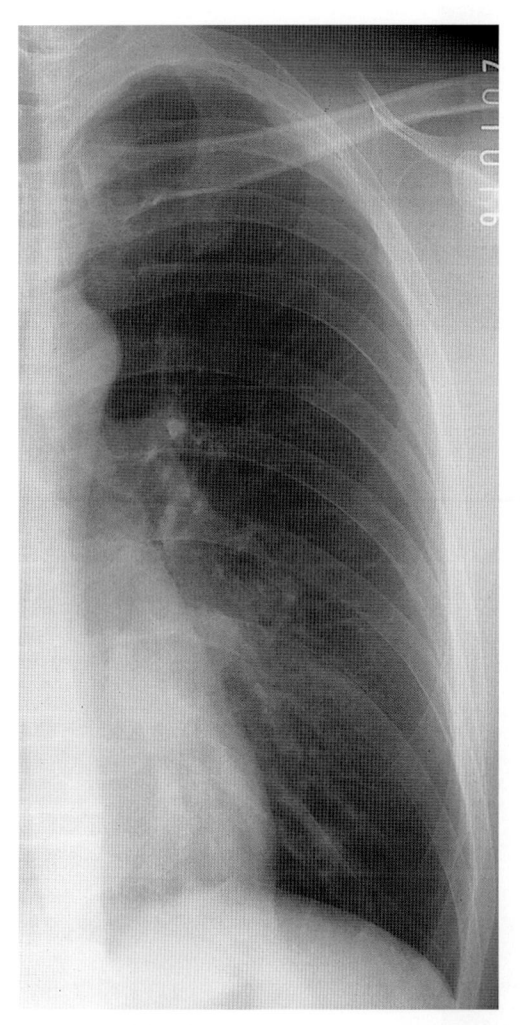

写真1（今回） 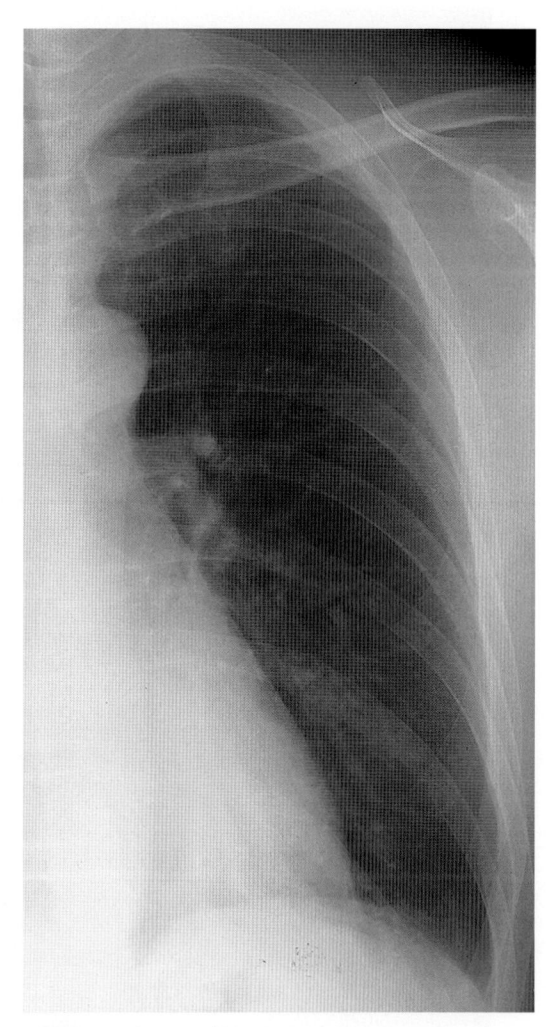　　　　　　　　　　　　写真2（5ヵ月前）

【症例 18】

　写真1では，いかにも肺気腫のような横隔膜の平底化がみられる．肋骨も右第11肋骨が楽に数えられる．胸郭が大きい感じがある．

　写真2は，1年前の所見である．これでは肋骨は第10肋骨までしか数えられず，横隔膜の形は正常であり，写真1が深吸気位で撮影されたものであることが判る．撮影時に「息を吸って，ハイ止めて」と命じられると，このように深吸気位にする人がいる．そういえば写真1でも肺紋理は正常である．画像による肺気腫の診断はなかなか難しく，正確には肺機能検査と胸部 CT によらなければならない．

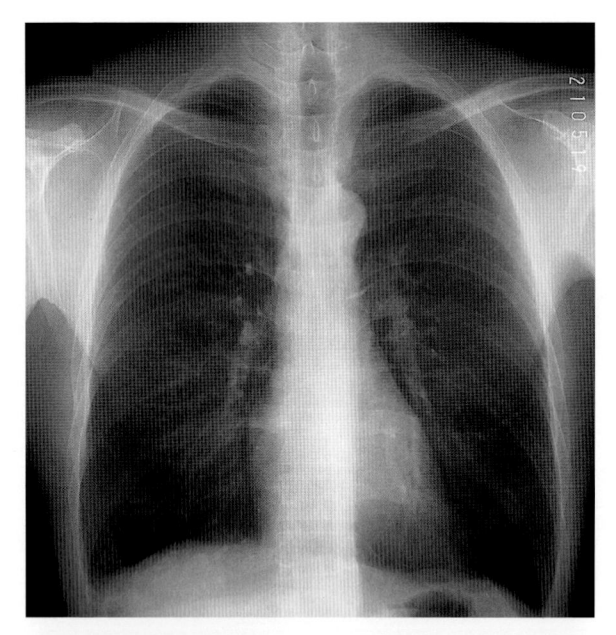

写真1　（今回）

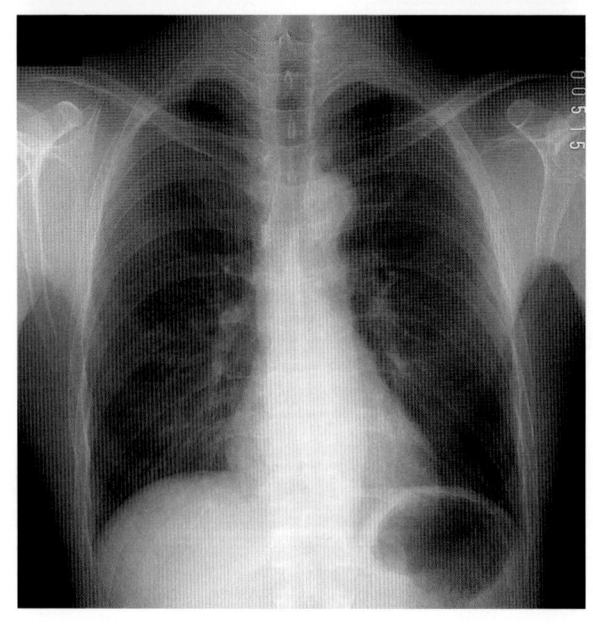

写真2　（1年前）

【症例19】

写真1では，左中肺野と右下肺野に蜂窩状〜浸潤陰影がみられる．

写真2は1年前の所見である．比較すると今回は左中肺野の陰影は増強しているものの，新しい区域への進展はみられない．

胸部CTにより，舌区・中葉症候群であることが明瞭である．中葉（CT 1）には浸潤陰影が，また舌区（CT 2）では透亮像がみられ円筒状気管支拡張症であることが明らかである．

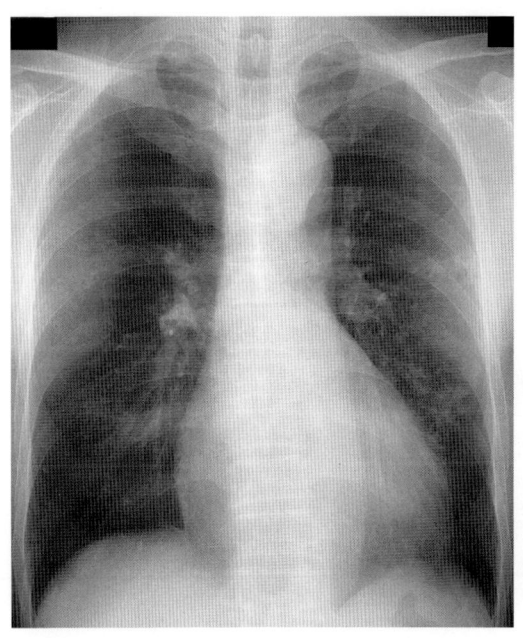

写真1（今回） 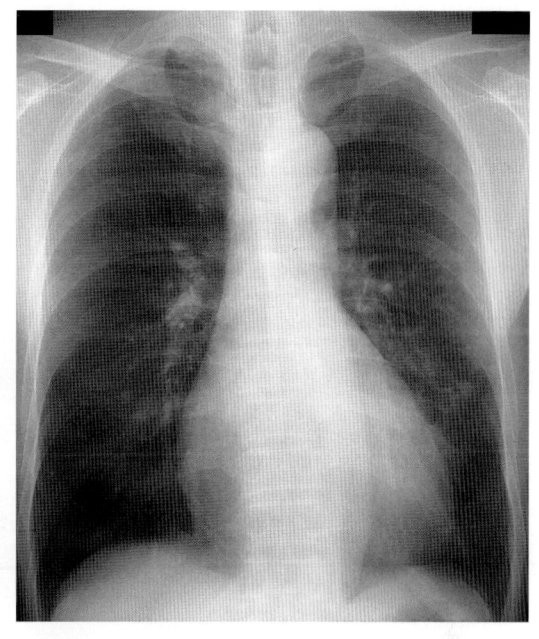　　写真2（1年前）

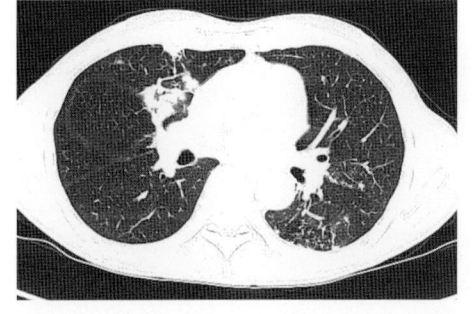

CT 1 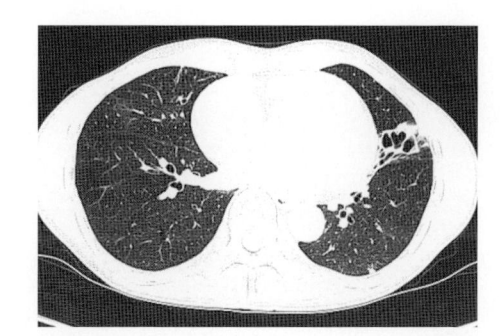　　CT 2

【症例 20】

　写真1で，右上肺野に辺縁の鮮明な円形陰影がみられる．その内側には索状の陰影が右肺門に向かっている．

　写真2は，1年前の所見である．このときには右肺尖部の囊胞陰影が指摘されている．しかし今回指摘された円形陰影の占拠部位である右第1肋骨と鎖骨とが重なった部分の濃度上昇は，異常とはいいきれない．右肺門上部に向かう索状陰影があるが，病的とはいいきれない．「後医は名医である」の典型である．写真1は辺縁が極めて鮮明であるが1年後に出現（あるいは増大かもしれないが）したことを考えると良性疾患とは思えない．

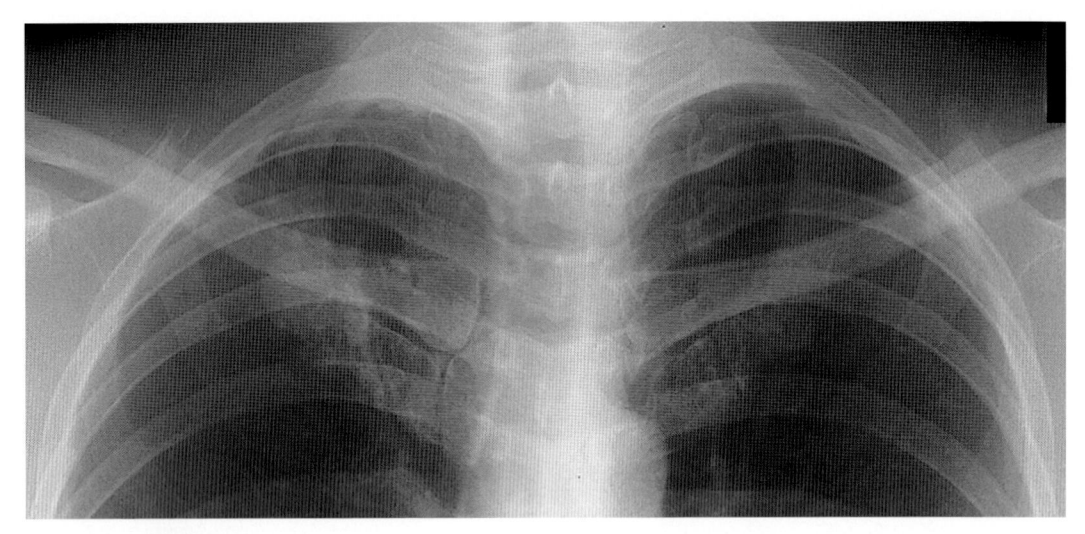

写真1 （今回）

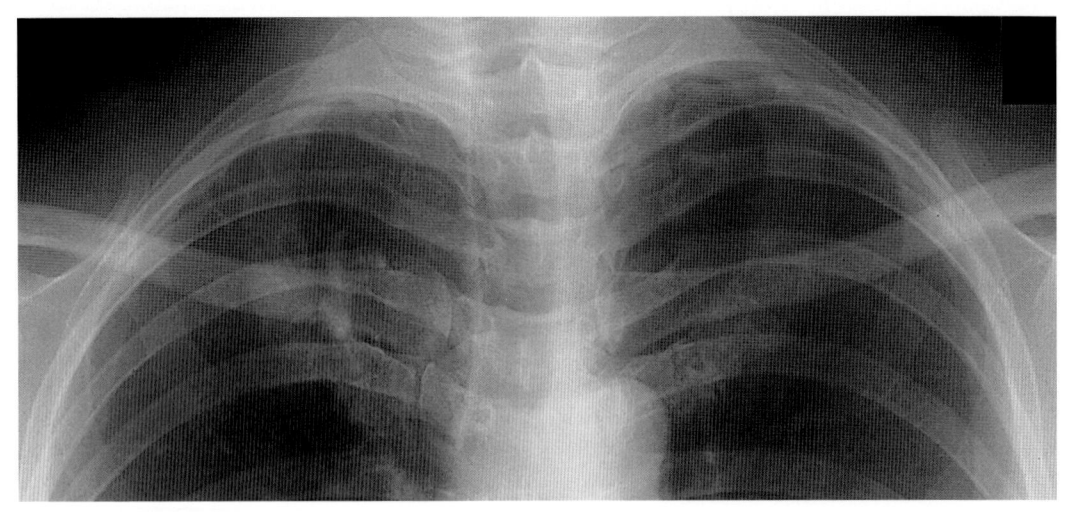

写真2 （1年前）

【症例 21】

写真 1 では，左中肺野から左下肺野にかけて胸壁沿いに 3 個の辺縁の不鮮明な結節陰影がみられる．

写真 2 は 6 ヵ月前の所見であるが，左肺野には異常はみられない．

もう一度写真 1 を振り返って比較すると，3 個の結節陰影は，左第 4，5，6 肋骨の前部との交点に一致することが判る．撮影電圧が不足した場合に，このような現象がみられるが，異常所見ではない．

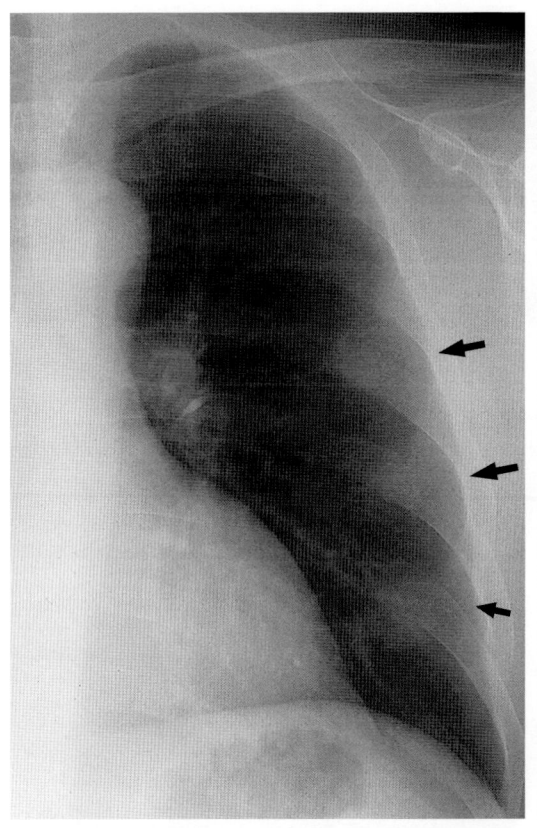

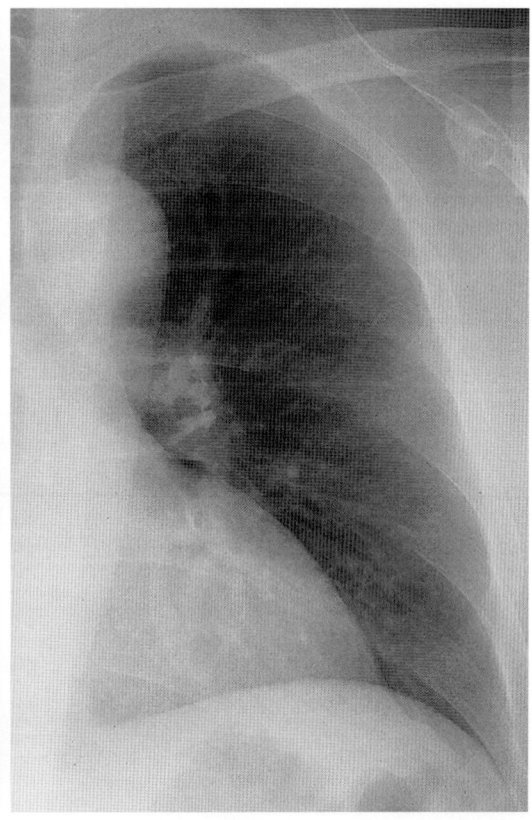

写真 1 （今回）　　　　　　　写真 2 （6 ヵ月前）

【症例 22】

写真 1 では，右肺門の上部に辺縁の不鮮明な結節陰影がみられる．スワ！という訳で，1 年前の写真を探した．

写真 2（1 年前）では，右肺門部の周辺には特に指摘する異常はない．しかし，写真 1 と比較すると，右上肺野の胸壁近くに淡い浸潤陰影があることに気付く（矢印）．

胸部 CT は，写真 1 よりも更に 1 年後の所見である．右 B^2 の分岐部近くに結節陰影があり，末梢に向かって索状陰影が走り，胸壁に接してやや濃度の低い結節陰影がみられる．索状陰影の周囲には微細な粒状陰影がみられる．いわゆる tree in bud であり，肺結核によく見られる所見であるが，中枢の結節陰影は精査の対象と考えるべきである．B^2a 中枢の肺癌と，これによる閉塞性肺炎なのかもしれない．

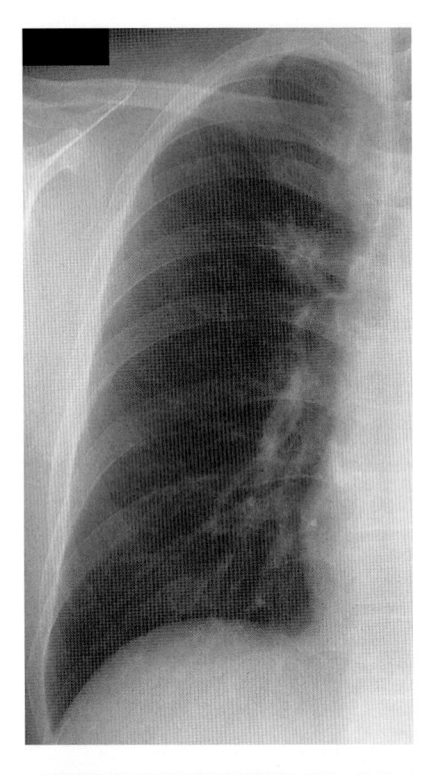

写真 1

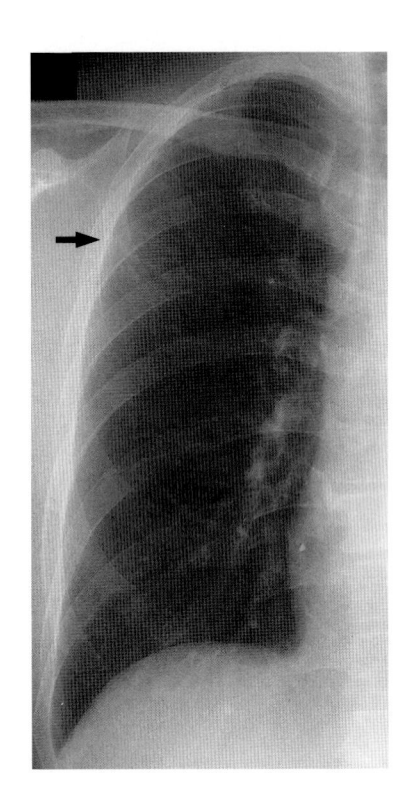

写真 2 （1 年前）

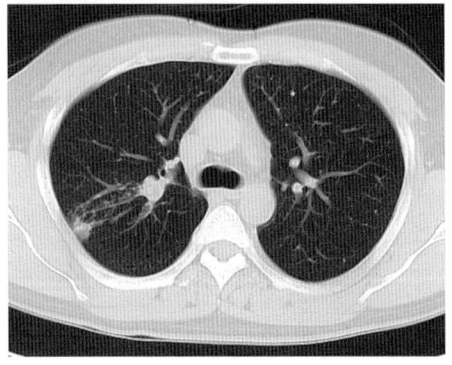

CT 1 （1 年後）

【症例 23】

　写真 1 では，左中肺野に淡い結節陰影と浸潤陰影がみられる．陰影が散在しているが過去の所見がないため，6 ヵ月後に再検査の指示をした．

　写真 2 は 6 ヵ月後の所見である．左中肺野の陰影は一つとなり淡い結節陰影となっている．

　胸部 CT1 では，結節陰影の周囲に放射状に拡がる癌放射と呼ばれる陰影がみられる．また，胸部 CT2 では，結節陰影の周囲に satelite lesion がみられる．肺門リンパ節の腫大はみられない．

　写真 3 は，7 ヵ月後の所見である．左肺全摘出術を受け，気管陰影と心陰影は左に偏位している．更に左肺門部を中心に右肺が過膨張している（矢印）．左主気管支断端が不透明な左胸郭の中にクッキリと透見できる．

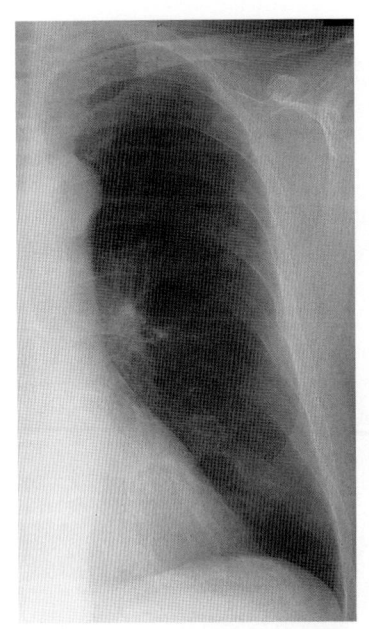

写真 1 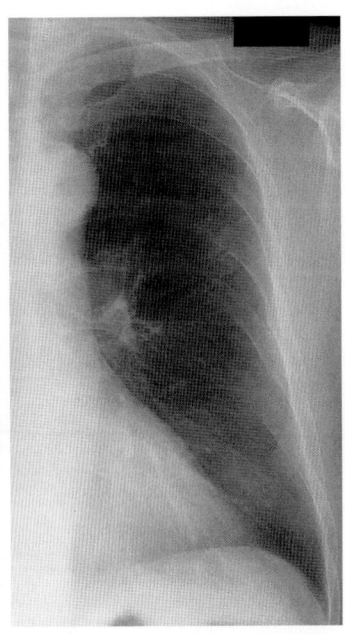　　　**写真 2（6 ヵ月後）** 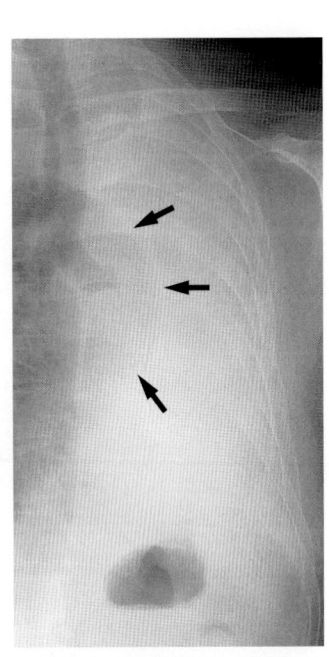　　　**写真 3（さらに 7 ヵ月後）**

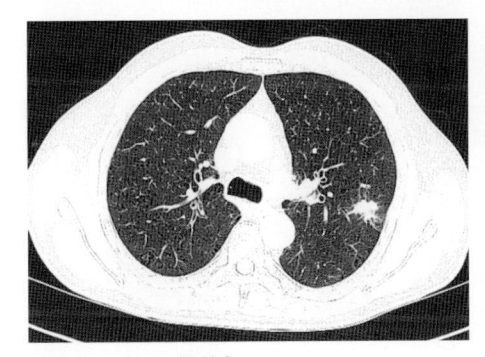

CT 1　（6 ヵ月後） 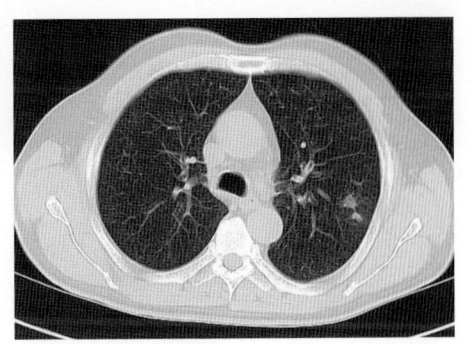　　　**CT 2　（6 ヵ月後）**

【症例 24】

写真 1 では，右上肺野の胸壁に近く辺縁の比較的不鮮明な内部までほぼ均一な直径約 3 cm の円形陰影がみられる．右肺門部には異常はみられない．

写真 2（1 年前）では，右上肺野の肩甲骨の陰影と重なったところに，それらしくもみえる淡いスリガラス様陰影がみられる．写真 1 をみて写真 2 をみると，「それかもしれない？」小さな陰影を指摘できるが，写真 2 の段階で指摘するのは不可能である．

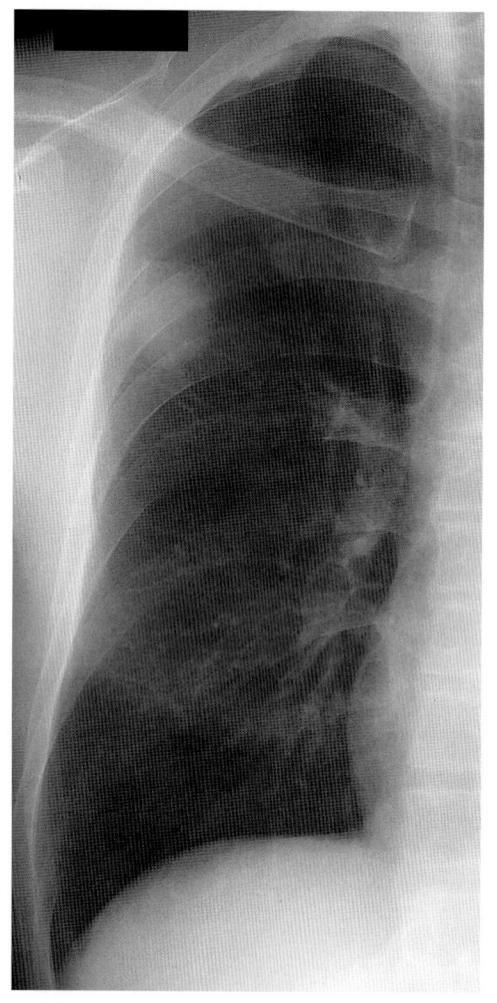

写真 1 （今回） 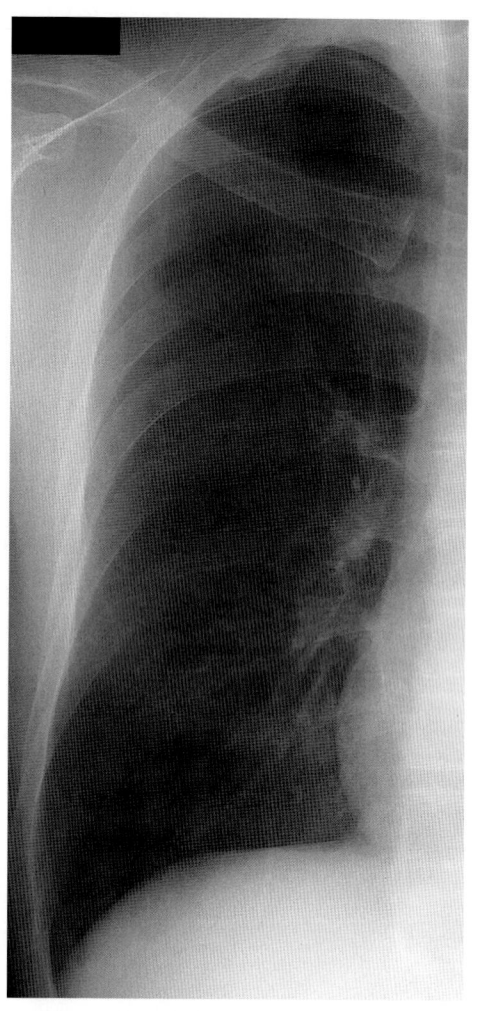　　　　　　　写真 2 （1 年前）

【症例 25】

写真 1 では，左第 4 弓にある結節陰影が気にかかり 6 ヵ月後の再撮影を指示した．
写真 2（6 ヵ月後）では，ややこの陰影が縮小しているようにも思える．

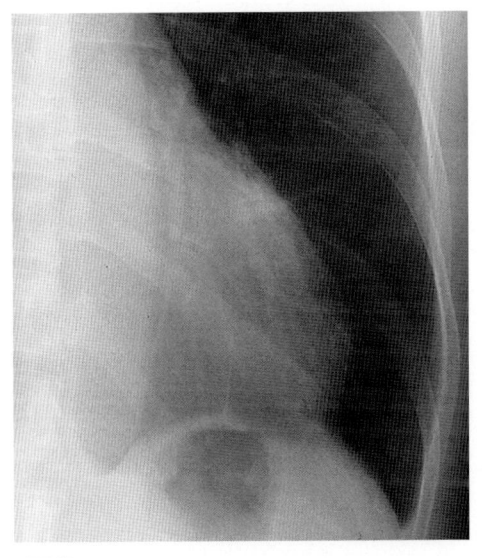

写真 1　　　　　　　　　　　　　　　**写真 2　（6 ヵ月後）**

サテ，ここで 4 人の読影医が意見をメモで交換した．紹介しよう．

読影医 A：昨年は血管陰影が，たまたま重なったようにもみえたが，今度は明らかに増大しているように思う．slow growing の肺癌を疑うべきではないか？

読影医 B：第 5 肋骨の先端部と重なっているので，判断が難しい．側面写真か斜位写真が欲しいところだ．

読影医 C（polite を身上とする Dr.）：第 5 肋骨の先端部で positive.
……というのは肺癌を疑っているの？それとも有所見という意味なの？曖昧な表現をしておくのも責任回避の一つの手法ではあるが．

読影医 D：陰影を横切る血管陰影や周辺の血管の走行に変化がみられないし，牽引されたり引き込まれたりした陰影もない．やはり肋骨・肋軟骨の接合部の骨化ではないか？

咳がつづいても胸部 CT を撮影する時代なのだから，このような場合には，胸部 CT の指示をするのがベストであろう．

【症例 26】

　写真 1 で，左上肺野に V 字形の陰影があり，その中枢部には肺門上部に向かう tram line がみえる．この所見を切っ掛けにして過去の所見を探した．

　写真 2 は，1 年前の所見である．

　写真 3 は，2 年前の所見である．

　円筒状気管支拡張症で粘液が充満した mucoid impaction という状態かもしれない．血管の異常も否定はできない．肺静脈か肺動脈か？，arteriovenous malformation 動静脈奇形は，afferent も efferent もみられないので否定的である．

　過去 3 回の検診でも変化は殆どないと云ってもよいので，このまま年 1 回の受診を勧めるだけで良いだろう．

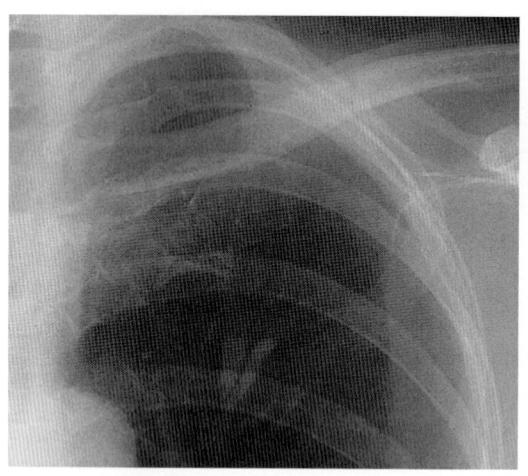

写真 1 （今回）

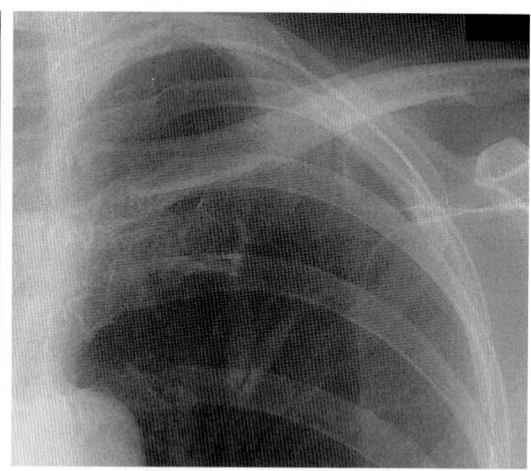

写真 2 （1 年前）

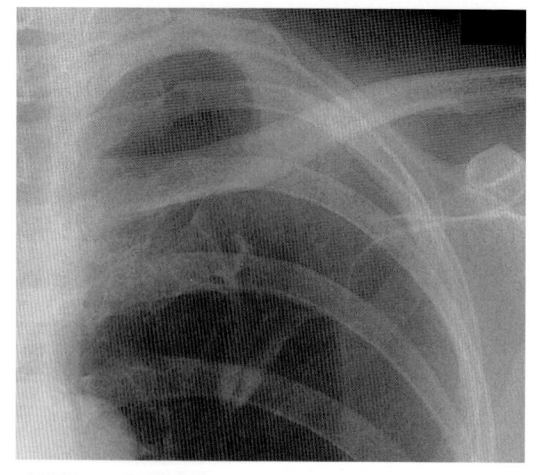

写真 3 （2 年前）

【症例 27】

写真1では，右縦隔の拡大が疑われる．

1年前の写真2と比較すると，写真1では中間幹が明瞭であり，これより外側にある陰影が目立つ．

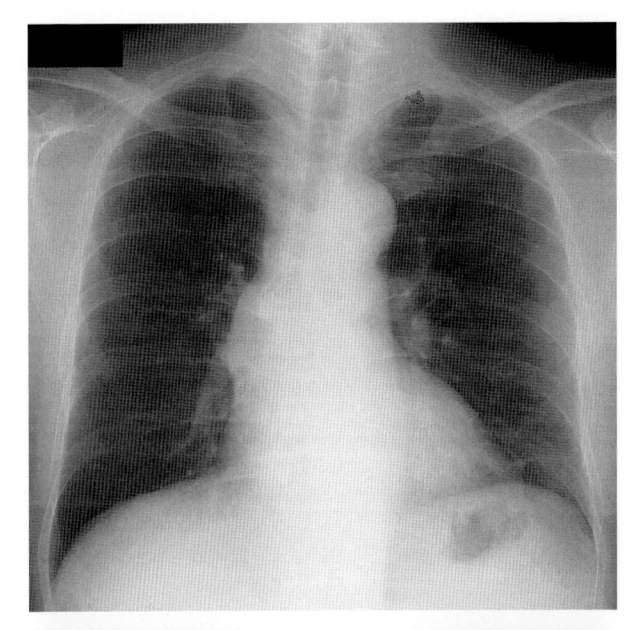

写真1

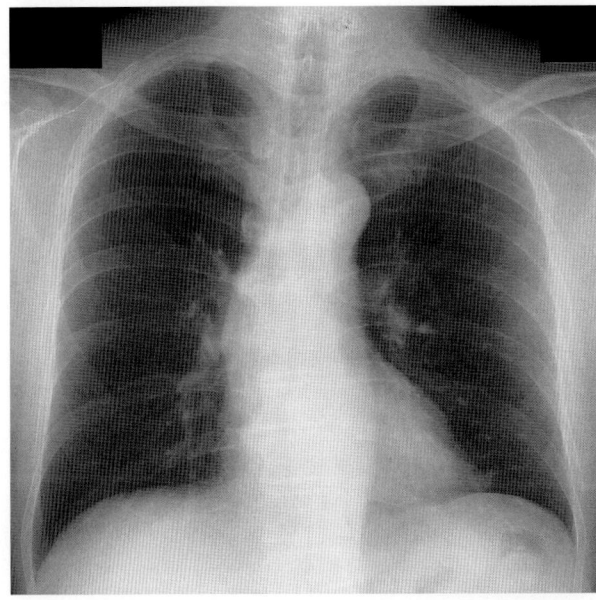

写真2 （1年前）

　読影医 A：この右の突出した陰影は，大動脈弓と連続していると考える．上行大動脈で異常所見ではない．

　読影医 B：なぜ今度は突出してみえるのかな？やはり胸腺腫などの縦隔腫瘍を疑ったほうが良くないか？

　読影医 C：この違いは撮影の角度と吸気停止位の違いではないか？上行大動脈説に賛成．

【症例 28】

写真1では，気管分岐部のレベルで大動脈弓の幅が 63 mm ある．

1年前の写真2では，大動脈弓の幅は 47 mm である．写真1では下行大動脈の走行も変化しているので，大動脈瘤の解離が進行中と考える．

間接撮影では計測ができないが，直接撮影や CR 撮影で幅が 50 mm をこえていれば，胸部 CT を勧めるべきであろう．

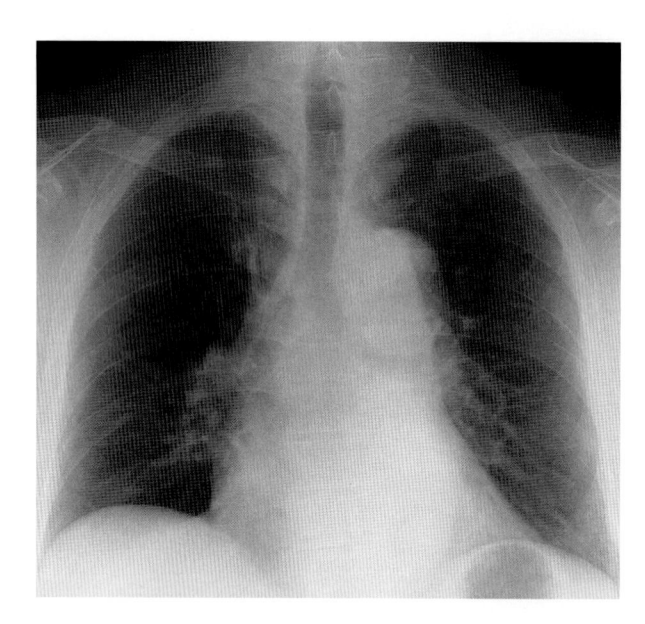

写真1 （今回）

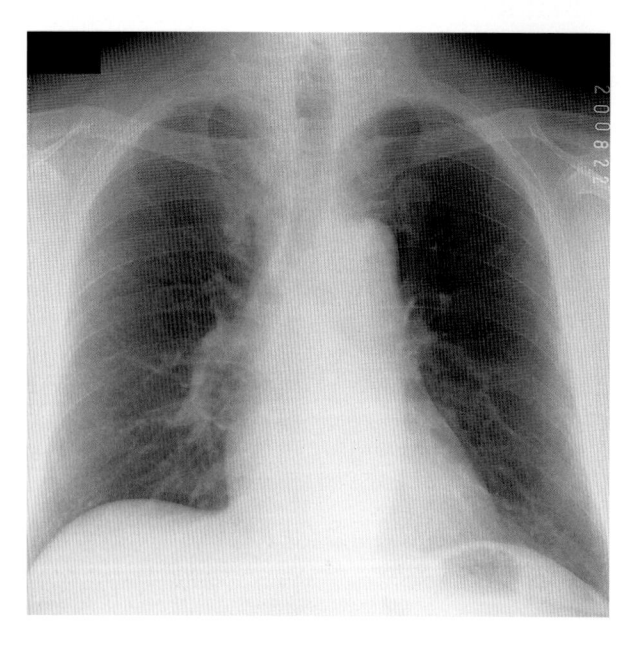

写真2 （1年前）

【症例 29】

　左上肺野の数個の結節陰影を発見して，経過観察をつづけていたところ，一時は縮小したようにみえた．初回の発見から年1回の検診を数えて4回目で，増大しているのを発見．胸部CTを撮影した．まず4枚の写真を示す．

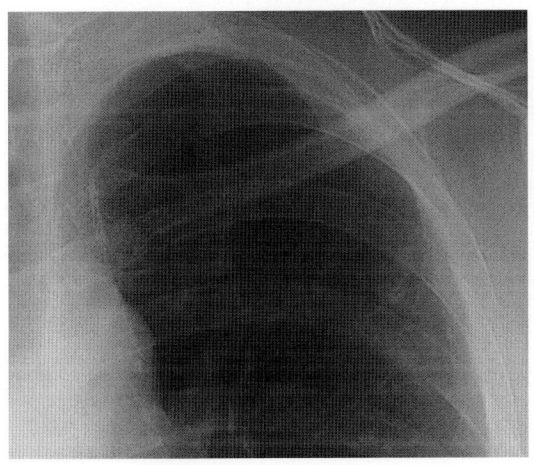

写真 1 （3 年前）

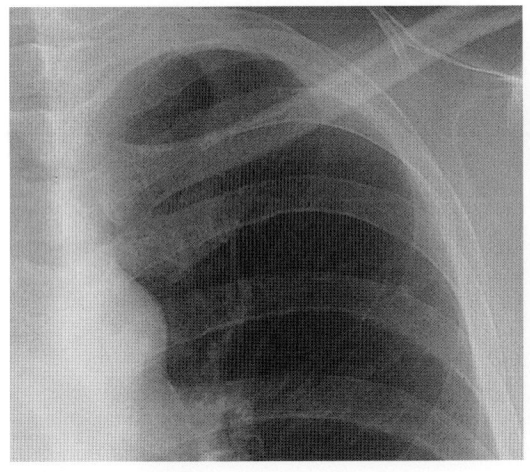

写真 2 （2 年前）

写真 3 （1 年前）

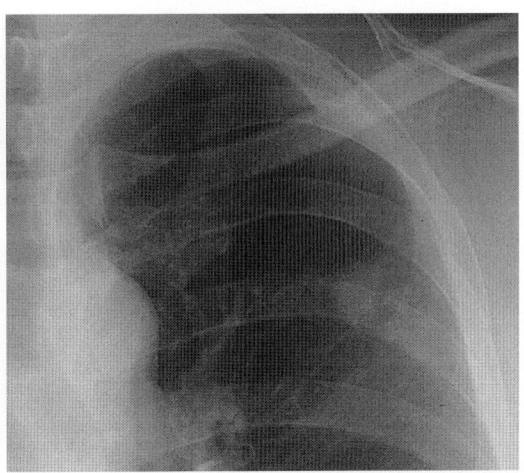

写真 4 （今回）

　写真1は，数個の大きさの違う結節陰影がある．
　写真2は，前年の結節陰影は，やや縮小している．
　写真3は，前年の記録がなければ見落としてしまうだろう．この陰影であれば，せいぜい記録したとしても陳旧性病変としてもよい．
　写真4は，驚くほど明瞭な円形陰影と外側下方に浸潤陰影がみられる．

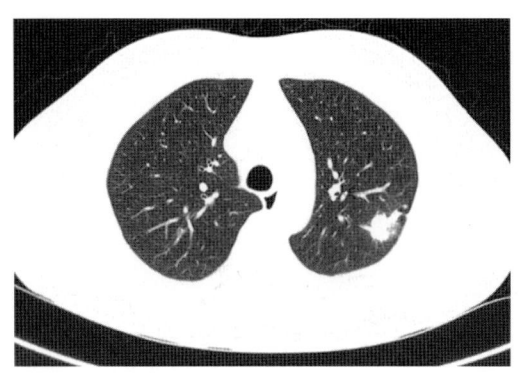

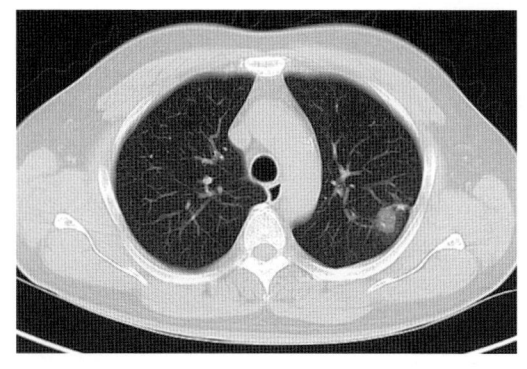

CT 1　　　　　　　　　　　　　　　**CT 2**

　胸部 CT 1, 2 mm スライスでは, 円形陰影の周囲に癌放射がみられ, 胸部 CT 2, 10 mm スライスでは内部に石灰化陰影がみられる. また, 血管の引き込み像もみられる.

　写真 1 でみられた数個の大きさの違う結節陰影は, 全て肺癌だったのか疑問が残る. 実証は困難だが瘢痕癌の可能性もあるかもしれない. いずれにしても, 長期間に亘って慎重に比較読影が必要であることを痛感させられた.

【症例 30】
　写真 1 では，右肺門陰影が左に比べて大きいことに気付く．
　1 年前の写真 2 と比較すると，写真 1 では周辺の血管陰影の走行に変化がないが中間幹は狭窄している印象がある．しかも心陰影の辺縁はシルエットアウトされているので，中枢に発生した肺癌の可能性が最も高い．

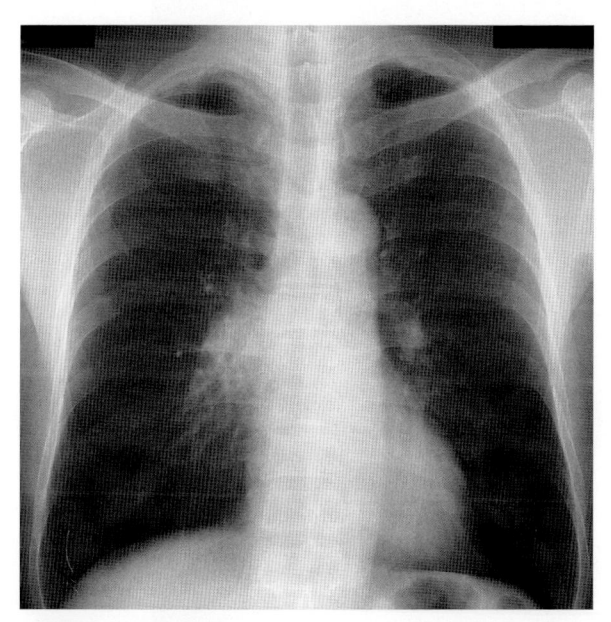

写真 1

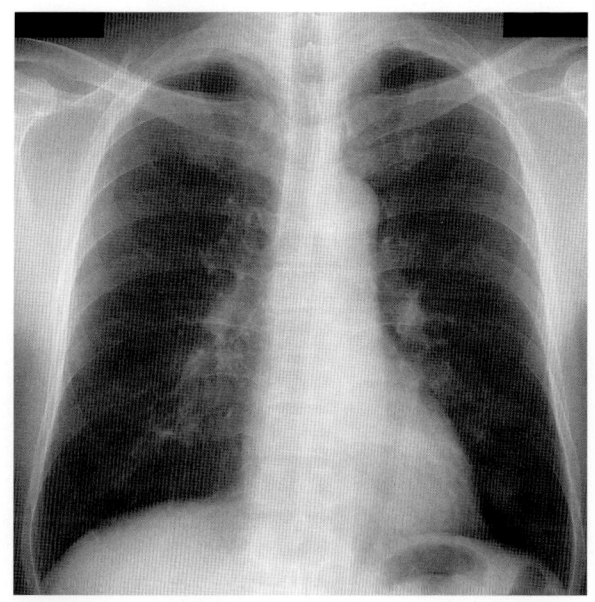

写真 2　（1 年前）

【症例 31】

　写真 1 では，左中肺野に胸壁から左肺門に弧状に走る索状陰影を認める．この索状陰影は側胸壁の近くでは細く，肺門に近づくにつれて太くなっている．左下肺野では肺門から末梢に向かう肺紋理があり，横隔膜とのシルエットサインは陰性で，左下葉に病変があることが判る．

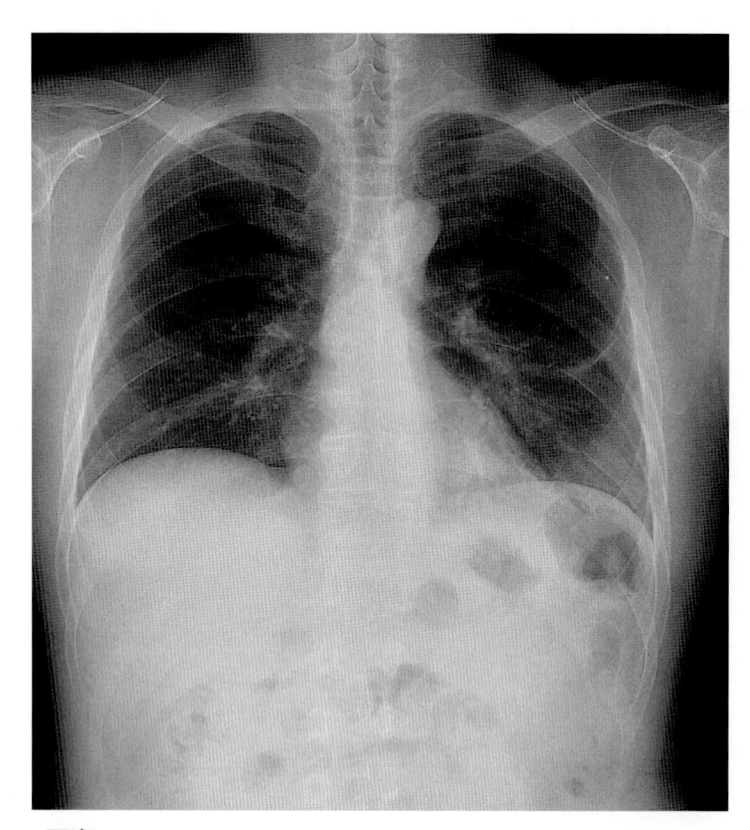

写真 1

写真2は1年前である．左肺門下部に辺縁の不鮮明な 3 × 2 cm 大の結節陰影がみられる．この結節陰影から放射する索状陰影がみられる．しかし，写真1でみられた左中肺野の弧状に走る索状陰影はないし，左下肺野の肺紋理は正常である．

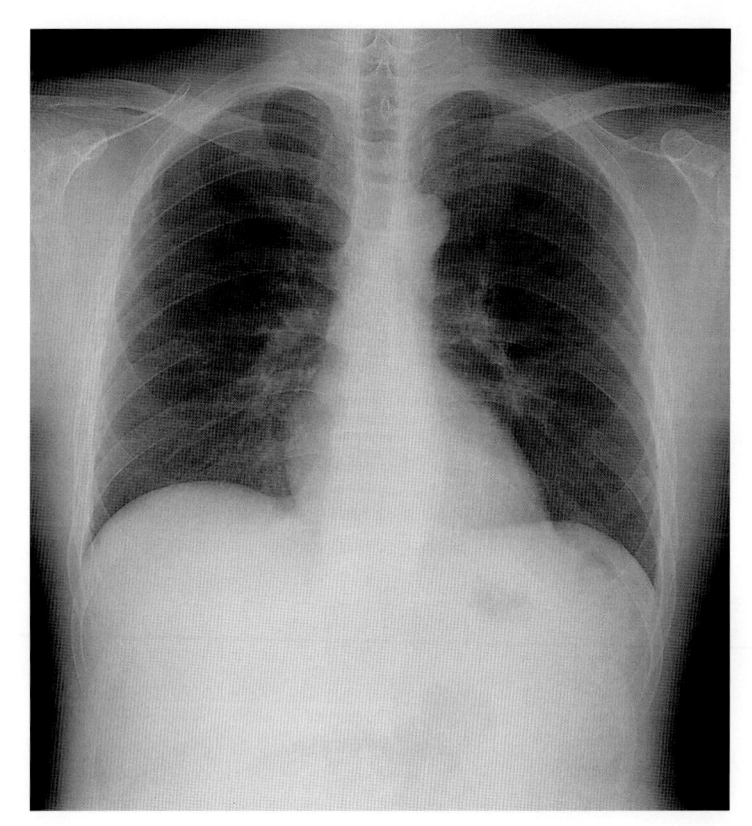

写真2 （1年前）

写真3は2年前である．左肺門下部に写真2とほぼ同じ結節陰影がみられる．しかし，詳細に比較すると結節陰影は写真2の方が僅かに小さい．

写真4は3年前である．写真3と比較すると，写真4の方が左肺門下部の肺動脈に重なる結節陰影がみられない．3年前の写真をいくら retrospective に眺めても異常は指摘できない．

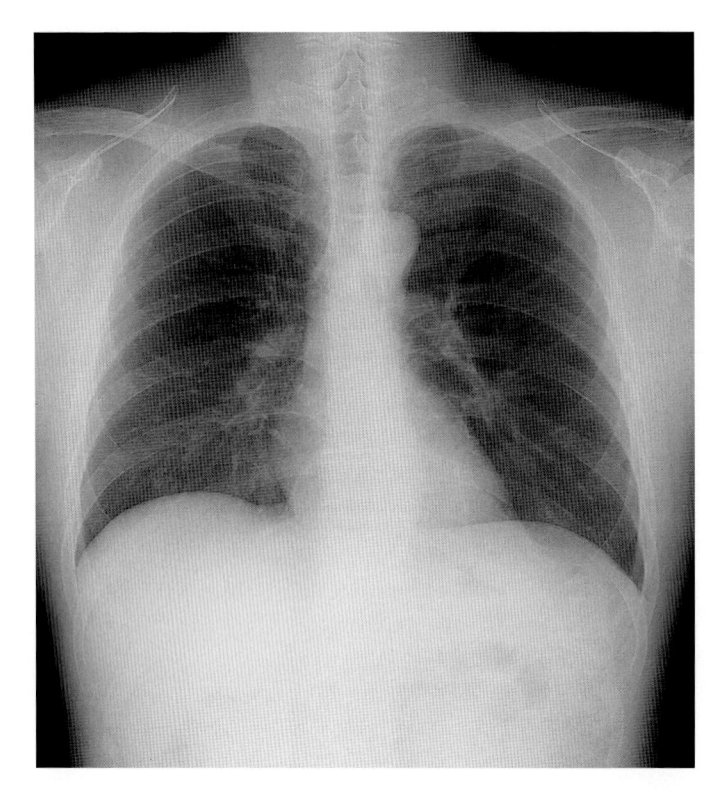

写真3 （2年前）

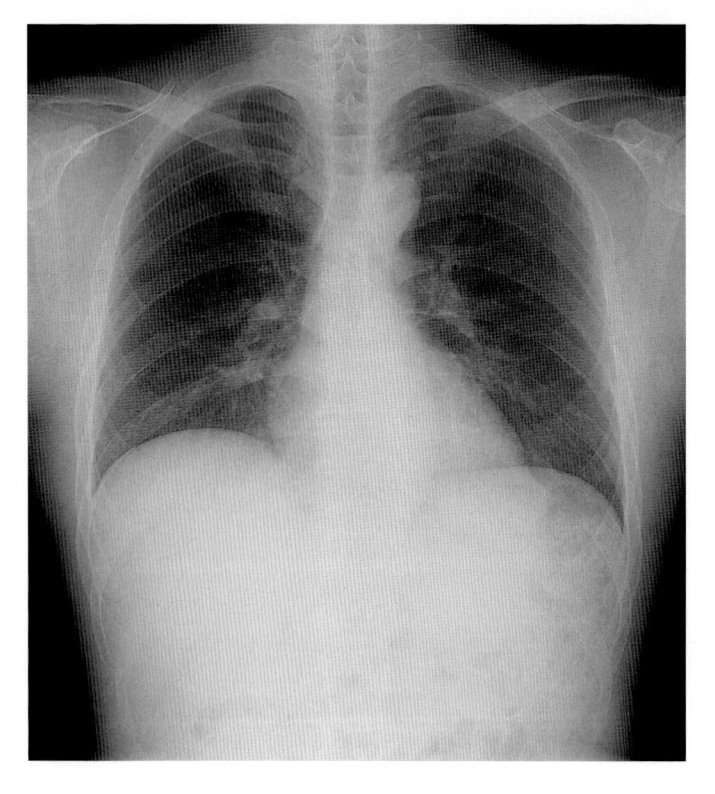

写真4 （3年前）

写真5は4年前である．写真4と比較すると下肺動脈の陰影に浸潤陰影が重なっているようにみえ，血管の走行は明らかに異なる．この左肺門下部に注目せずに左右の肺野と肺門を観察すると，この写真からは異常を指摘できない．

何故この症例に限って4年前の写真まで探したのか？

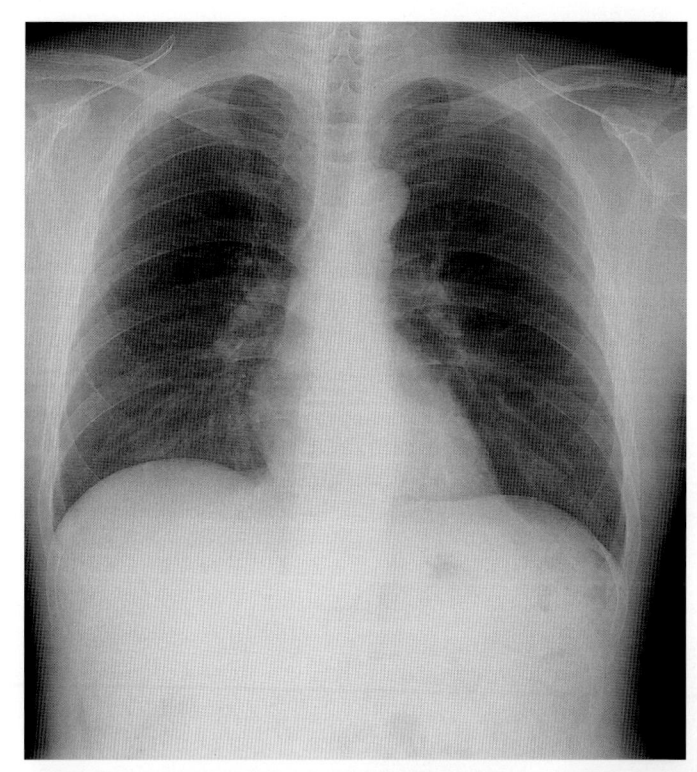

写真5 （4年前）

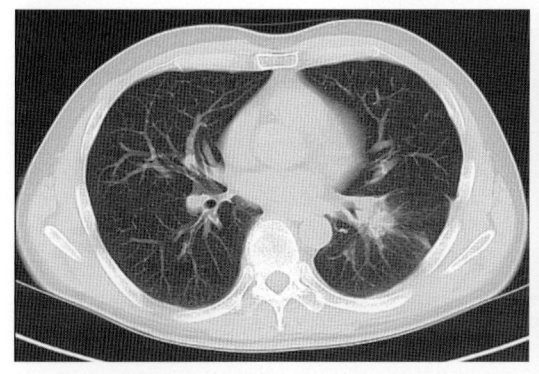

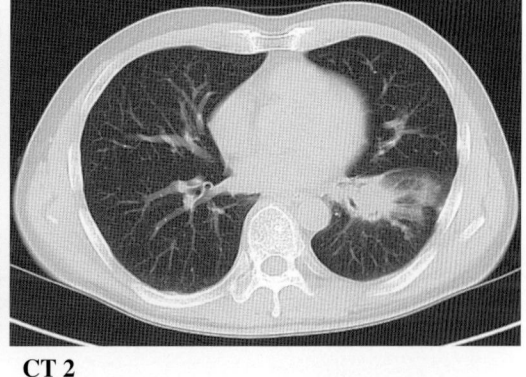

CT 1　　　　　　　　　　　**CT 2**

写真1から1ヵ月後に撮影された胸部CT 1と胸部CT 2の所見から，左B^{8}bを狭窄した腫瘍が明らかである．組織型は腺癌であった．

では，何年前からこの結節陰影は指摘できたのか？写真1と胸部CTを頭に入れてretrospectiveに観察すれば，写真3の2年前から指摘できたかも知れない．

このような経過を振り返って，写真5の4年前は正常なのかと問われると，この背腹写真では「異常は発見できない」としか答えられない．

読影医が推理派と経験派に分かれて大議論

　読影という作業は孤独なもので，頭の中でアレコレと考えながら取り敢えずの結論を出している．読影医が集まって先輩，後輩や読影歴を無視して，自由に議論したらどうなるだろう．顔を会わせての議論だと，「ボクの経験だと……」と古株が経験を振り回して結論らしきものを述べて終わりとなる．しかし，新株が述べるキチンとした推理読影の所見にも耳を傾ける必要があるだろう．

　受診者が目の前にいないのだし，病歴も不明，勿論胸部 CT も入院記録も不明といった環境の中で，「撮影された所見だけを基に議論しよう」というディベートを紹介しよう．

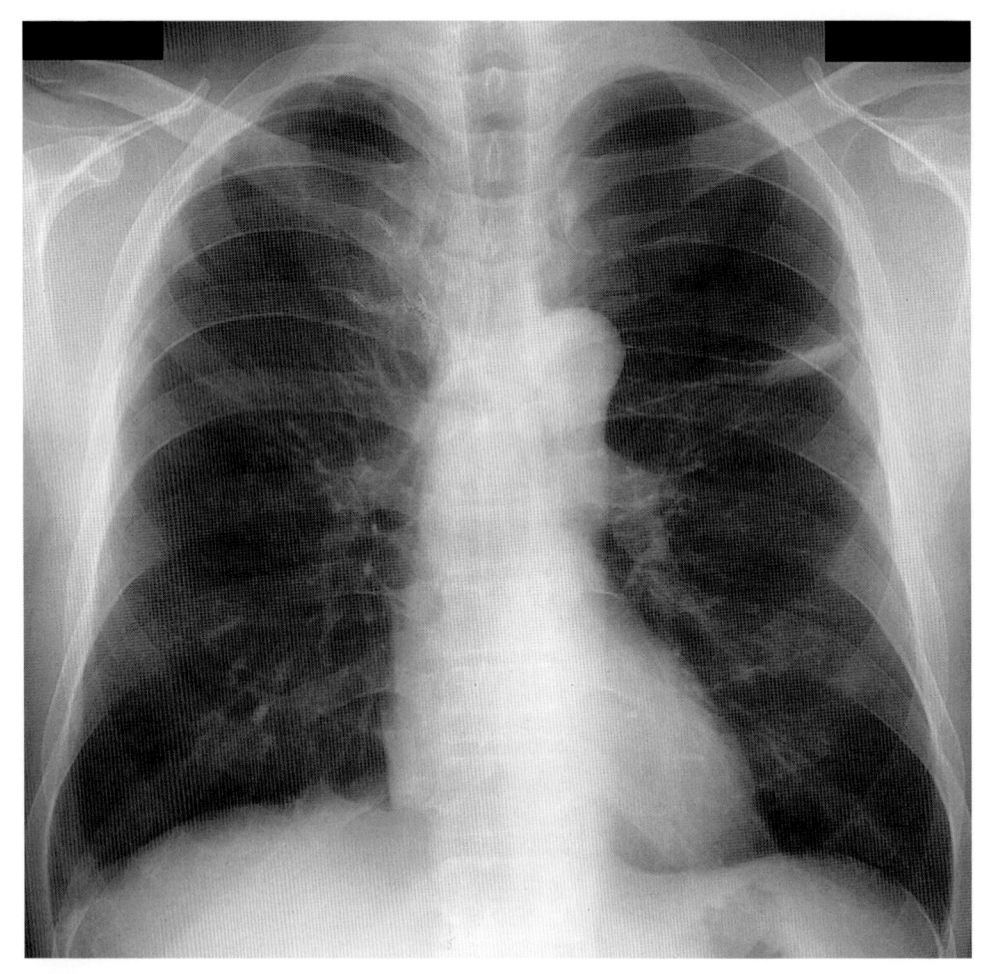

写真 1

【症例】
　まず同一症例の1年を経過した2枚の写真を示す．
　写真1と1年後に再度検診で撮影された写真2である．
　写真1で，議論に参加した読影医が同意したのは，右肺門上部にstaplerが観察されるので，「右肺は術後である」という点である．
　右肺尖部に囊胞がみられ，右肺の容積が減少していないので，右肺しかも上葉の囊胞切除術後であることも概ね同意が得られた．

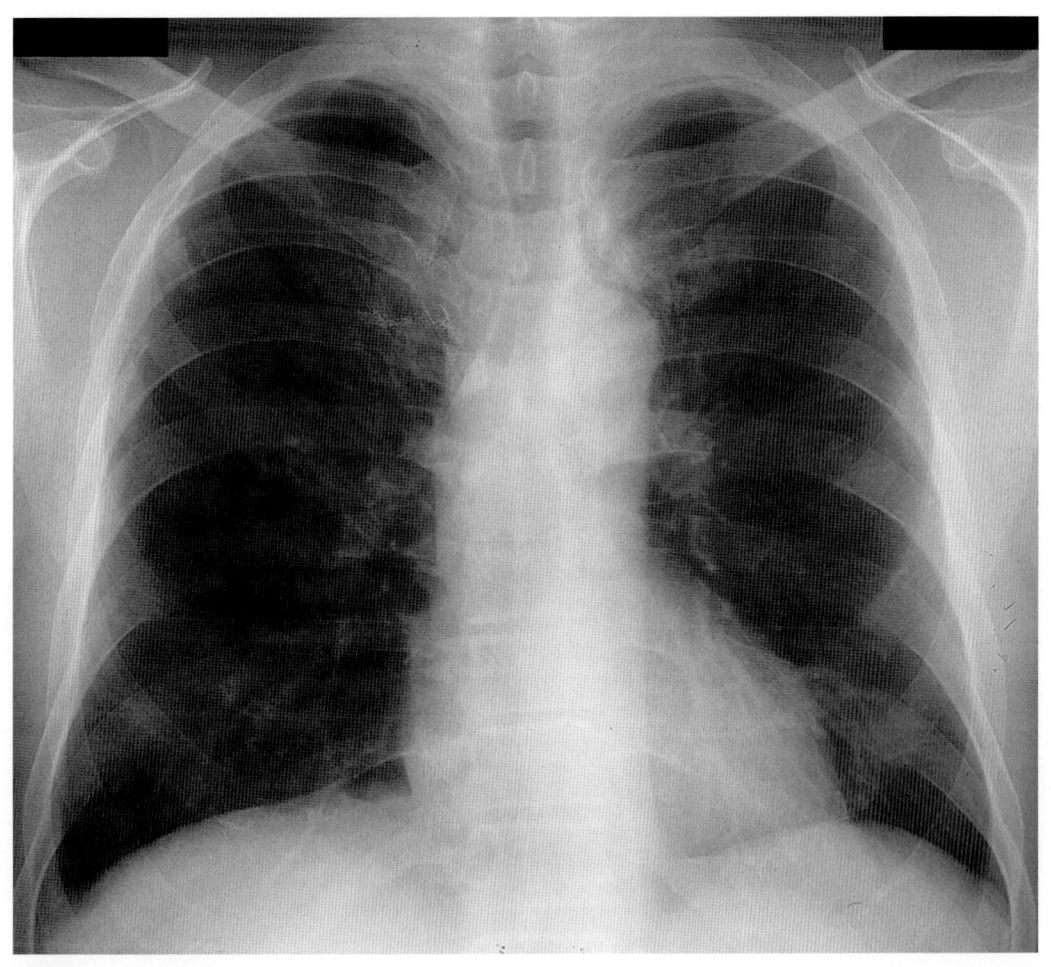

写真2（1年後）

サテ！　問題は左上肺野から中肺野にかけてである．

読影医 A：左上肺野は気胸だと思う．左側胸部に胸膜癒着があるので，左上区が虚脱して無気肺となり板状になっていると考える．

読影医 B：イイヤ，絶対に気胸ではない．気胸なら緊張性だから多少でも縦隔が右に偏位するだろう．気胸だとすると，どこかに小さな囊胞があって，これが原因で起こるのだから，仮にドレーナージを受けたとしても大動脈弓の頭部の肺組織が集束したような透過性の低下した部分は説明ができない．それに中肺野を横に走る線状陰影の上部に僅かに肺紋理らしいものがみえる．

読影医 C：気胸というのは診断として余りに安直すぎるヨ．だって左の中肺野から下には気胸腔がないだろう．ということは左胸郭の全周を気密にする胸膜癒着が起こっているとイウワケ？ A君だって何回も気胸の手術をしてきたじゃナイ．全周が air tight な胸膜癒着というのは考えられない．

読影医 A：それじゃ，B先生もC先生も左上はどういう状態と考えるンですか？

読影医 BとC：ウーン．

読影医 D：巨大肺囊胞に感染が起こると，こんな板状の陰影がみえるよね．

読影医 A：その鏡面像は水平のはずでしょう．これは鏡面像とは違いますヨ．斜めですから．

　　……雰囲気が次第に険悪になる！

読影医 B：巨大肺囊胞に感染が起こったあと，内腔が浄化されて，囊胞底がツルツルした瘢痕になっタ……ンじゃないカナ．（と些か自信がなさそう）

読影医 A：ソレッて先生が昔，肺結核の浄化空洞といっていたアレですか？

読影医 C：ママ，左上は気胸にしても肺囊胞にしても，いずれにしても機能していないことは確かだから「死腔」ということにしておこう．

で，写真1を見た後で写真2はどう考える？この間に1年が経過しているのだケド．なぜ左上の死腔はなくなったと考える？

読影医B：右を手術してうまくいっているのに，左の死腔は知らん！と放り出すような施設はないヨ．やっぱり同じ施設が左側も手を付けたんじゃないカナ．

読影医A：右の肺門にみえるようなstaplerは左にはみえない．左の肋間腔をみても大きく肋間開胸をした形跡もない．大動脈弓の上部に肺組織が集束したようなところがあるが．

読影医B：giant bullaをauto-sutureで処理すると，少量のstaplerでは処理できないヨ．

読影医D：ボクは何例も経験しているケド，巨大肺嚢胞に感染が起こると，ブラがアッと驚くほど小さくなることがあるンダ．

読影医A：信じられヘンナ．

読影医D：ボクの経験を信じられヘンノナラ，いいよ！

読影医B：胸腔鏡下でブラを上手に縫合したんじゃナイカな．それで左肺門の陰影は正常になり，肺縮縮したところが大動脈弓の上に転位したと考えるのが自然じゃないかナ．

読影医C：マア，色々と意見はあるだろう．ケド目の前にあるのは一人の受診者の記録だから，貴重なもんダヨネ．これからも先生方，面白いと思った症例をピックアップして，またこうして議論しましょう．

で，読者の皆さんは，どの意見に賛成ですか？

8章
知ってたら 得！

A. 異物・人工物

① 気管−両主気管支ステント・肺癌（腺癌）

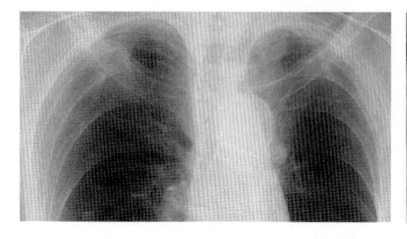

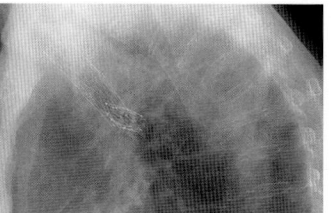

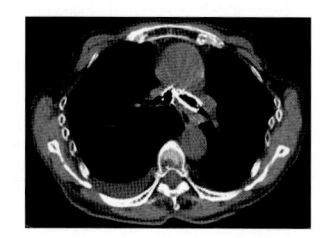

② 気管ステント

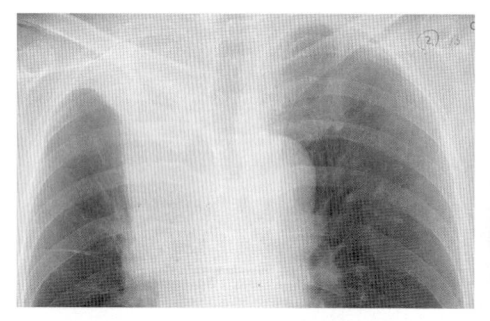

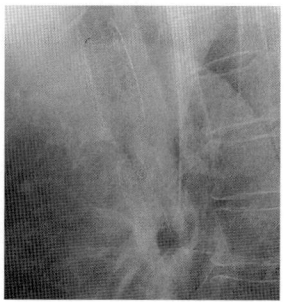

③ スピーチカニューラ（気管）

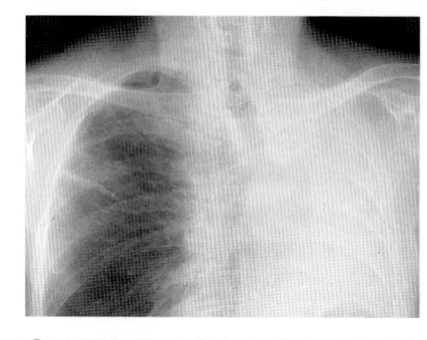

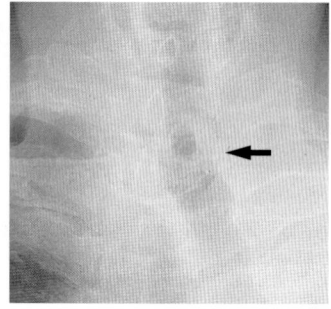

④ 心臓弁膜症（三弁置換），除細動器付き両室ペーシング

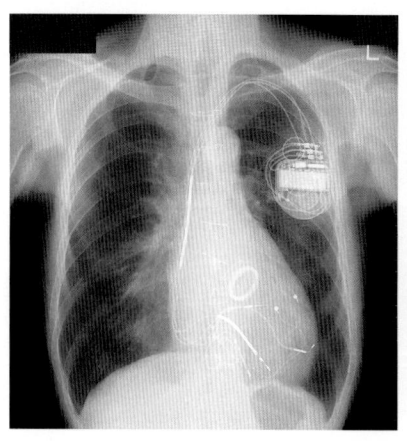

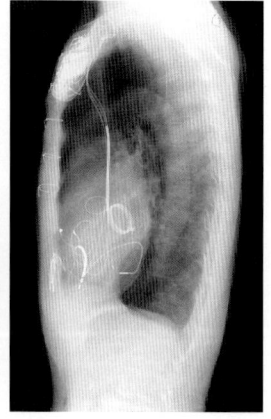

A. 異物・人工物　229

⑤ 僧帽弁置換（機械弁）

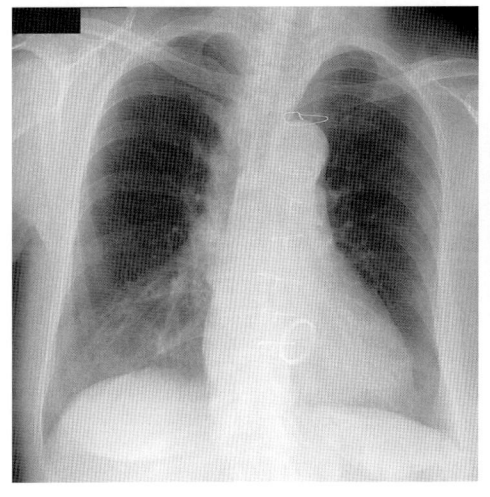

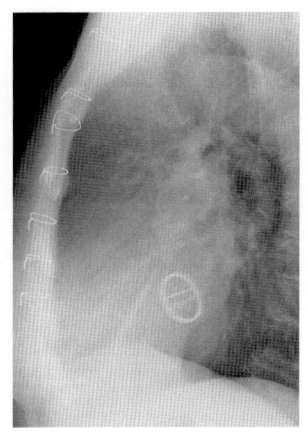

⑥ 大動脈弁置換（機械弁 Carpentier-Edward）

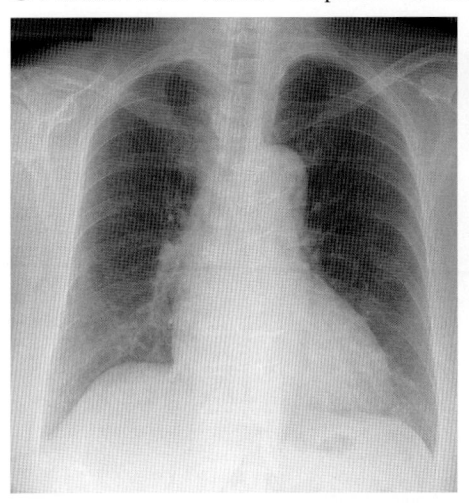

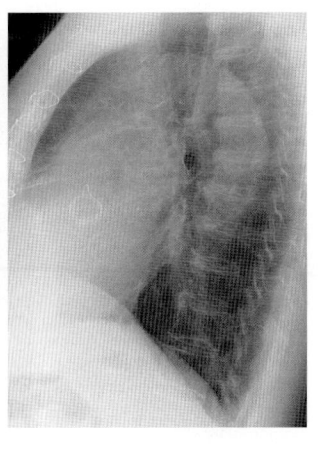

⑦ 冠動脈ステント

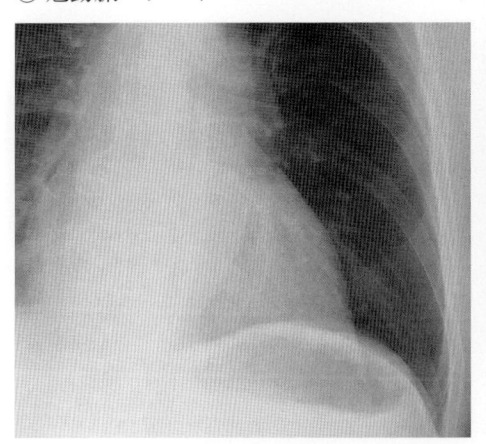

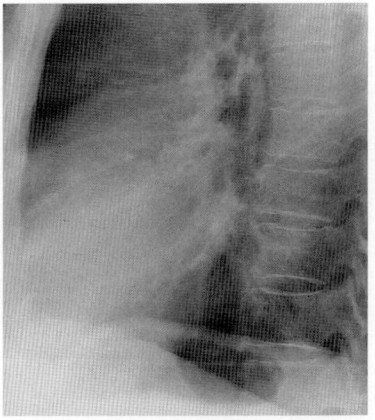

230 8章 知ってたら 得！

⑧ 大動脈瘤手術（ステント）

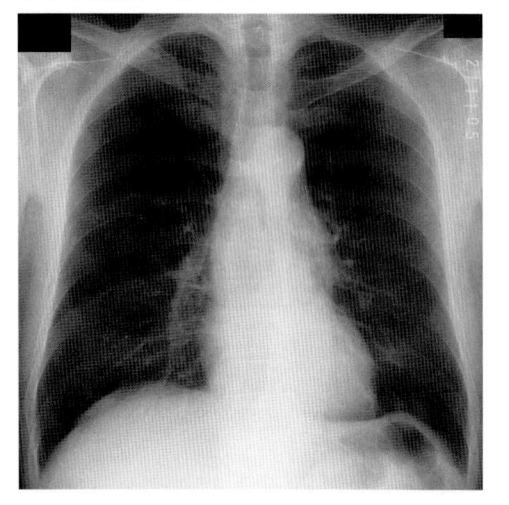

⑨ 大動脈瘤手術（ring graft inclusion）

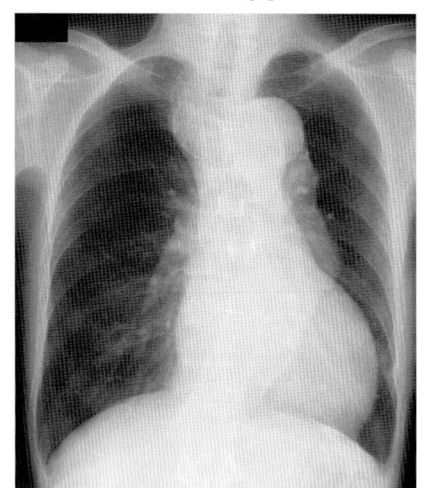

⑩ 大動脈瘤手術（ステント）

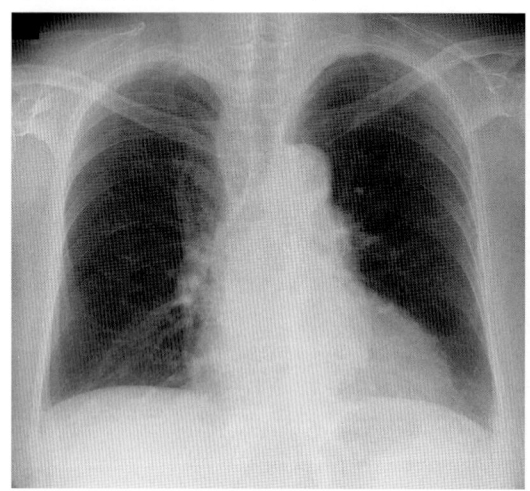

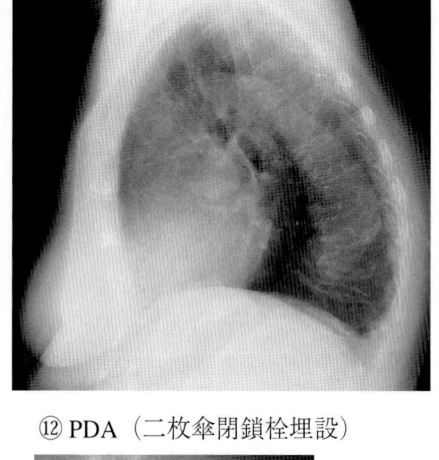

⑪ PDA コイル塞栓術（patent ductus arteriosus 動脈管開存症）

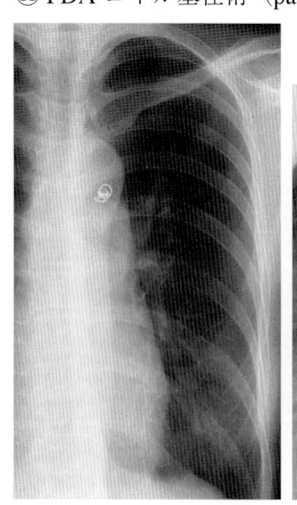

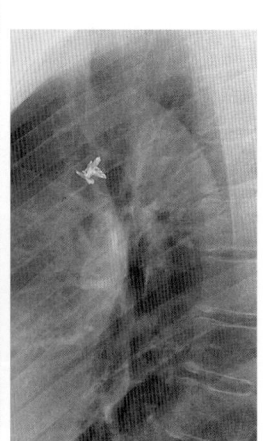

⑫ PDA（二枚傘閉鎖栓埋設）

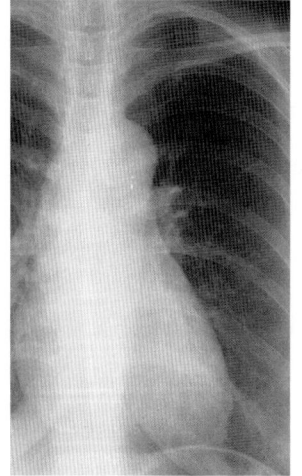

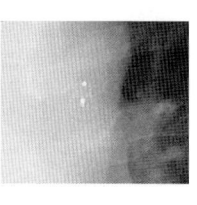

A. 異物・人工物　**231**

⑬ ペースメーカ（DDD）（double-double-double 心房心室同期型ペースメーカ）

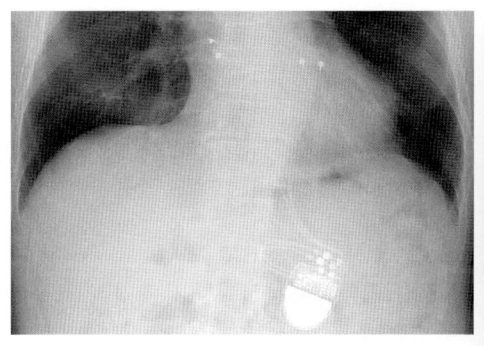

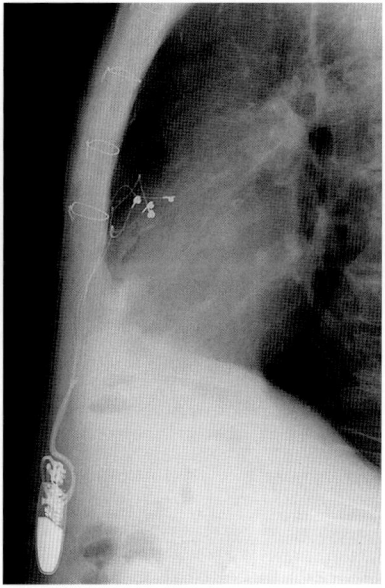

⑭ ペースメーカ（DDD）

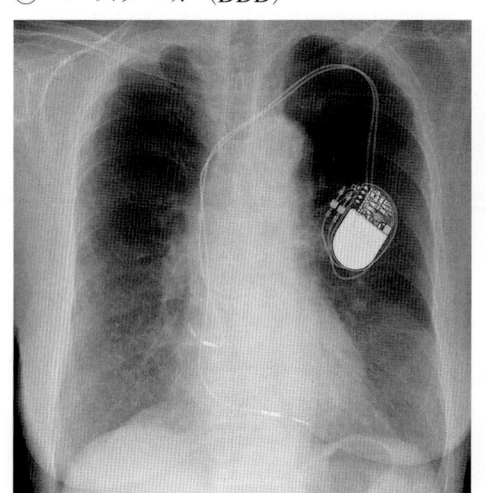

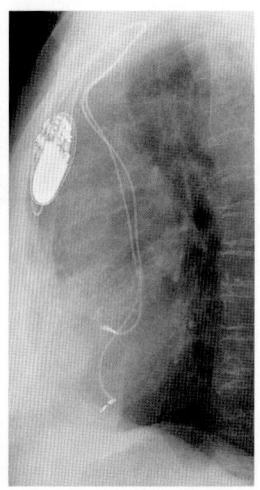

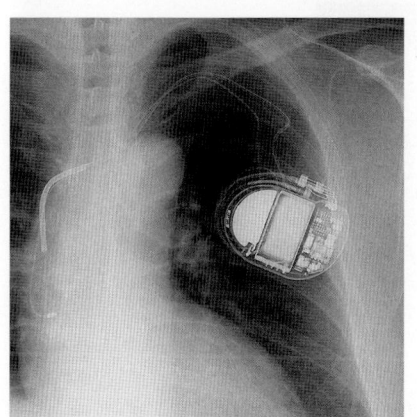

⑮ ICD（implantable cardioverter defibrillator　植込み型除細動器）

232　8章　知ってたら　得！

⑯ Brugada 症候群に対する ICD 植込み

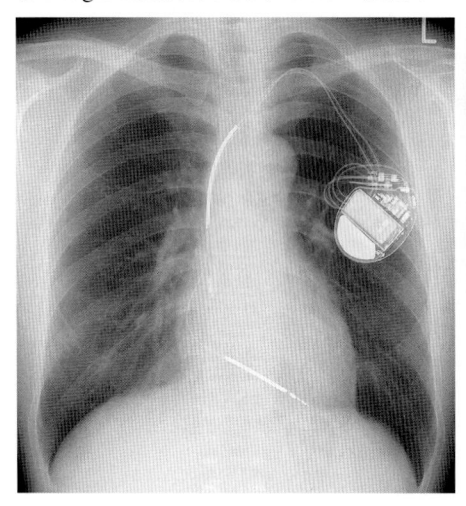

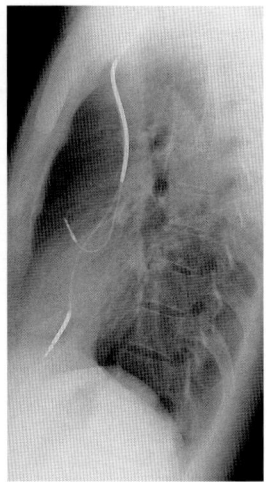

⑰ AVM コイル塞栓術（arteriovenous malformation 動静脈奇形 AVM）

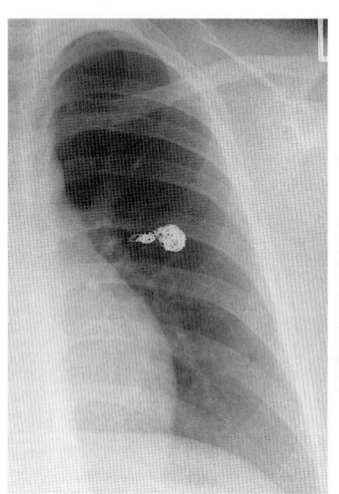

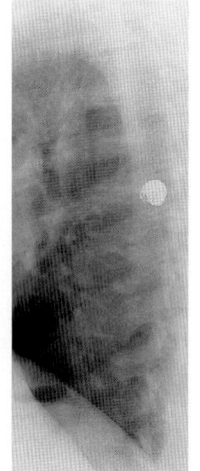

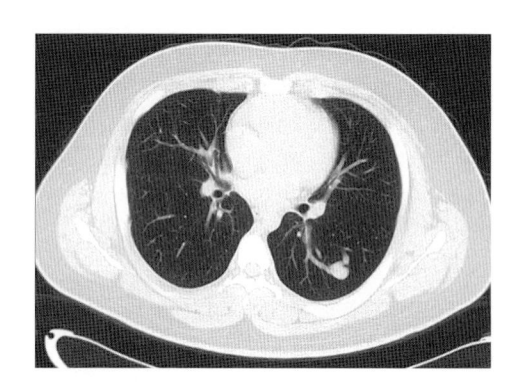

⑱ BAE（気管支拡張症による喀血治療に気管支動脈塞栓 bronchial artery embolization）

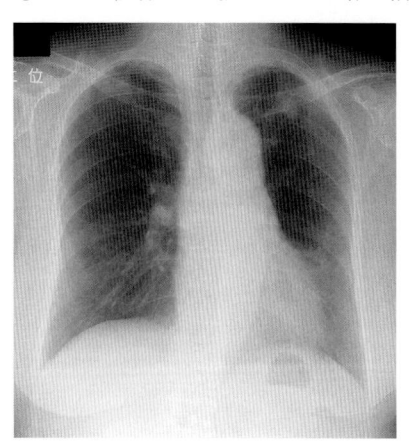

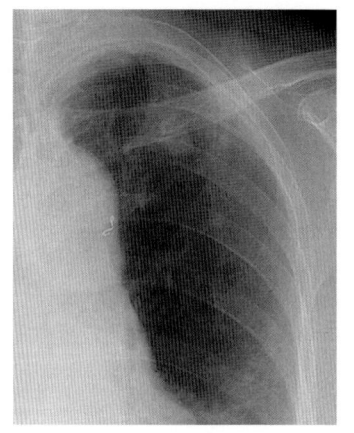

A. 異物・人工物　233

⑲ TAE（TACE，肝細胞癌に対する経動脈性
　 化学塞栓術 transarterial chemoembolization）

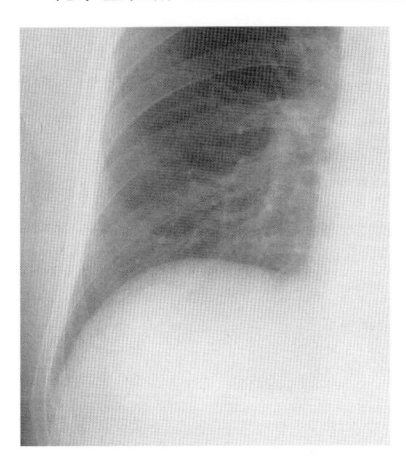

⑳ TAE（transcatheter arterial embolization）

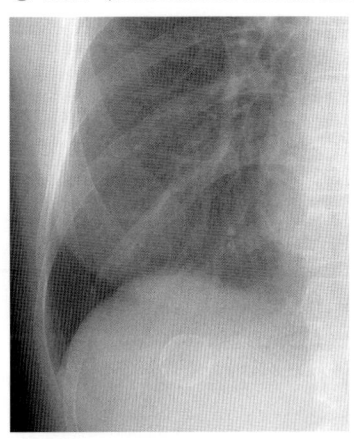

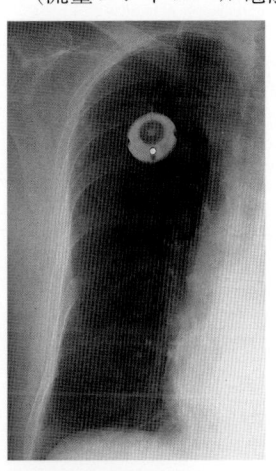

㉑ V-P シャントチューブ
　 （ventriculo-peritoneal shunt）

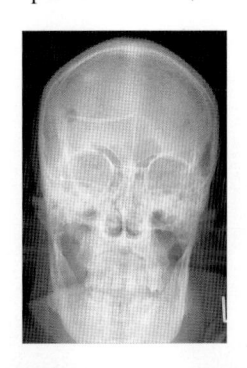

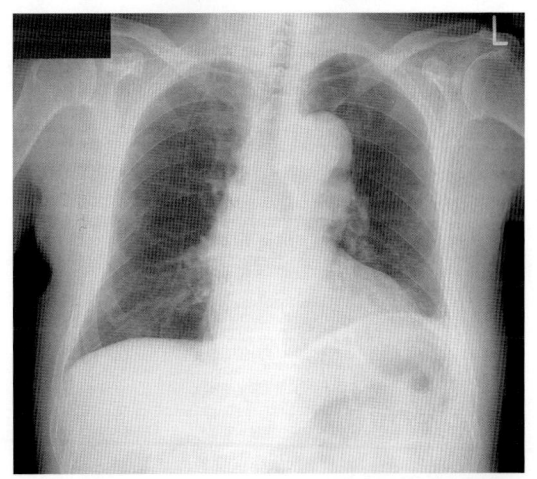

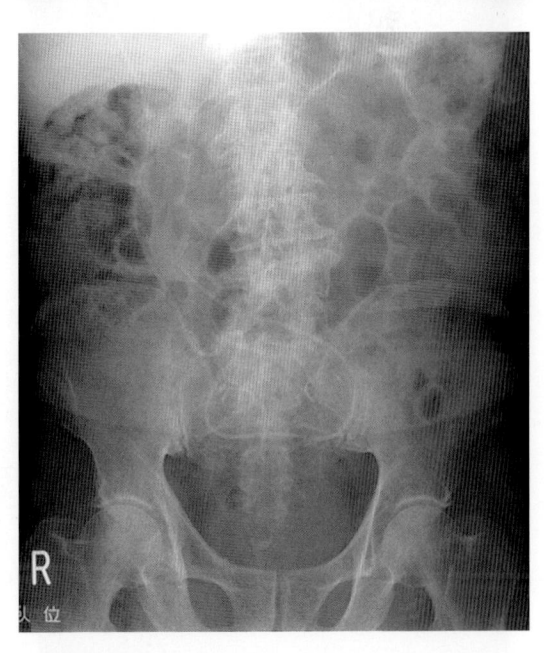

㉒ V-P シャント
　 （流量コントロール電磁バルブ装置）

234　8章　知ってたら　得！

㉓ ポート埋設（化学療法用）

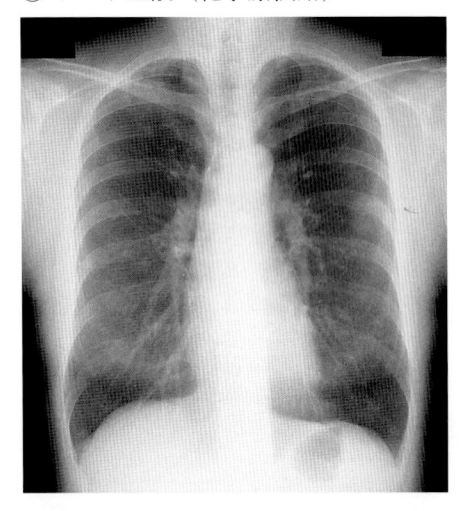

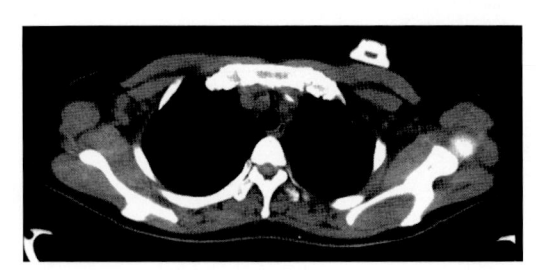

㉔ 微注用チューブ（原発性肺高血圧症に対する治療）

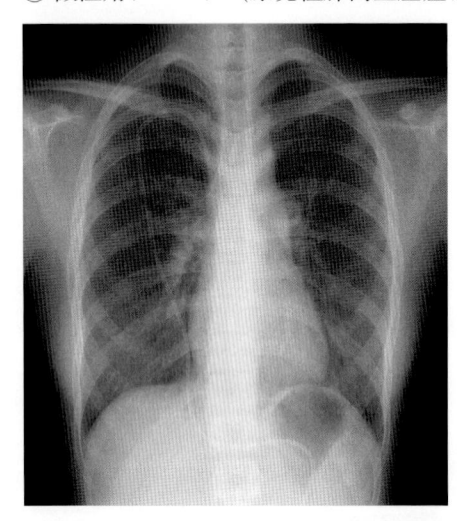

㉕ 漏斗胸術後（ペクトスバー2本使用）

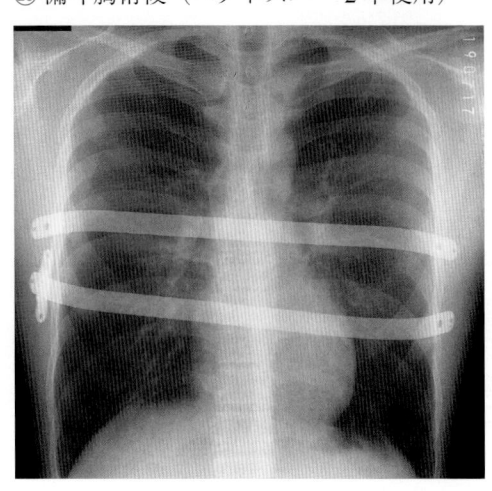

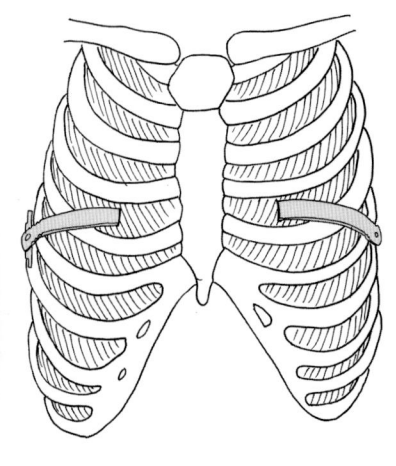

金属のバーを1〜2本使って胸郭の変形を矯正する術式（Nuss法）．

A. 異物・人工物　**235**

㉖ 漏斗胸術後

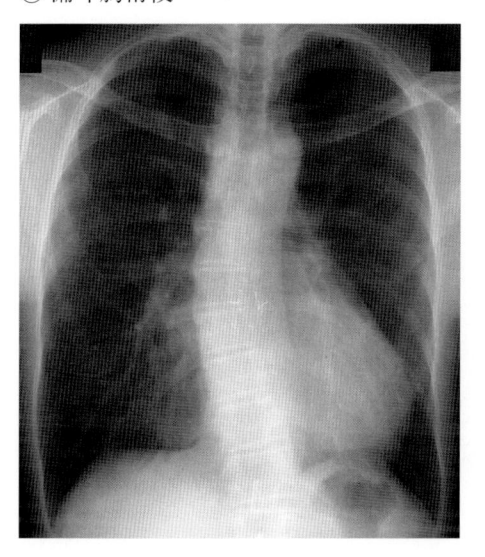

㉗ 脊椎側弯症術後

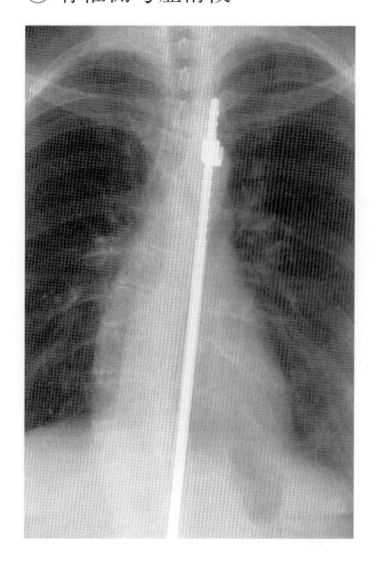

㉘ 胸椎術後（胸髄血管腫）

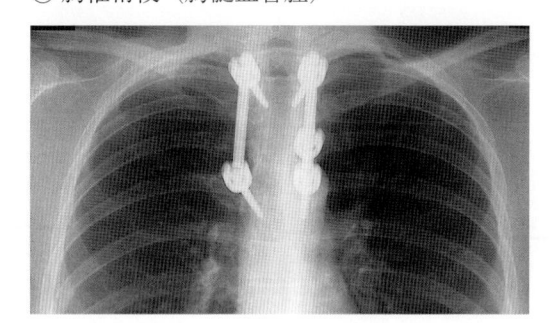

㉙ 肋骨骨折術後（肋骨ピン）

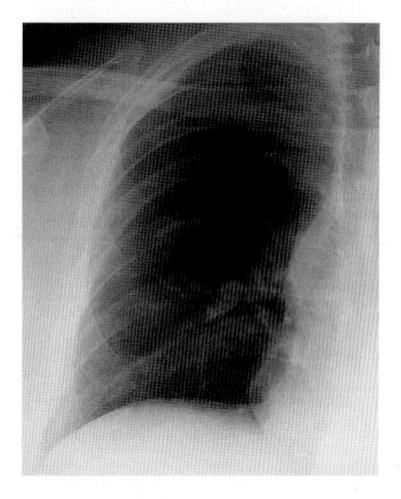

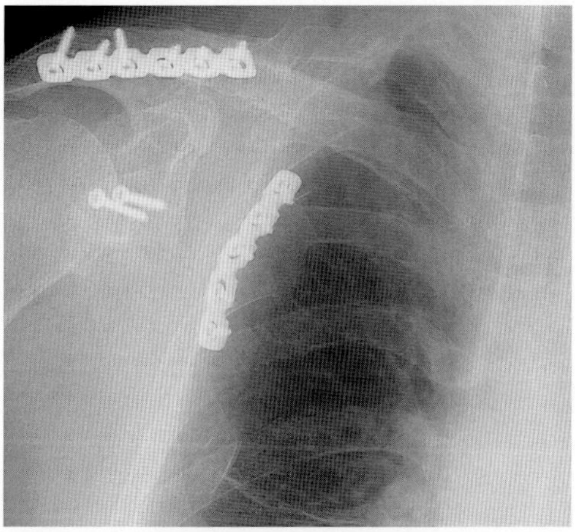

㉚ 肋骨骨折術後，鎖骨骨折，肩甲骨骨折

236　8章　知ってたら　得！

㉛ 左乳癌術後

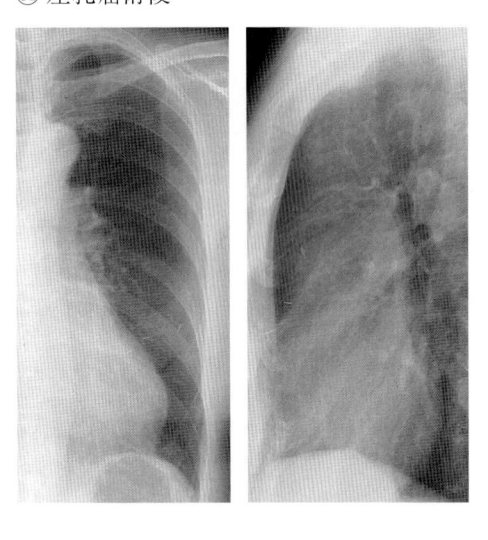

㉜ III度熱傷後の植皮術後

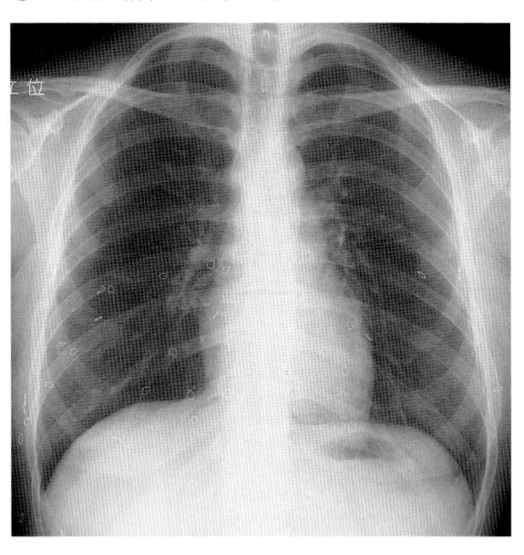

㉝ 伏針（鍼治療によるステンレス針埋設）

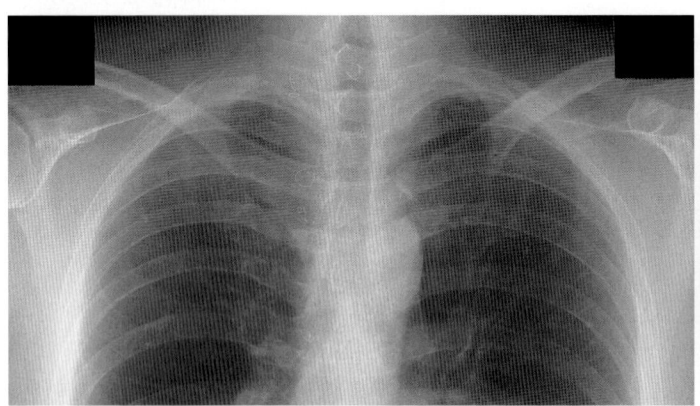

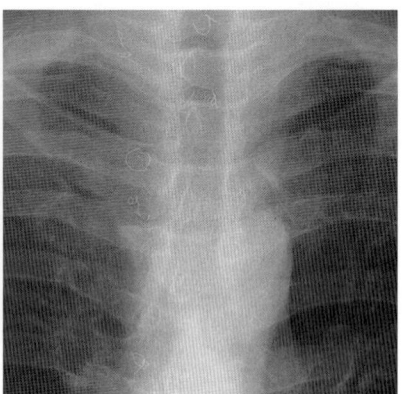

㉞ 豊胸術（シリコンバッグ埋設）

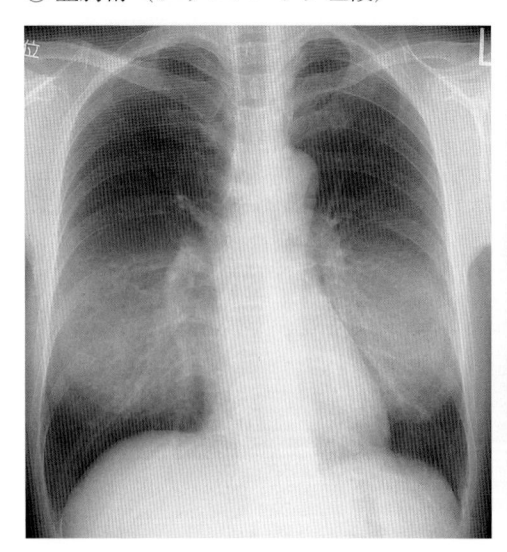

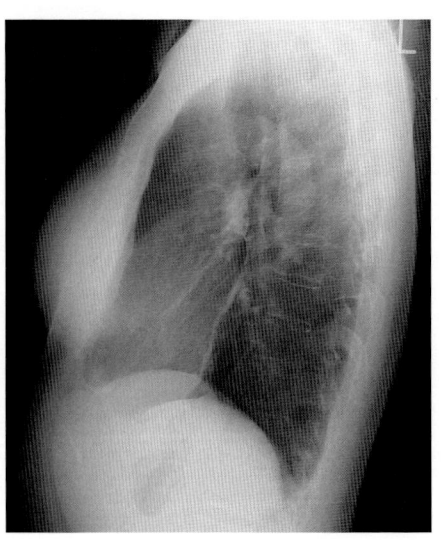

A. 異物・人工物　237

㉟ 豊胸術（シリコン球埋設）

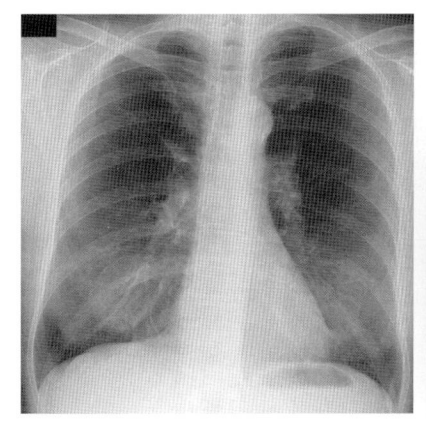

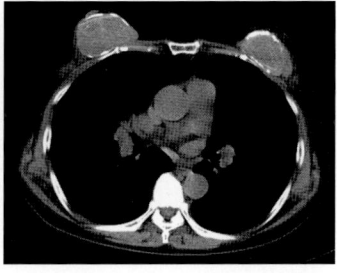

㊱ 胃透視用バリウム誤嚥

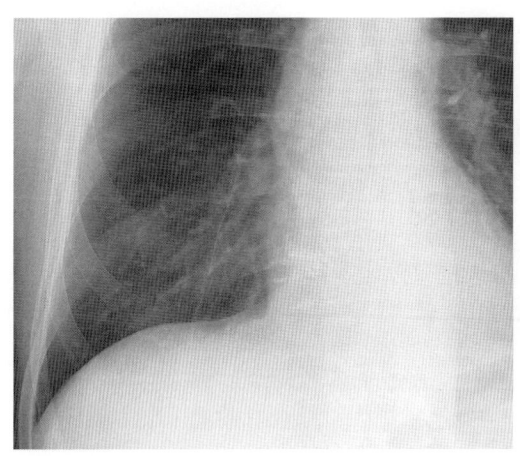

㊲ 伏針（事故）

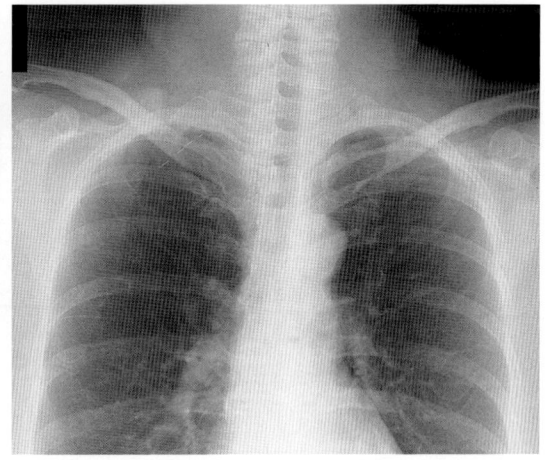

㊳ 束髪

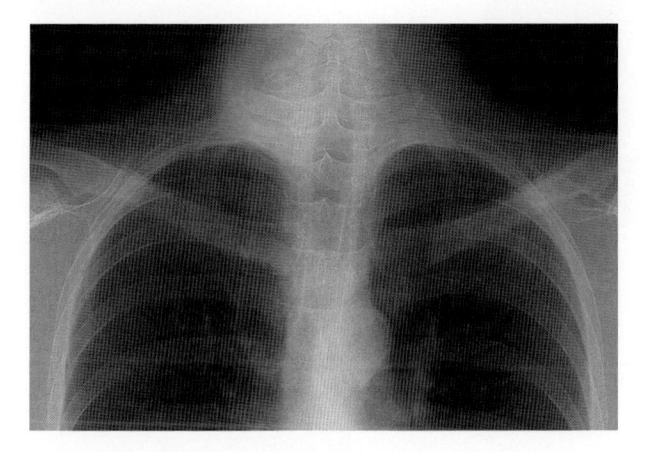

238 8章 知ってたら 得！

㊴ 毛髪

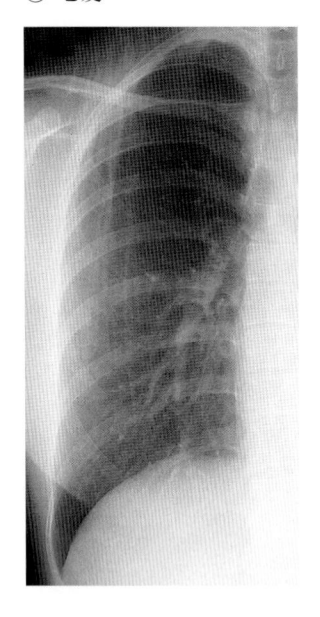

㊵ 肩こり用マグネット

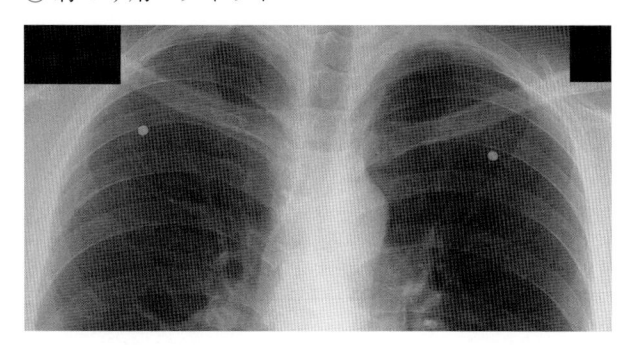

㊶ 貼布剤（発熱性）

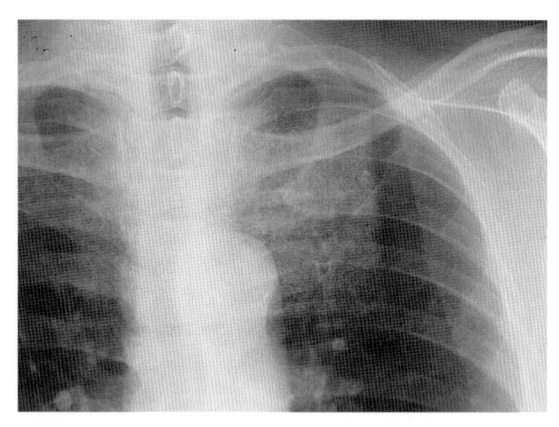

㊷ 貼布剤

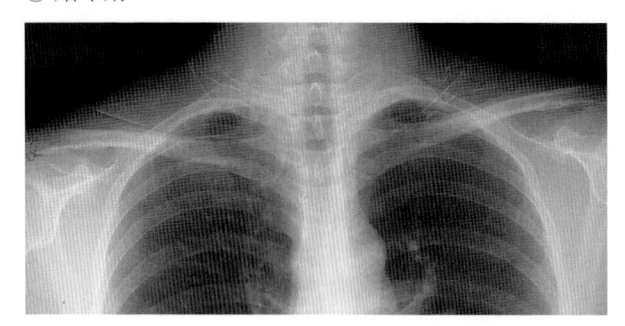

㊸ 衣服の縁

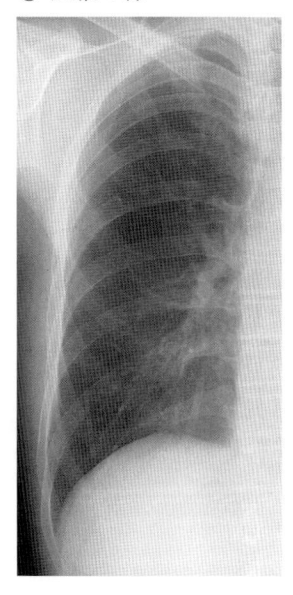

A. 異物・人工物　239

㊹ ネックレス

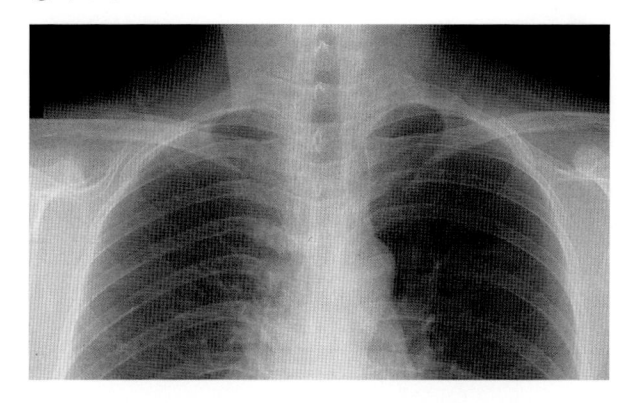

㊺ 衣服装飾（ビーズ）

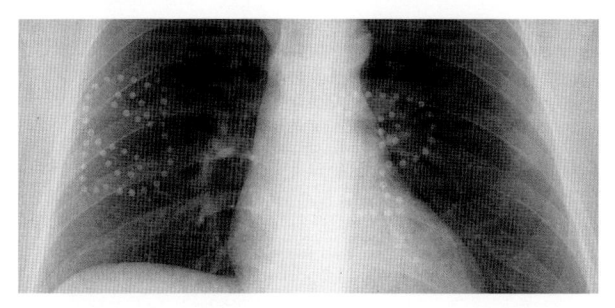

B. Mach band について

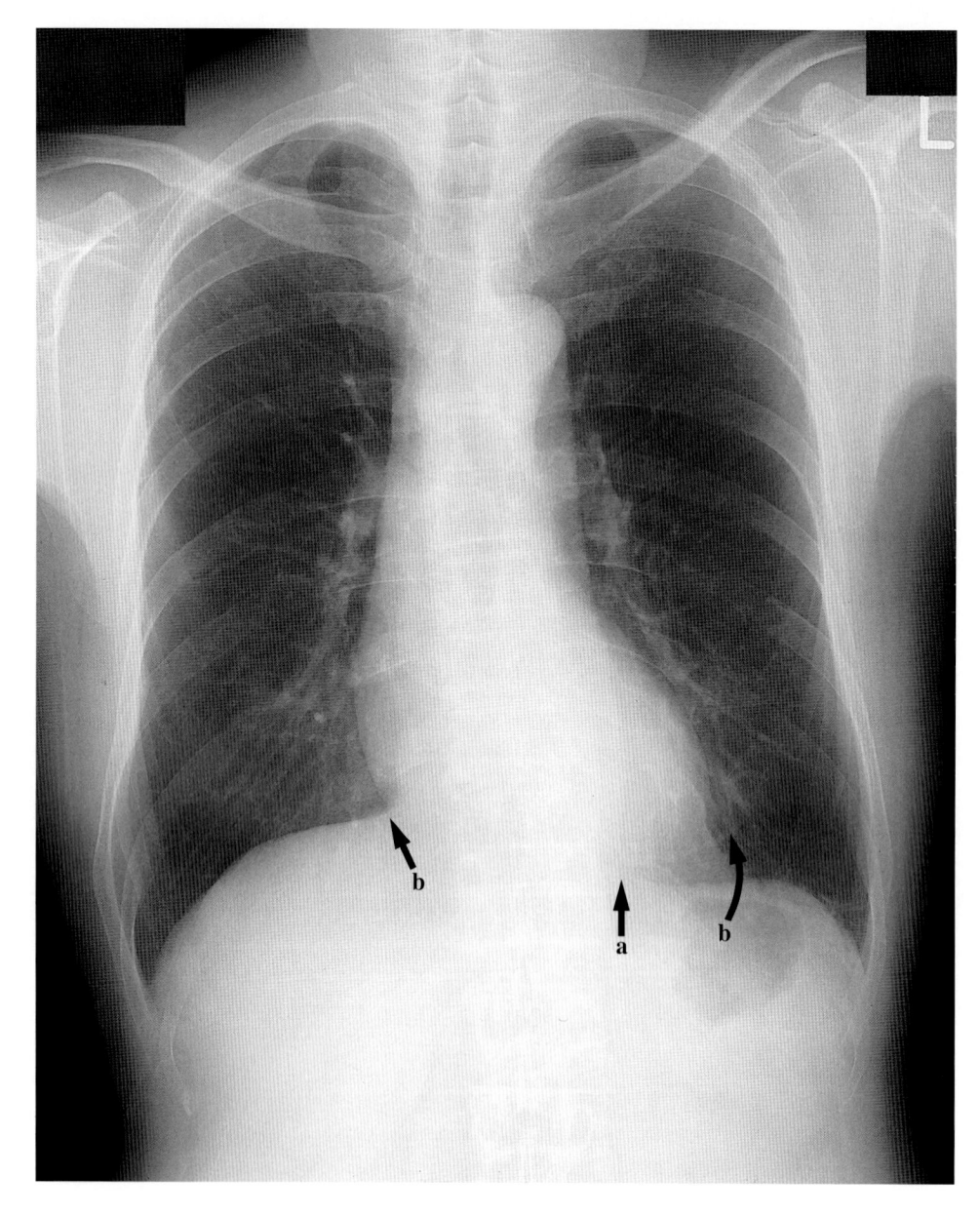

a. 下行大動脈と心陰影の境界.
b. 心陰影（右第2弓, 左第4弓）と肺野の境界.
　この境界に透過度の高い細い線状領域がみられる.

乳頭と肺野の境界に同様の透過性の亢進した領域がみられる．
これを Mach band という．

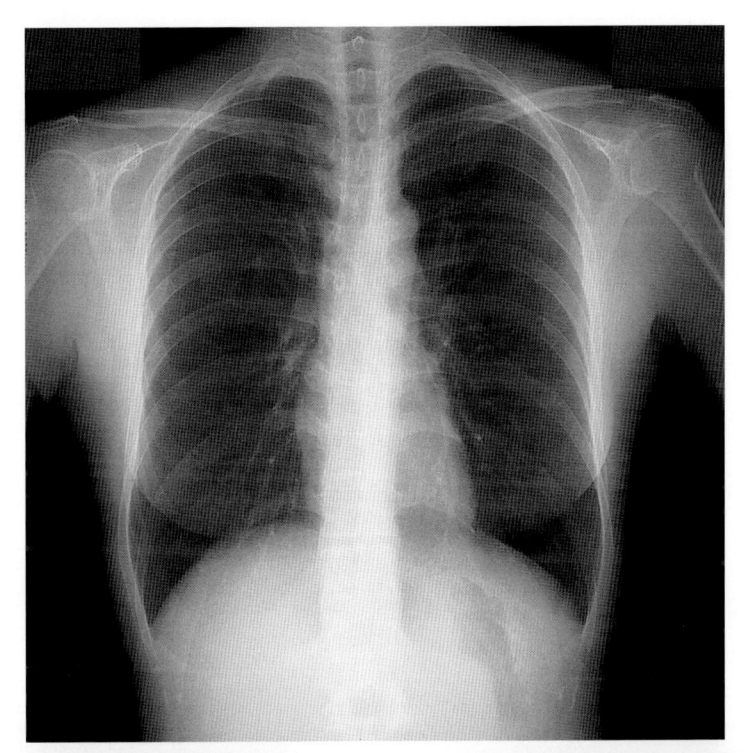

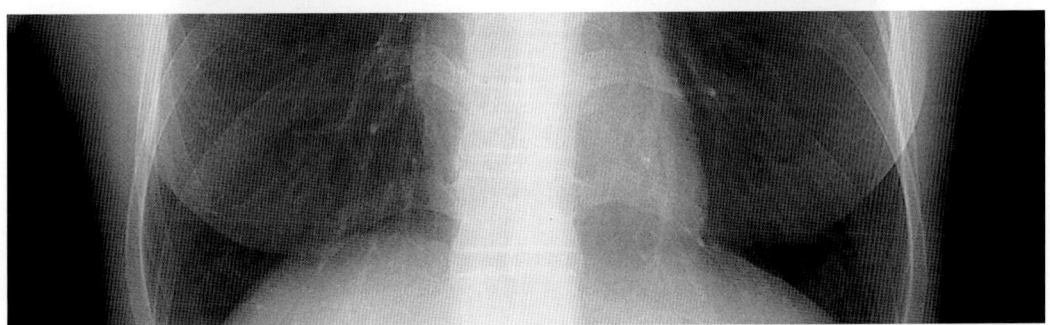

─ Mach band とは ─

　明るさの異なる二つの領域が相接する境界領域では，明るい領域により明るくみえる縦の帯が，暗い領域には，より暗くみえる縦の帯が存在していると人は認識する．物理的には，このような帯はないにも拘わらず認識してしまうのは，ものの輪郭や境界をよりはっきり見えるように視神経細胞が光刺戟をうけた細胞の傍の細胞の活動を抑制するメカニズム（側抑制）をもっているからである．これを Mach effect といい，このようにして見られる帯を Mach band という．

　　　　　　　　　　　　　（北原義典著「人間行動の不思議」（講談社）より）

C. 肺葉切除後の変化

共通の所見	自動縫合器のステープル，止血クレンメ，肋骨ピン，肋骨骨折，肋間腔の開大あるいは狭窄，胸膜癒着	
	右上葉	中葉
残存肺の容量	減少	不変
残存肺の肺紋理	減少	不変
斜裂，水平裂による線状陰影	消失	消失
上縦隔・気管・心陰影の偏位	全て右方へ偏位	不変
残存肺の気管支	上葉枝分岐がみえない．中葉枝は，中間幹から極端に鋭角で頭側へ向かう．*	不変
主肺動脈および葉間肺動脈	主肺動脈は肺門から一度肺野へ水平に走り，次いで下葉底区枝がしだれ柳状に下方へ向かう．	不変
横隔膜の高さ	挙上	不変
肋骨横隔膜角	鈍化なし	鈍化なし
juxtaphrenic peak	出現することが多い	術前と比べて不変
	*中葉気管支の変形が高度となり，中葉の無気肺をきたすことがある．	

右下葉	左上葉	左下葉
減少	減少	減少
減少	減少	減少
消失	消失	消失
全て右方へ偏位	上縦隔,気管の左方偏位は軽度.心陰影は左方へ偏位	上縦隔・気管の左方偏位は軽度.心陰影は左方偏位
下葉気管支がみえない.主気管支,中間幹の走行が術前より下向へ向く.	左主気管支の走行が水平に近くなる.下葉枝中枢(B^6分岐点)は,まず頭側へ向かい,次いで底区気管支が尾側へ向かう.＊	左主気管支が術前よりも下向へ走行.下葉気管支がみえない.
両者ともに心陰影内に埋没する.	肺門部の主肺動脈の位置が尾側へ移動	肺門部の主肺動脈の位置が尾側へ移動.
挙上	挙上	挙上
鈍化	鈍化なし	鈍化
出現しない	出現することがある	出現しない
	＊底区気管支の変形や狭窄が起こりやすく,喘鳴や,喀痰貯留が起こる.	

244 8章 知ってたら 得！

右上葉　術前

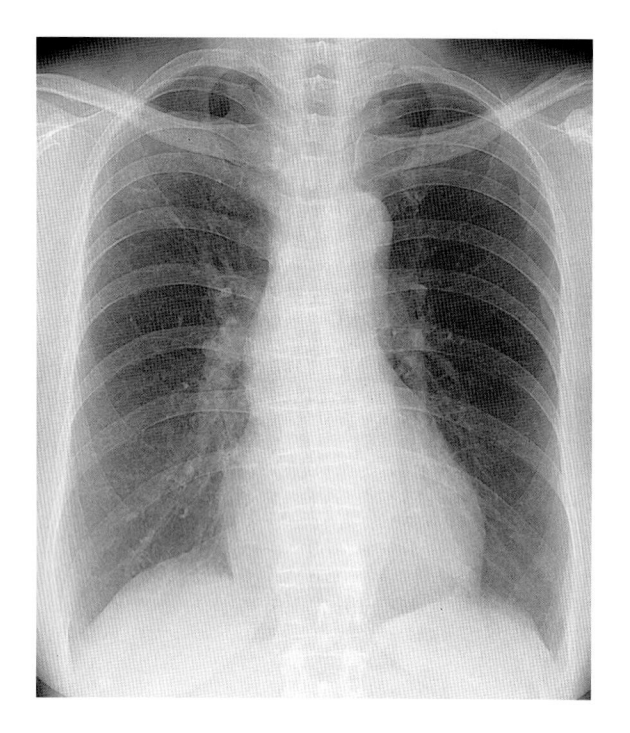

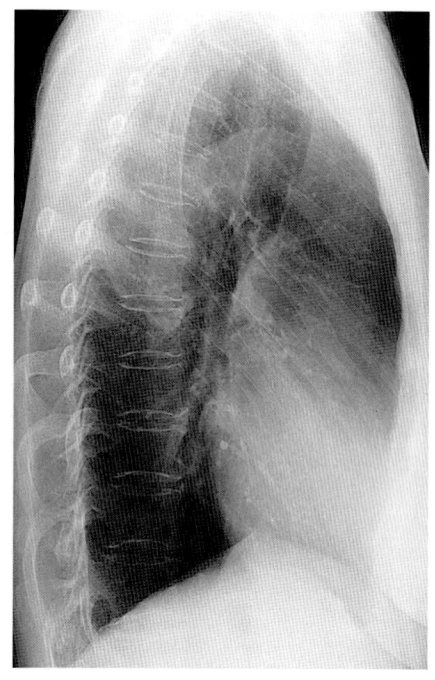

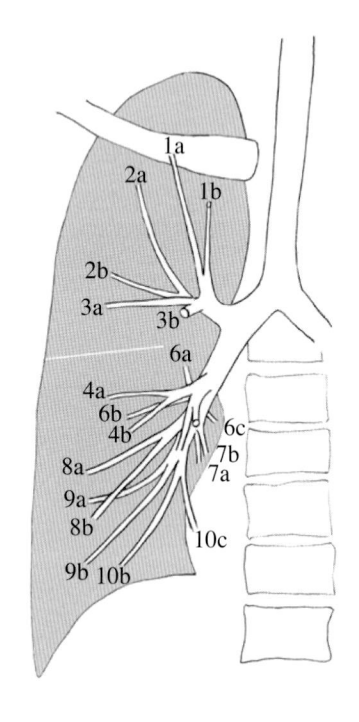

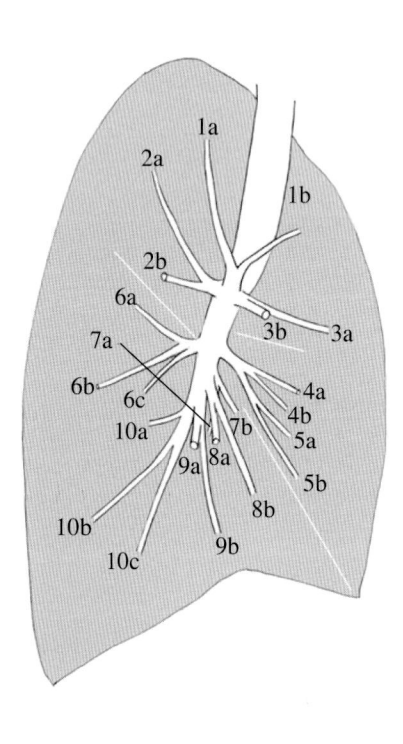

C. 肺葉切除後の変化　245

右上葉　術後

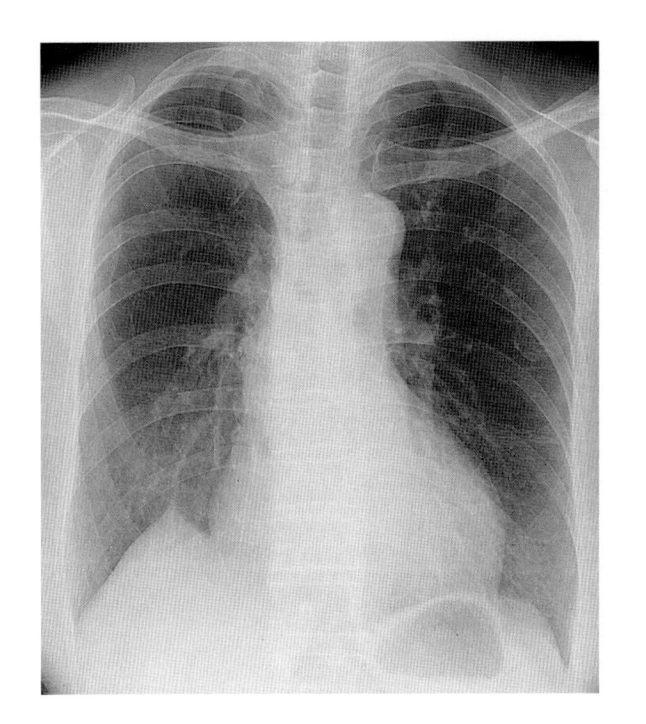

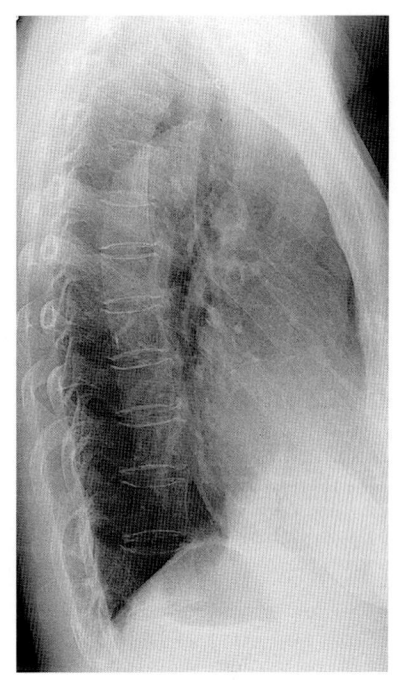

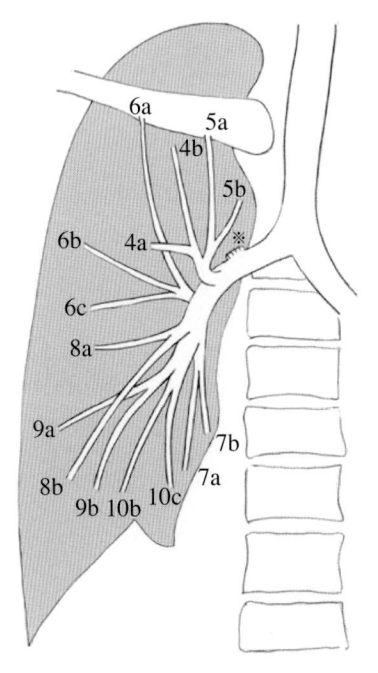

※ 右上葉気管支断端

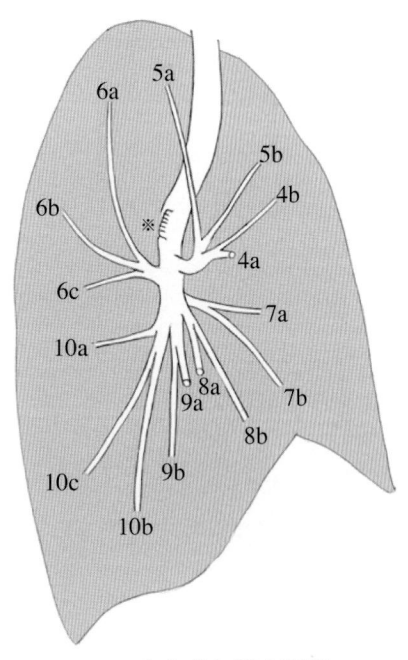

※ 右上葉気管支断端

246　8章　知ってたら　得！

中葉　術前

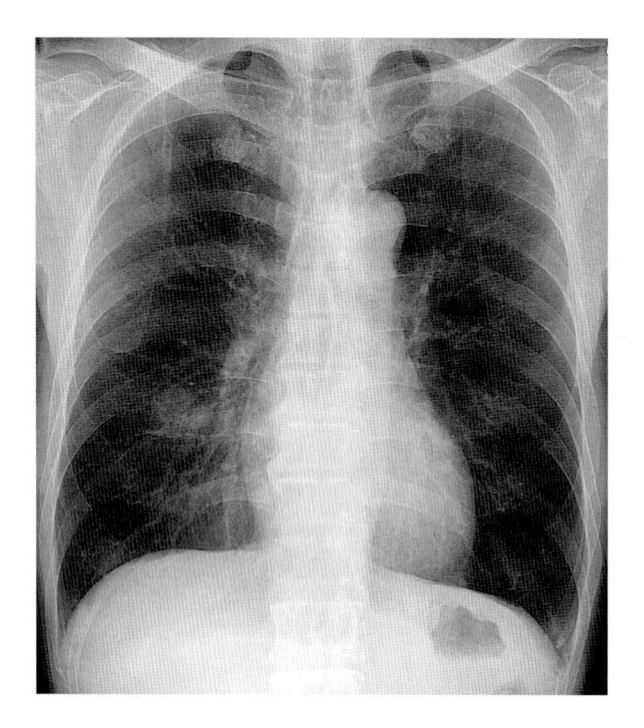

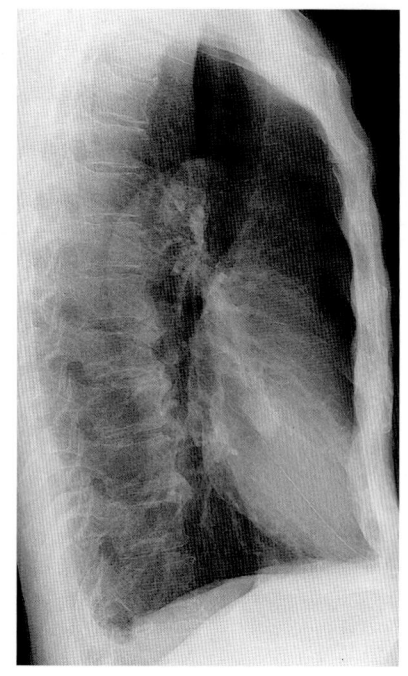

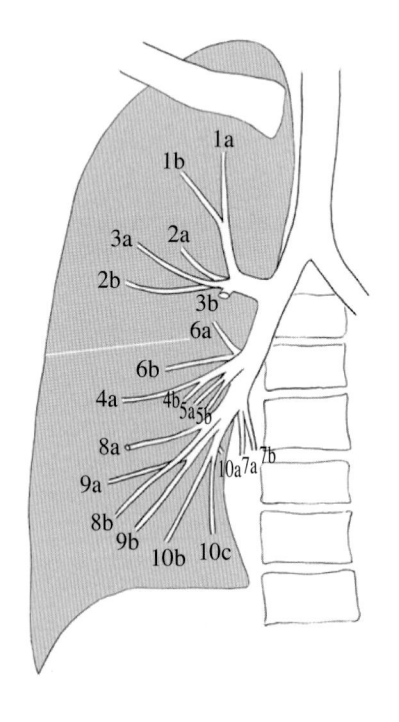

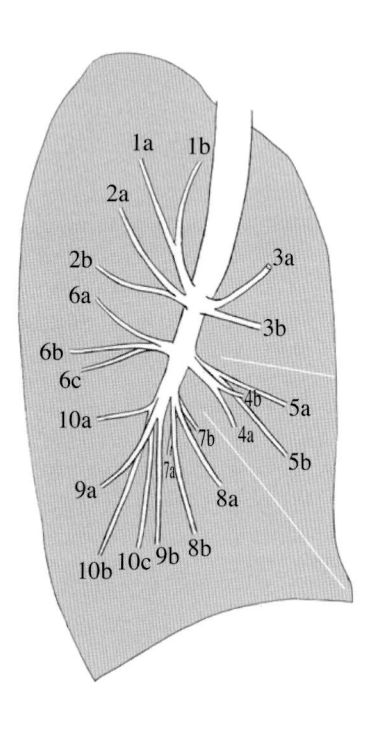

C. 肺葉切除後の変化 **247**

中葉　術後

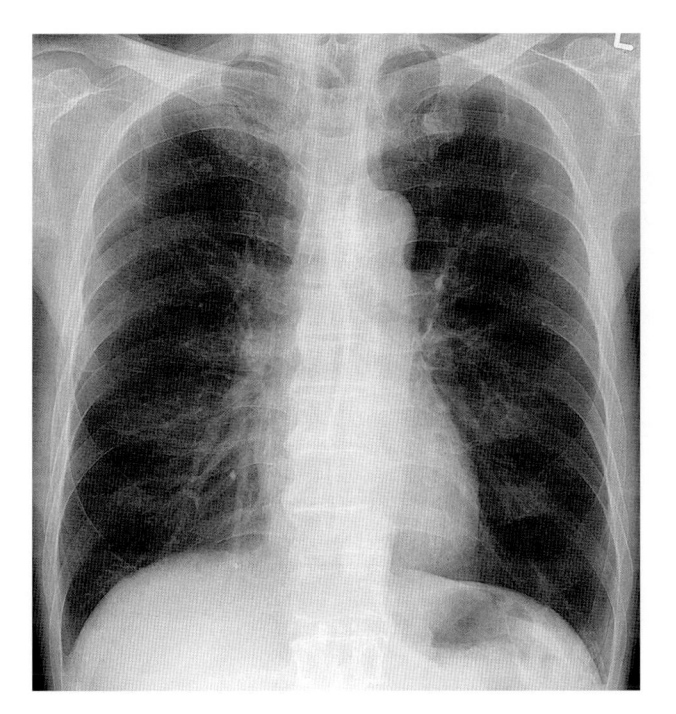

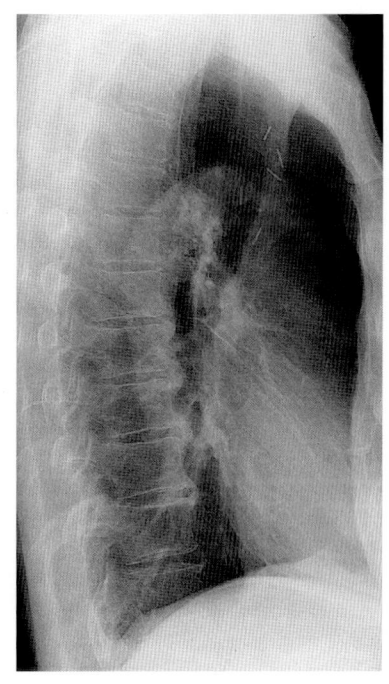

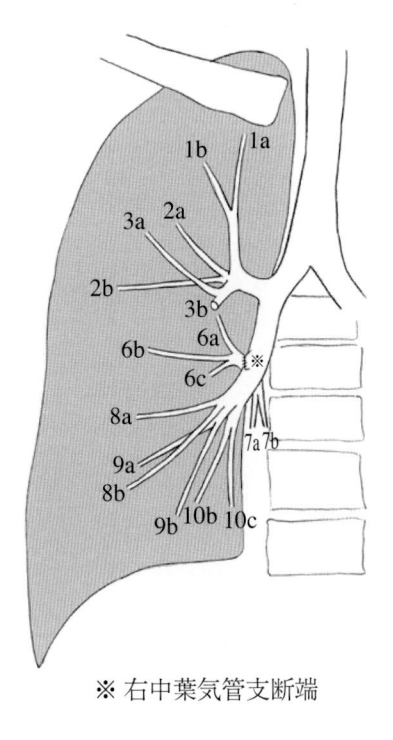

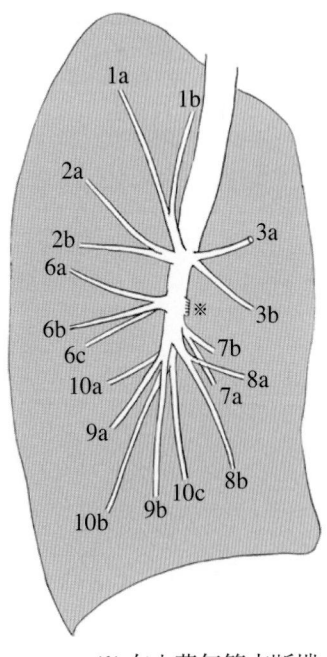

※ 右中葉気管支断端

※ 右中葉気管支断端

248　8章　知ってたら　得！

右下葉　術前

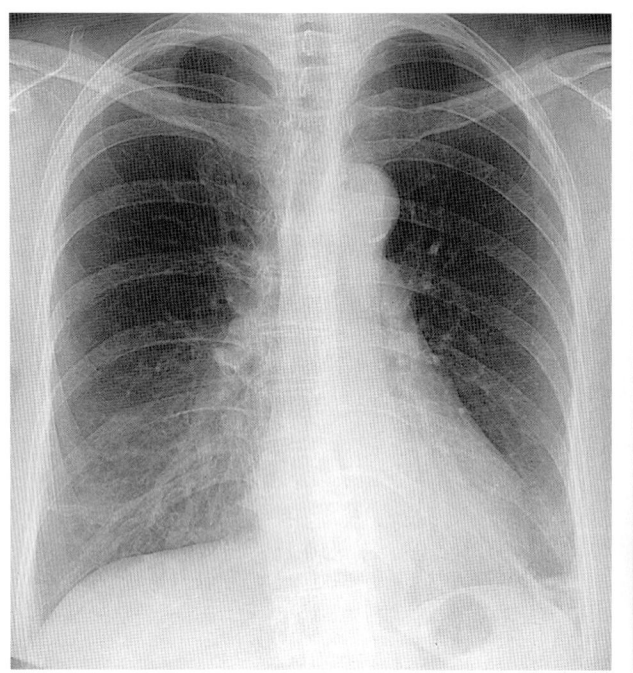

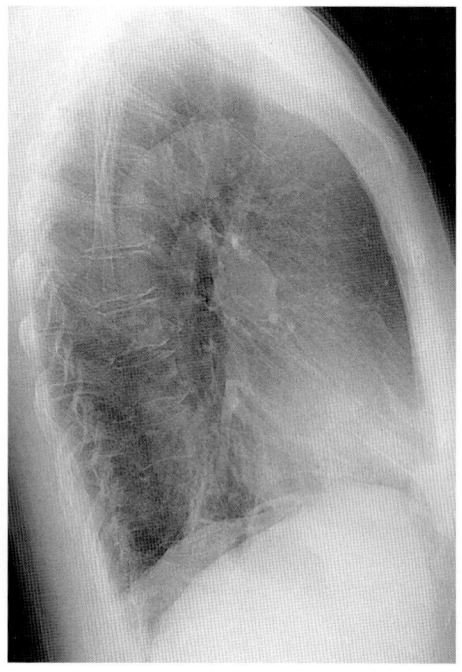

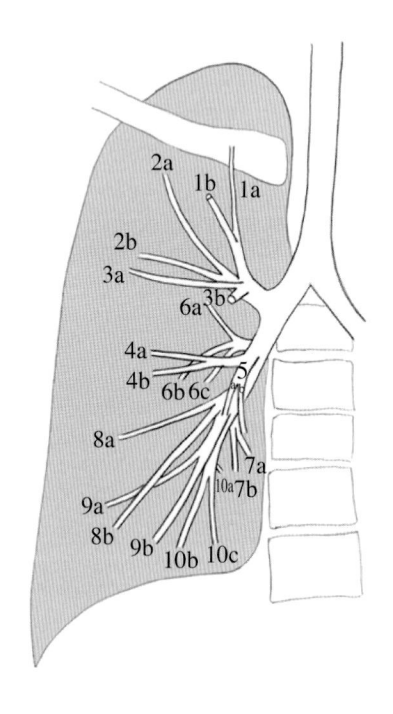

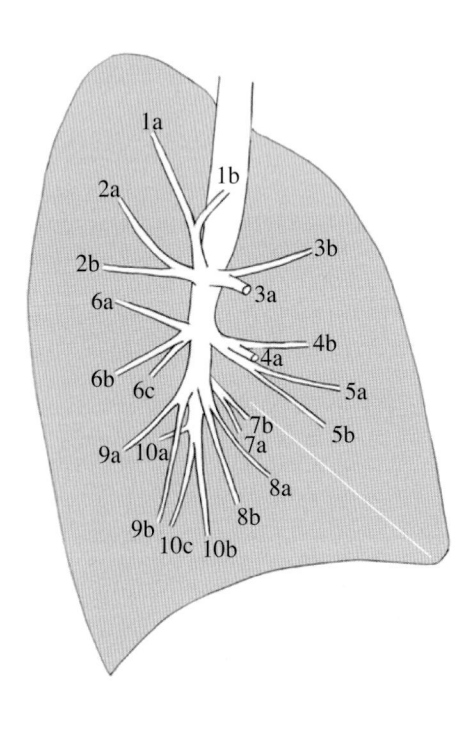

C.肺葉切除後の変化　**249**

右下葉　術後

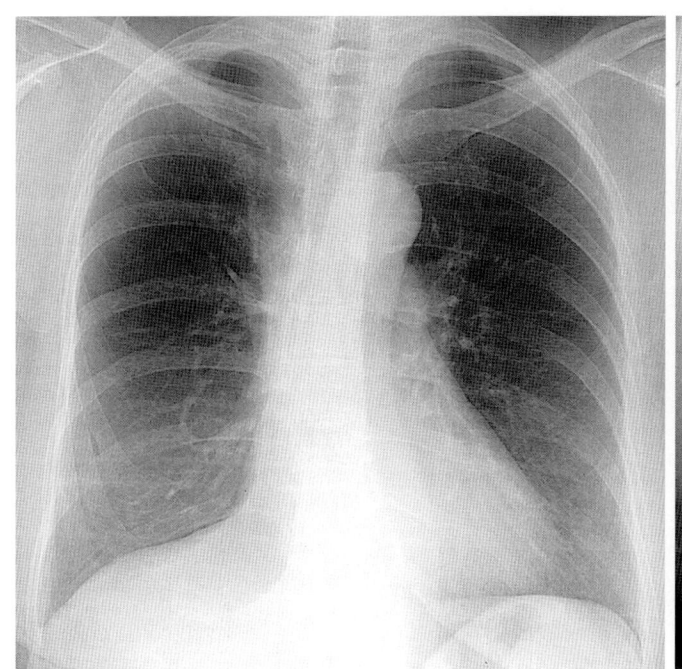

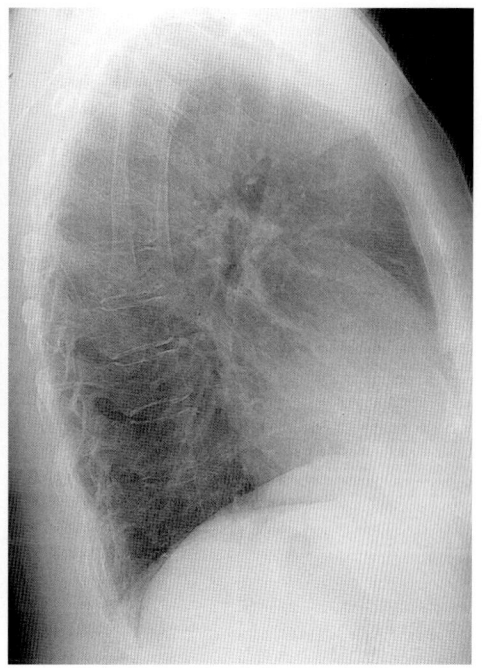

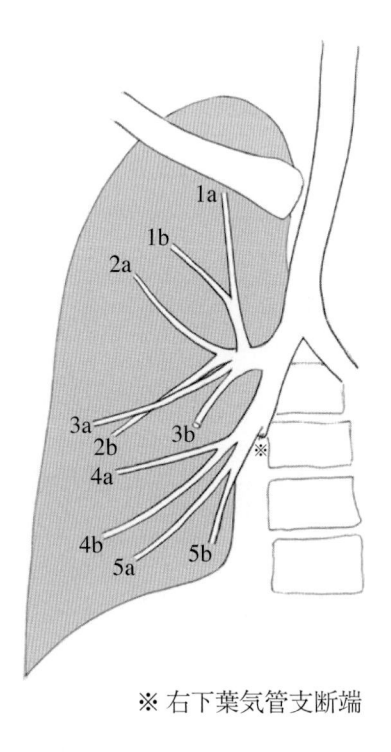

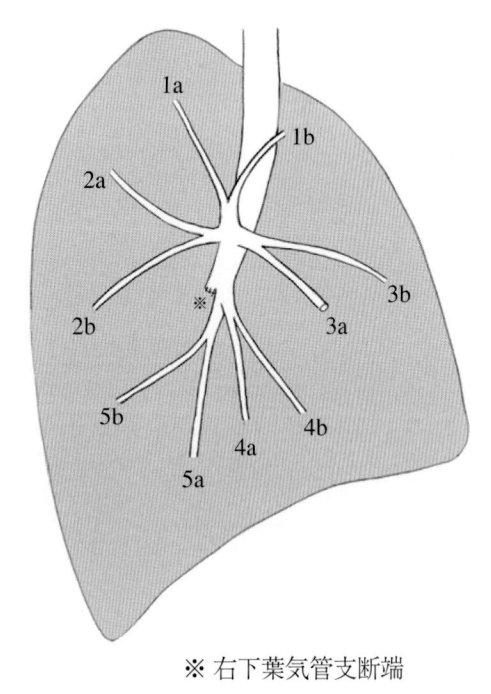

※ 右下葉気管支断端

※ 右下葉気管支断端

250　8章　知ってたら　得！

左上葉　術前

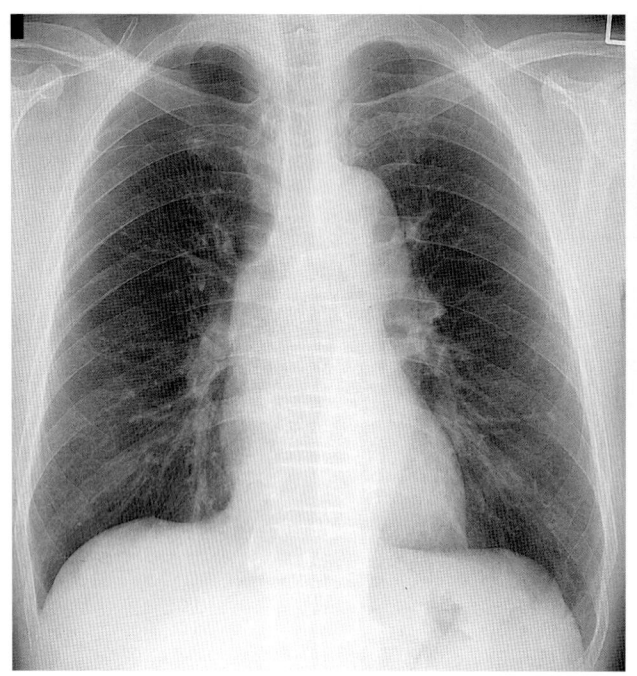

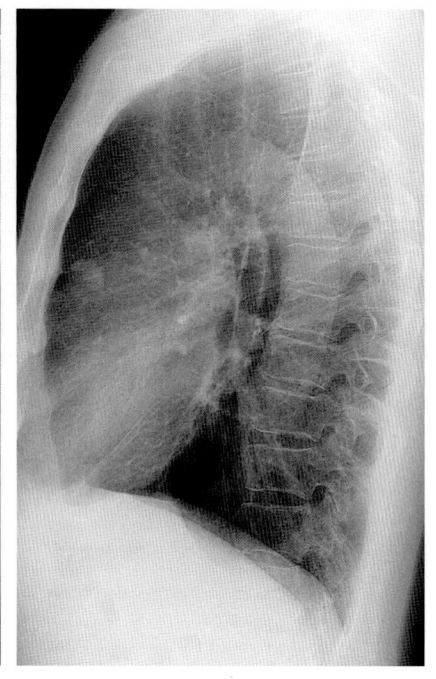

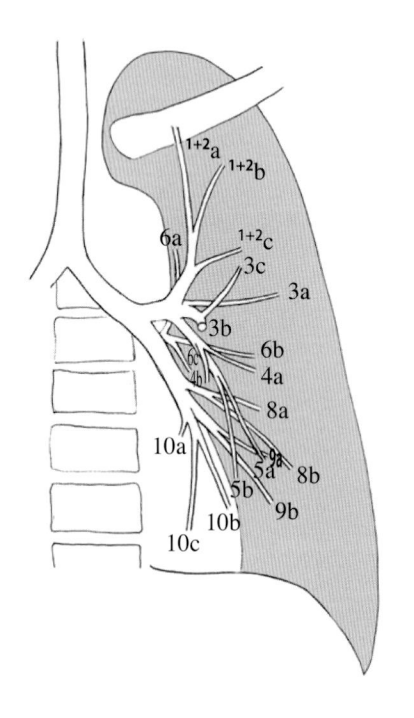

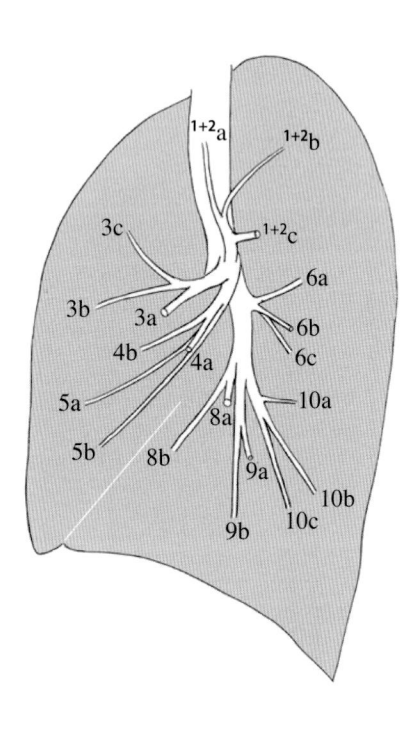

C. 肺葉切除後の変化　251

左上葉　術後

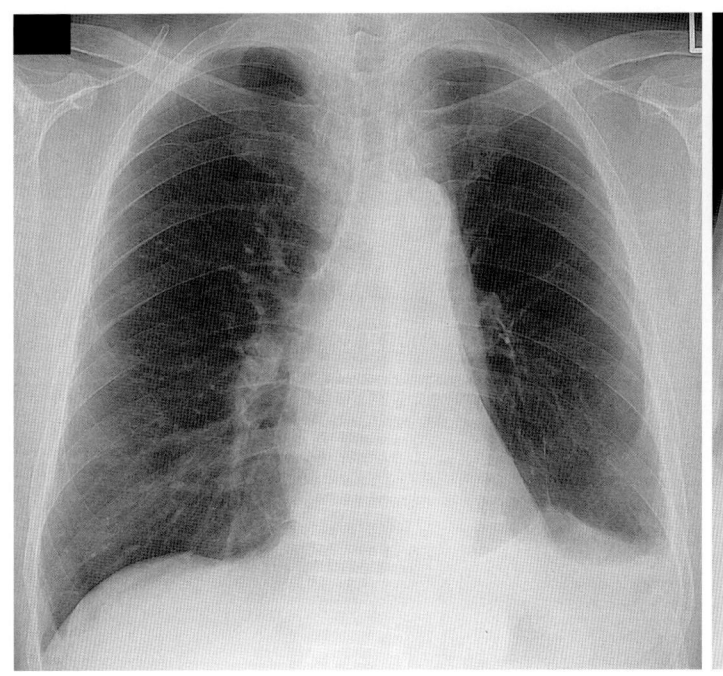

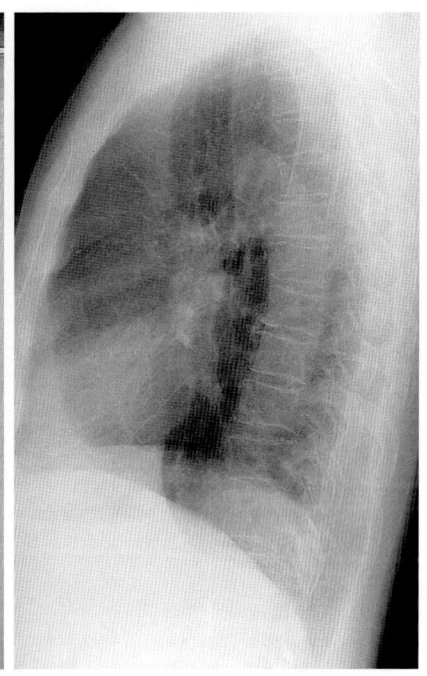

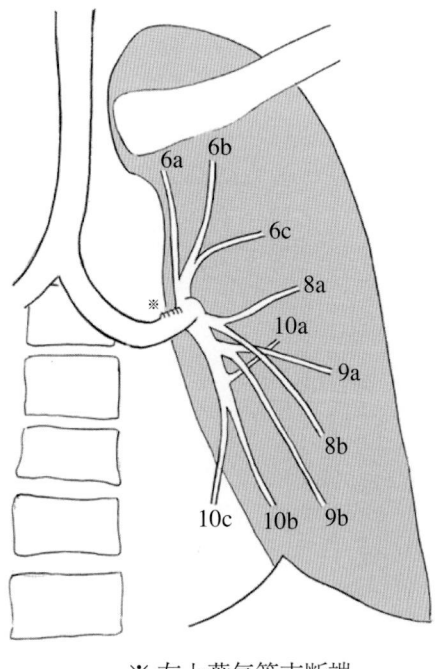

※ 左上葉気管支断端

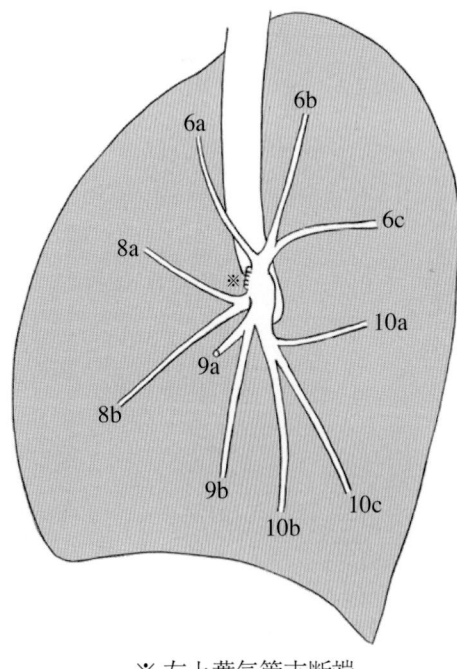

※ 左上葉気管支断端

252 8章 知ってたら 得！

左下葉　術前

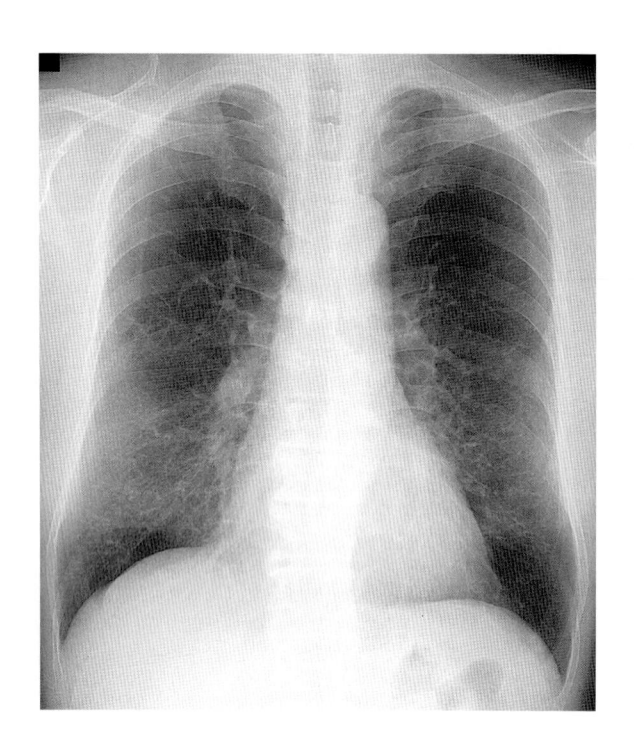

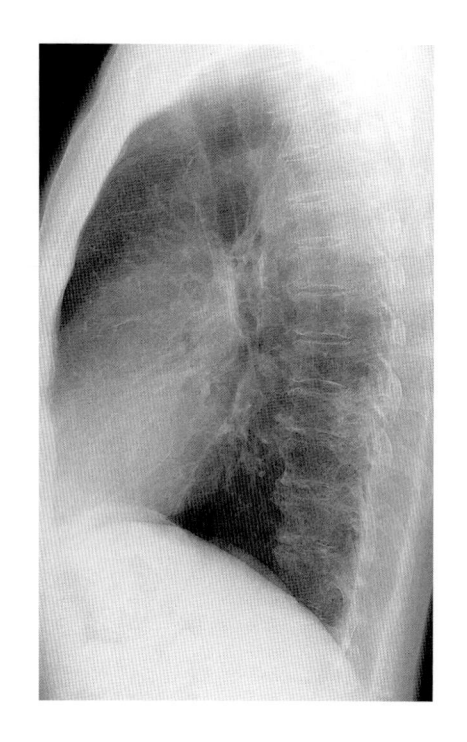

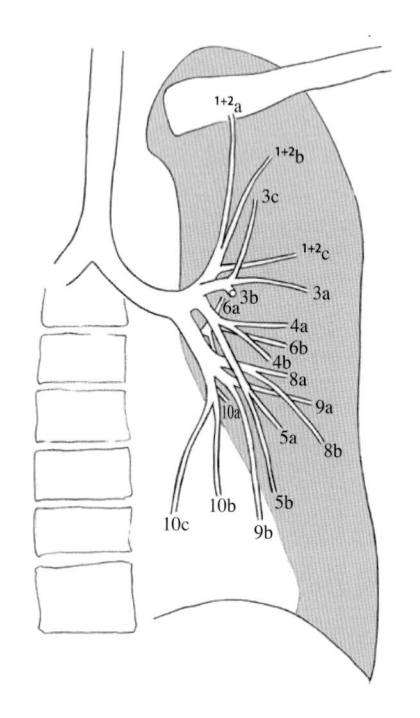

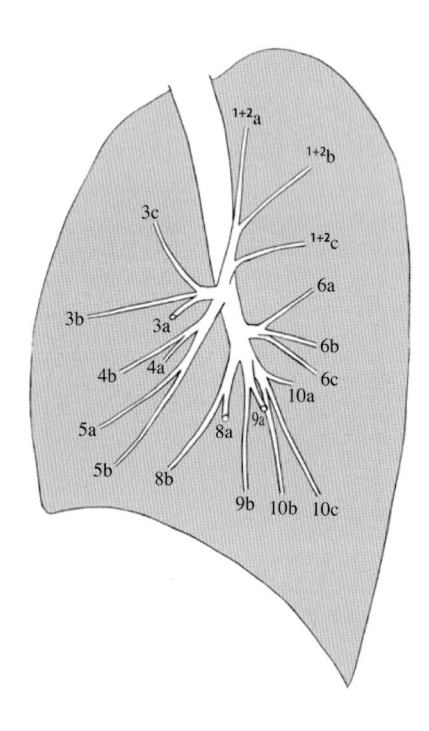

C. 肺葉切除後の変化   253

左下葉　　術後

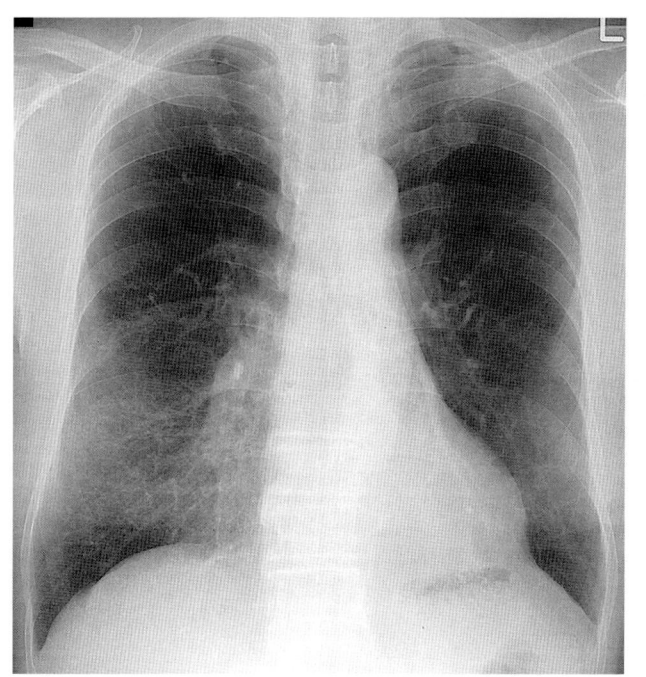

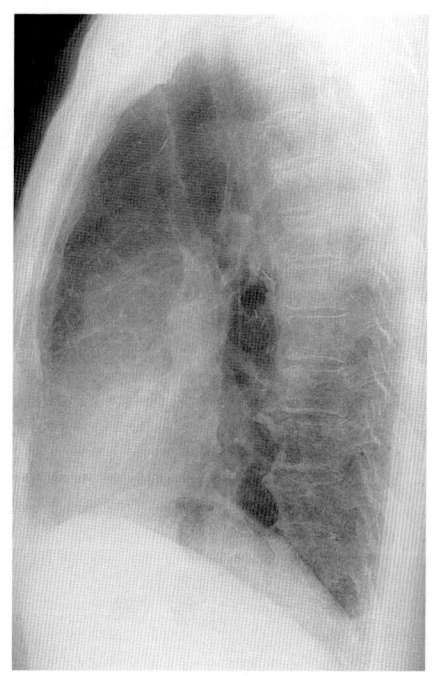

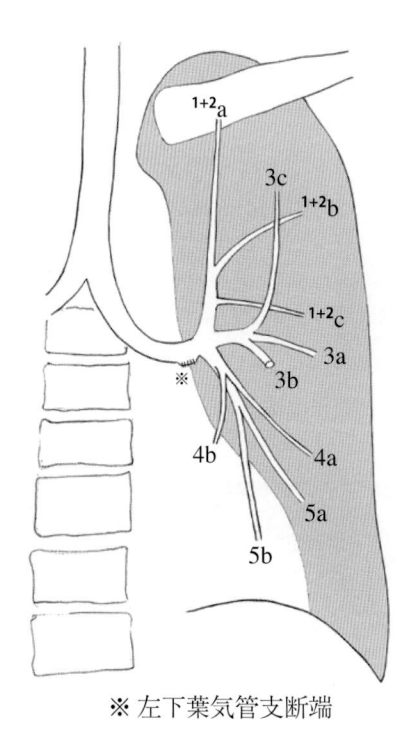

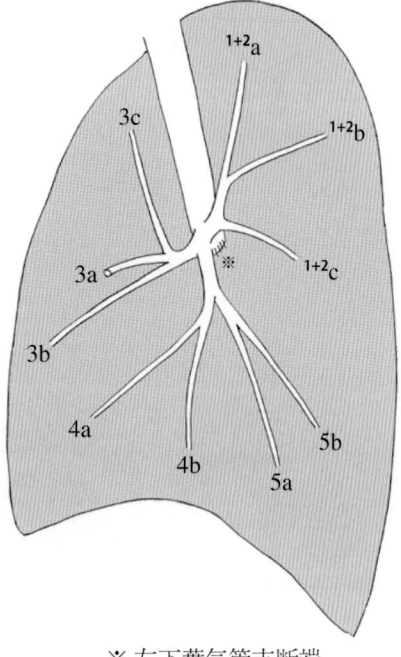

※ 左下葉気管支断端

※ 左下葉気管支断端

254 8章 知ってたら 得！

1. 左肺全摘後

　左肺全摘後には，左胸腔内に縦隔が偏位し，横隔膜の挙上や胸郭の萎縮が進行する．この時，術前に縦隔中央，脊柱の前面にあった気管も左胸腔内へ偏位する．あたかも，山の尾根から谷底へ落ちるように椎体の左側に移行してしまう．しかし，いずれは右上葉気管支，中間幹は谷底から這い上がって，右胸腔へ分枝を出さなければならない．この時点で，気管支は扁平化して狭窄を来す．この状況を肺全摘後症候群という．喀痰の喀出困難，無気肺，肺炎が頻繁に起こる（症例 1）．

〔症例 1〕

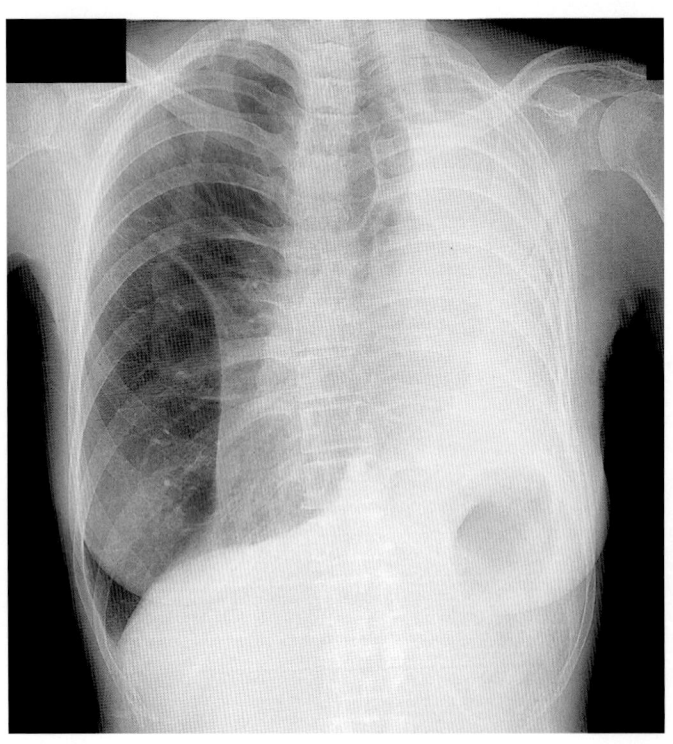

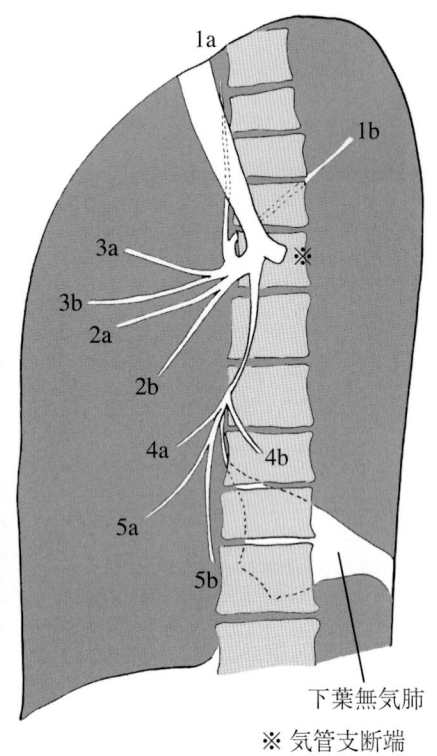

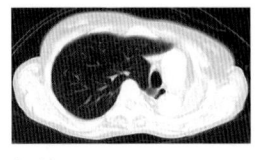

下葉無気肺
※ 気管支断端

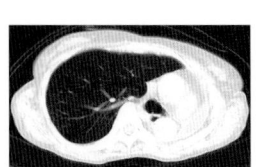

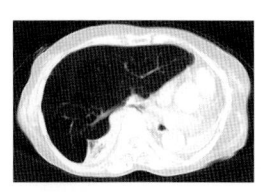

気管　　　気管分岐部＋　　　中間幹　　　中葉気管支＋
　　　　　右上葉気管支　　　　　　　　　右下葉無気肺

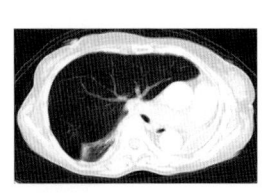

C. 肺葉切除後の変化　**255**

右肺が左胸腔へ侵入して，高度の過膨張を呈することがある（症例2）．

〔症例 2〕

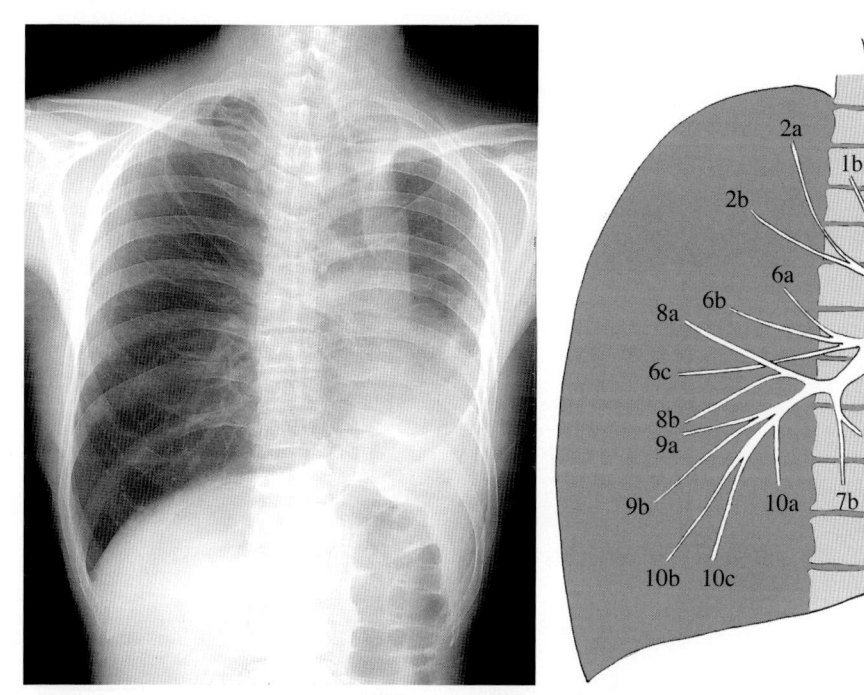

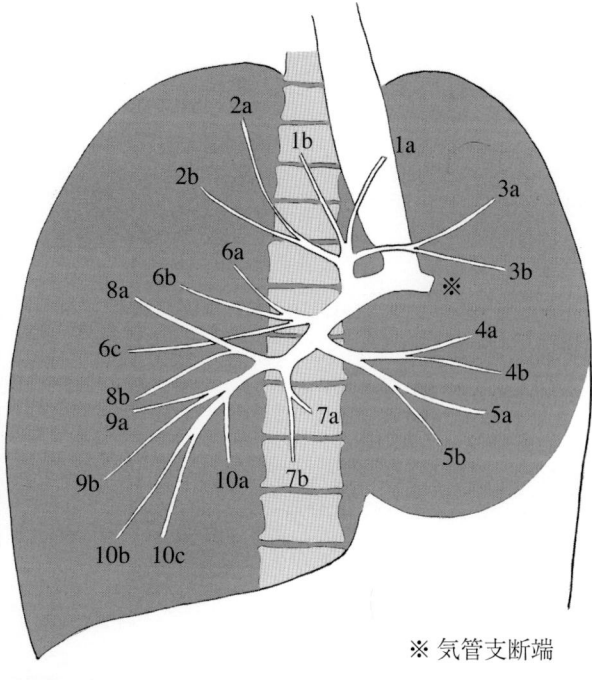

※ 気管支断端

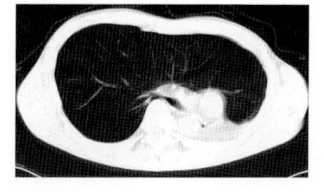

気管 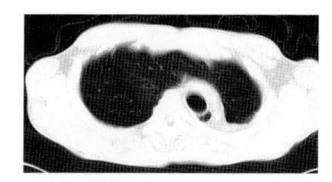　　　　　　　　　右上葉枝 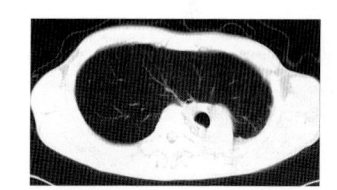　　　　　　　　中葉枝＋下葉枝

2. 右肺全摘後

　右肺の全摘後は，右胸腔の死腔を埋めるべく横隔膜挙上，縦隔の右方偏位，骨性胸郭の萎縮が徐々に起こる．左全摘後と異なり，左肺は，大動脈弓がアンカーとなって右方への偏位は軽度である．従って，右肺全摘後症候群は起こりにくい（症例3）．

〔症例 3〕

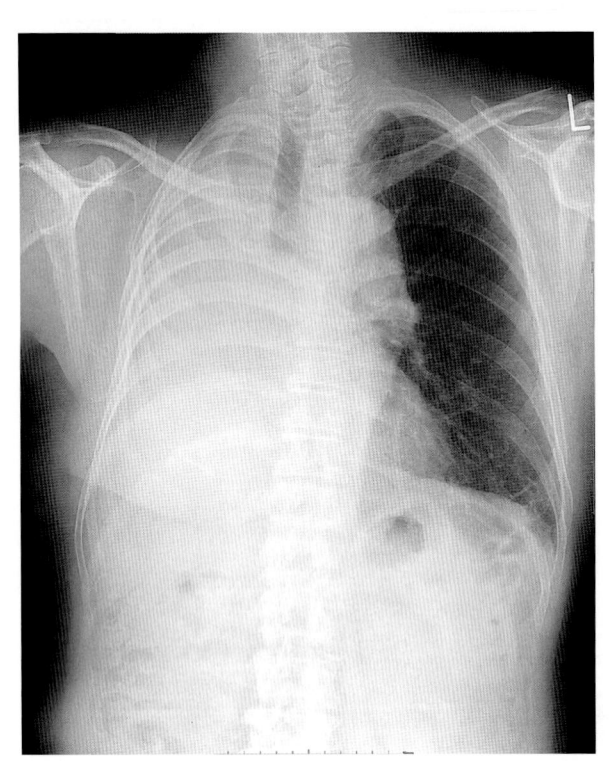

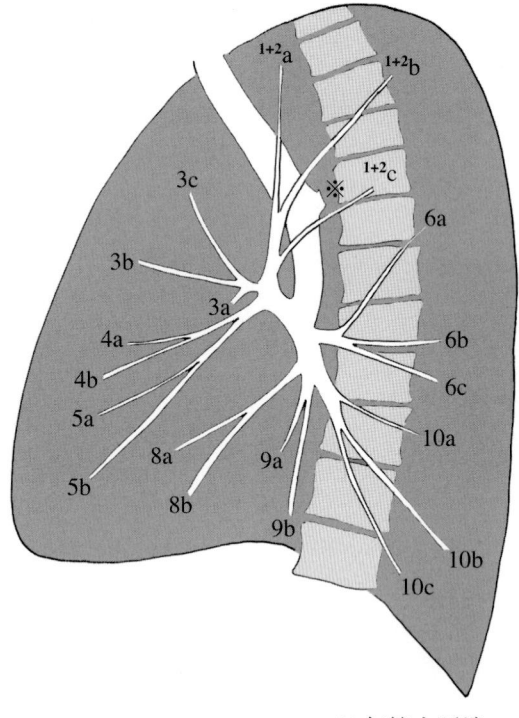

※ 気管支断端

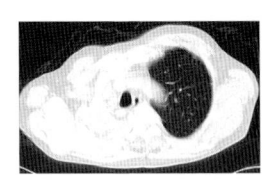

| 気管 | 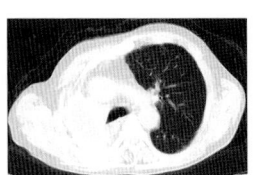 気管分岐部 | 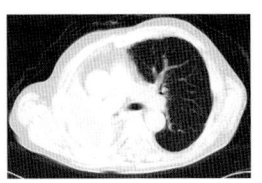 左主気管支 | 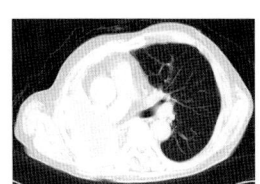 左上葉枝 + B^6 |

D. 肺気腫の所見

肺気腫の X 線写真は，一般的には特徴がある．

正面像で
1. 肺野の透過性亢進
2. 肺野末梢の血管の狭小化ないし消失（肺紋理減少）
3. 滴状心，心胸郭比の低下，肺門部の主肺動脈の拡大
4. 横隔膜の低下，横隔膜円蓋の形状の消失

側面像で
1. 胸骨後腔の拡大
2. 樽型胸郭
3. 心臓後腔の拡大
4. 横隔膜の平低化〜直線化
5. 滴状心

これらの所見を備えた下の写真は典型的な肺気腫の写真である（%FFV$_{1.0}$ 31%，SPO$_2$ 90%）．

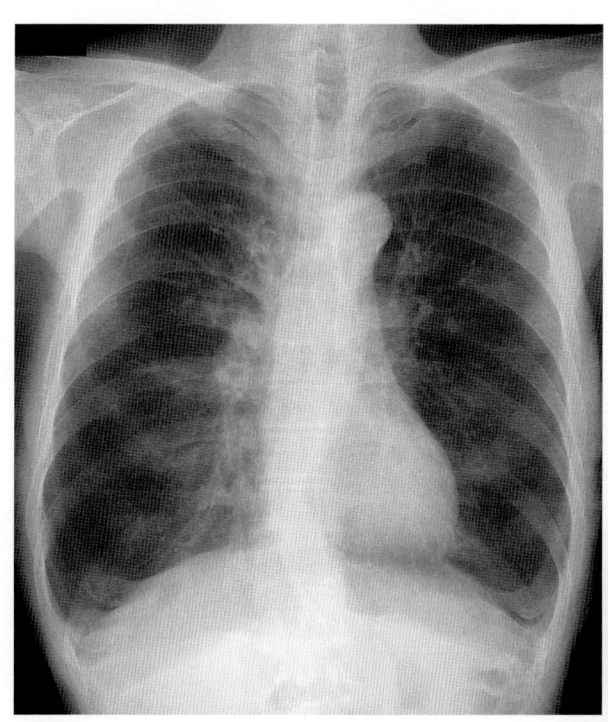

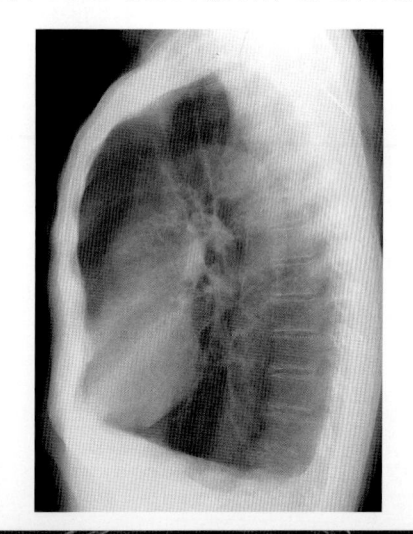

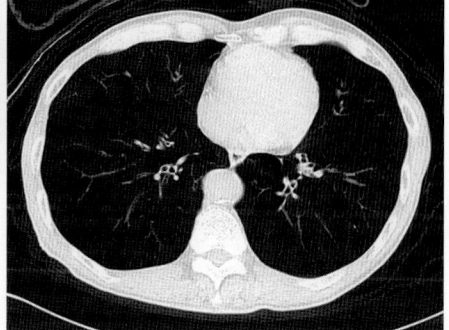

また，このような典型的な所見を呈するのは汎小葉性肺気腫である．

これに対して，小葉中心性肺気腫は，汎小葉性肺気腫のようなX線所見を呈することは少ない．特徴的な所見がないとはいえ，

1. 上肺野が明るい．
2. 上肺野末梢に細かな線状陰影が多数みられる．

これは，小葉中心性肺気腫が上肺野優位に発症するためであり，また，気腫周辺の結合織が気腫肺の中で強調されるため，細かな多数の線状陰影がみられることになる．50歳以上の喫煙者では，男女を問わず胸部X線写真を注意深く読影して，早期にCOPDを発見するよう心掛けたい．

次に，正常例と小葉中心性肺気腫3例（いずれも上肺野が明るかったり，線状陰影や肺紋理の増強がみられる）を呈示する．

A

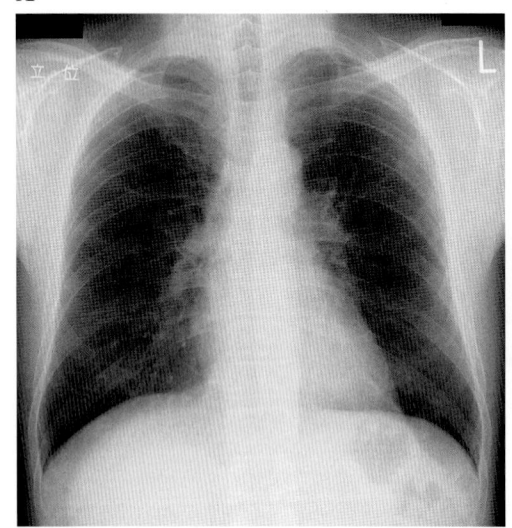

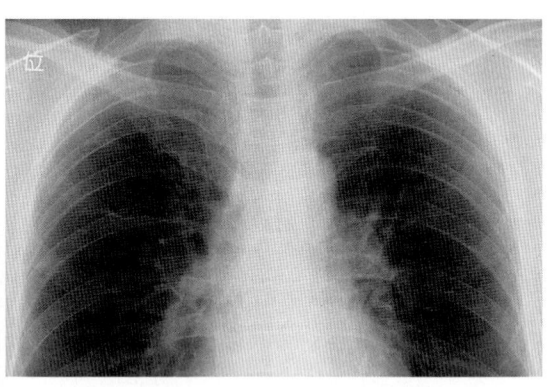

B

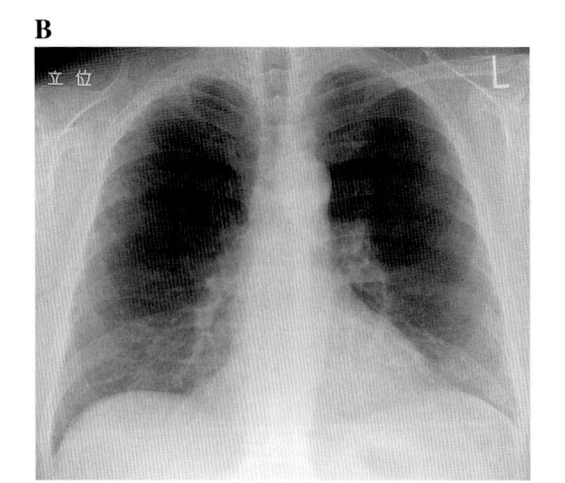

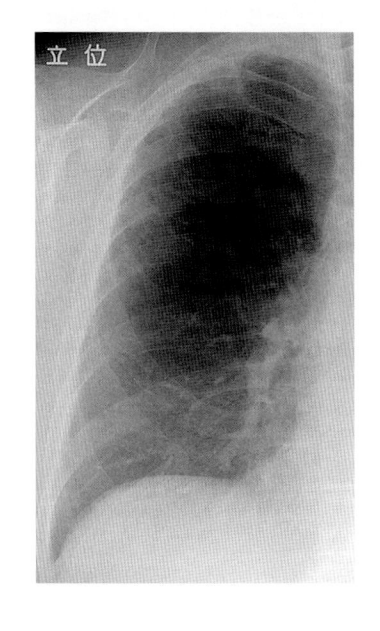

D. 肺気腫の所見　**259**

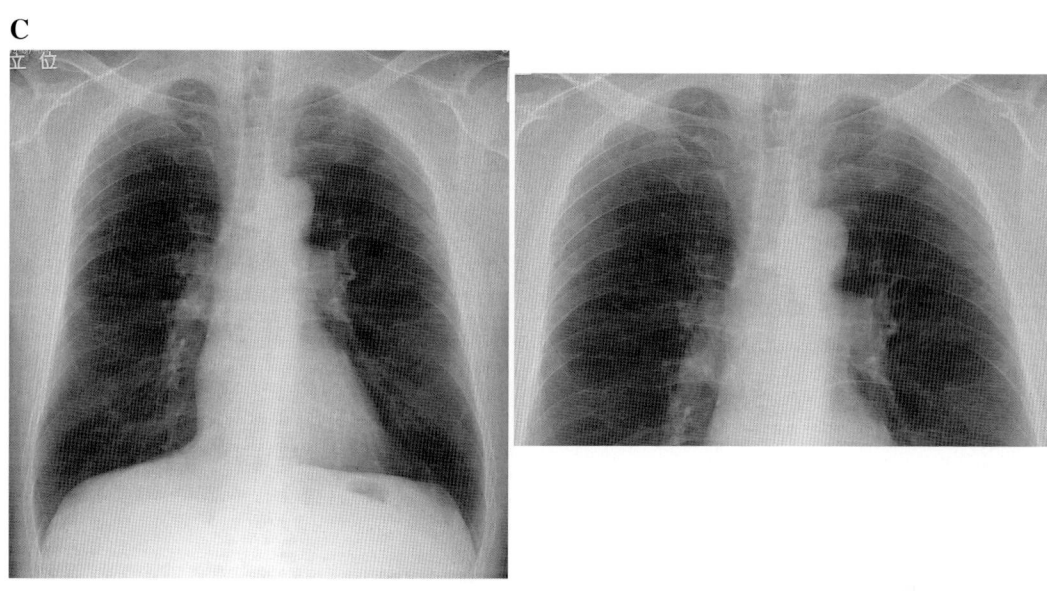

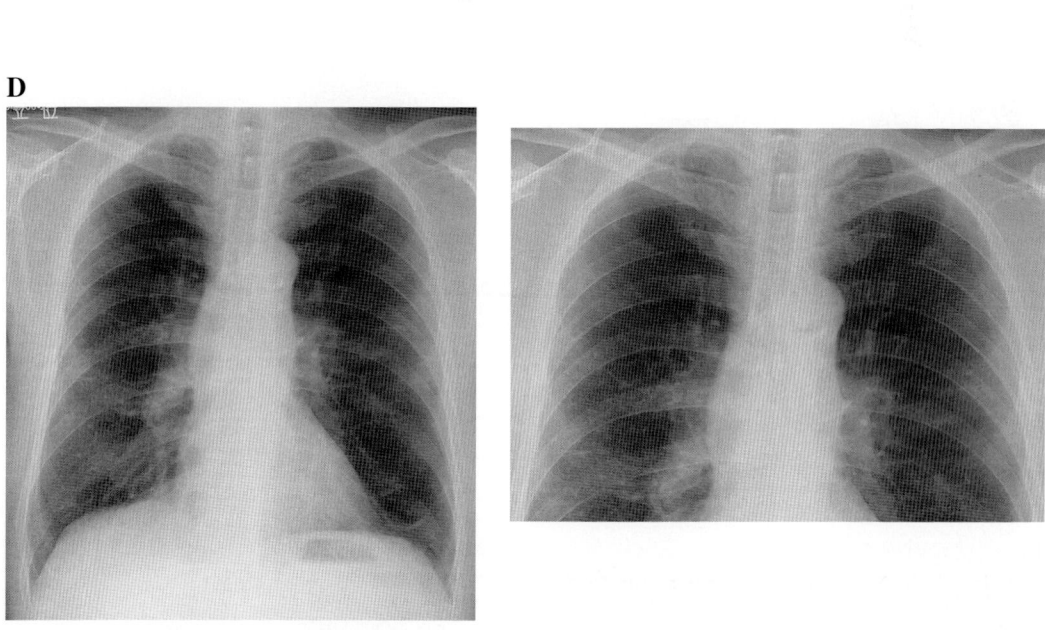

C

D

上記の4例　それぞれの所見を次に示す．

260　8章　知ってたら　得！

A：正常例

B：上肺野が明るい

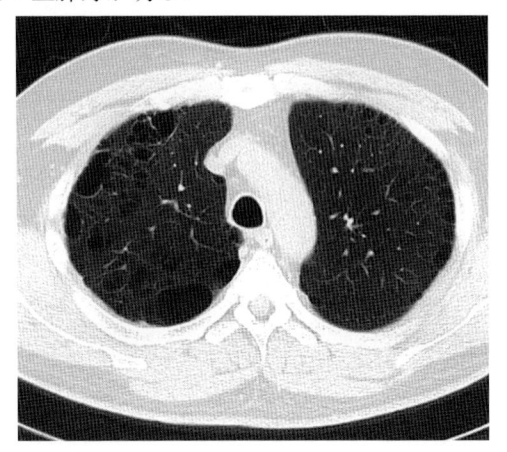

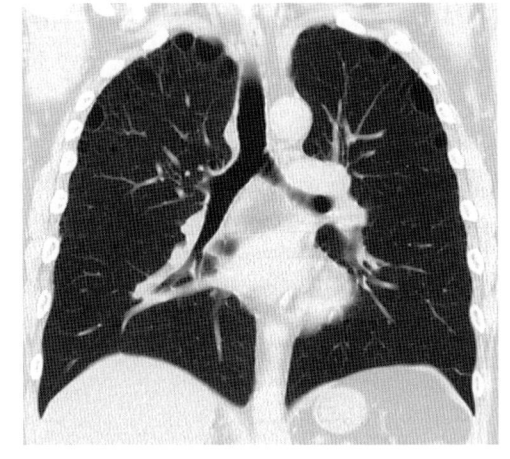

C：上肺野に多数の線状陰影

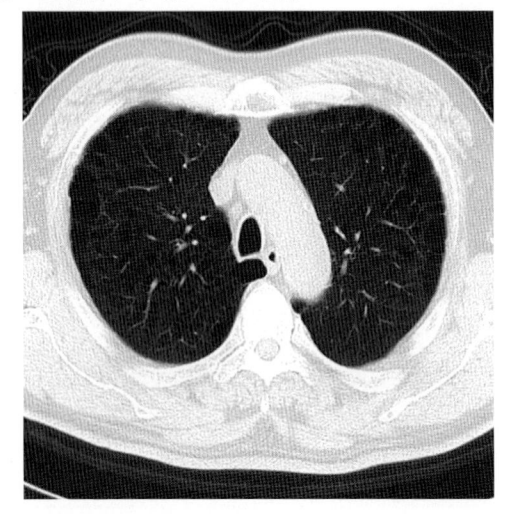

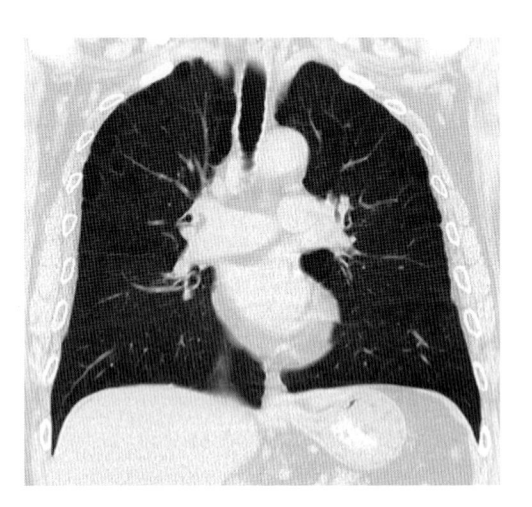

D：両肺に細かな線状陰影

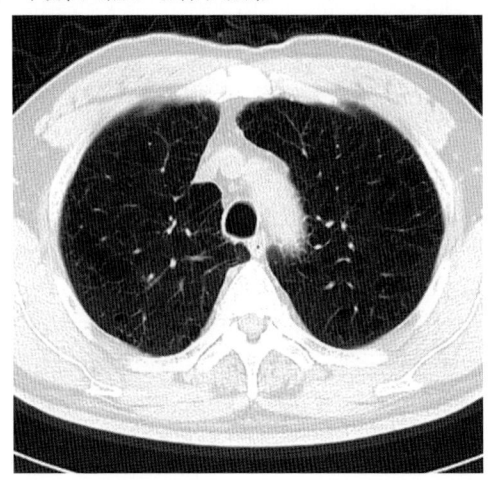

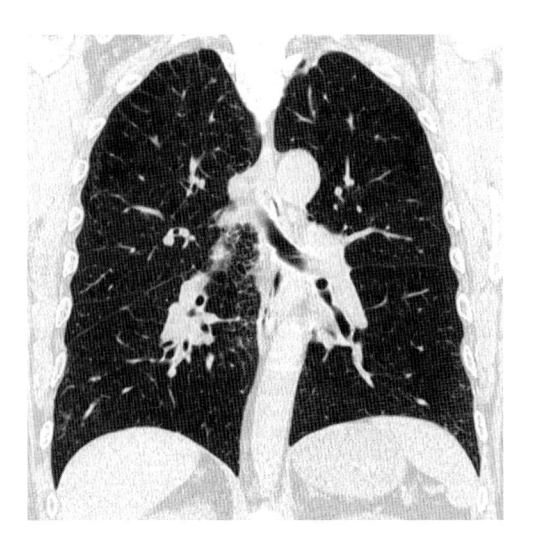

D. 肺気腫の所見　**261**

次に，何枚かの胸部X線写真を掲げるが，肺気腫なのかどうかの検討が必要となる．

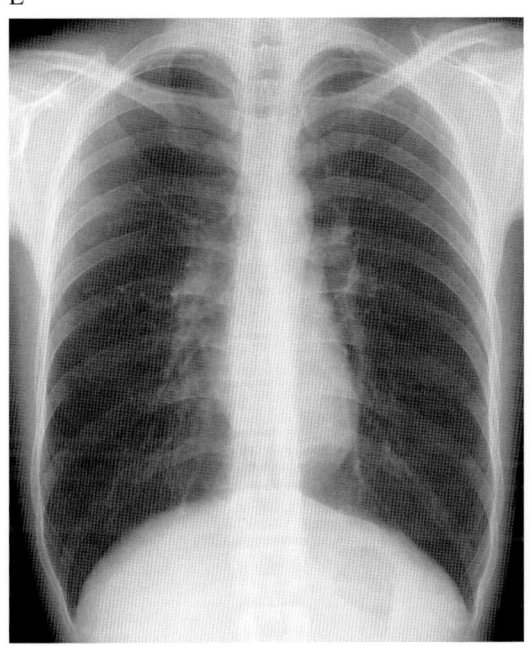

E

滴状心

F

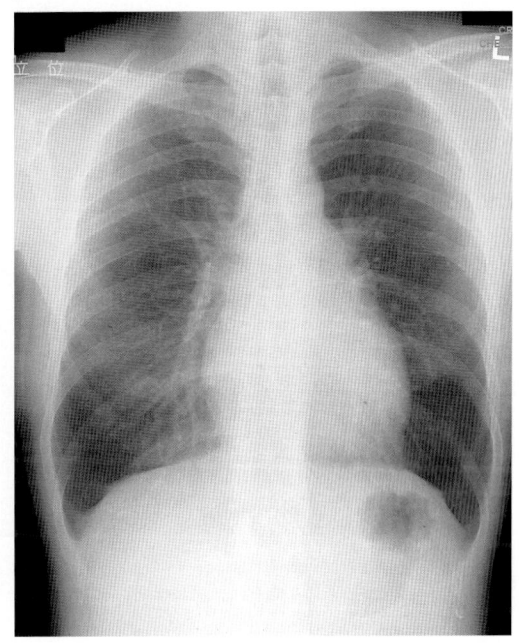

心横隔膜鈍化
横隔膜低位

G

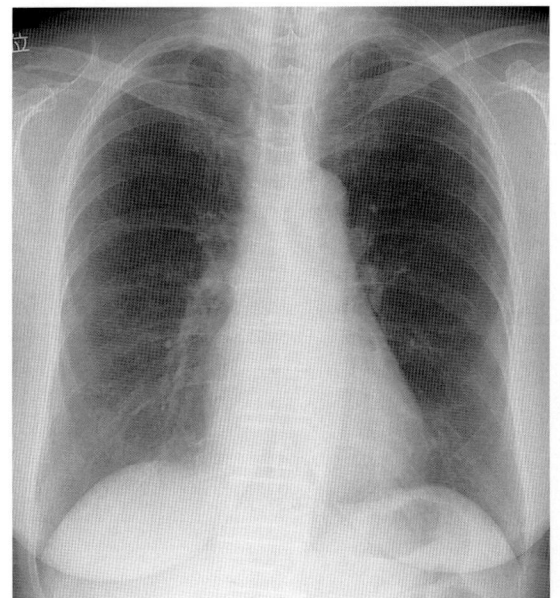

樽状胸郭

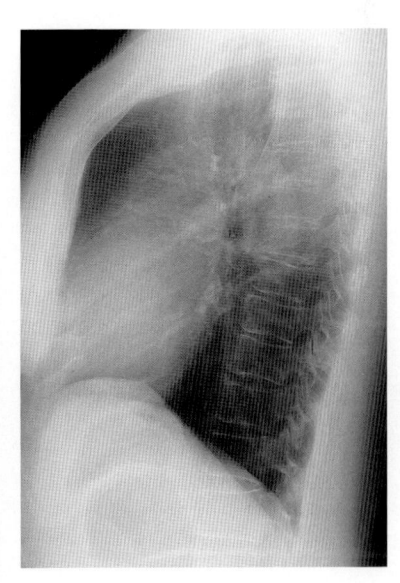

262 8章 知ってたら 得！

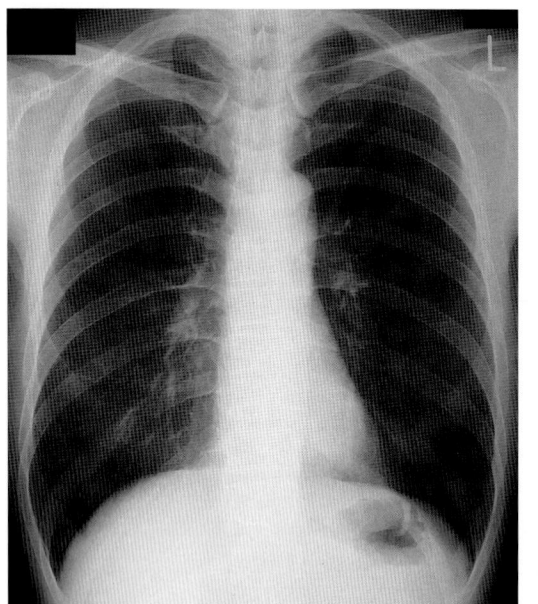

H

肺紋理減少

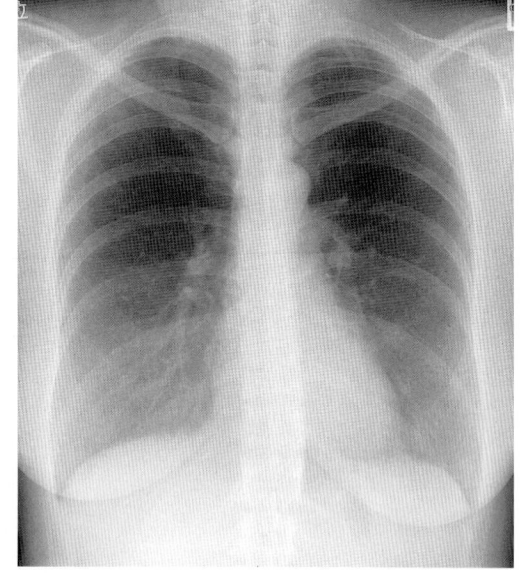

I

上肺野が明るい

上記の5例 それぞれの所見を次に示す．

〔**実は，すべて正常例である**〕

E：31歳，男性．non-smoker．運動歴なし．
　　このような形状も時にみられる．

F：

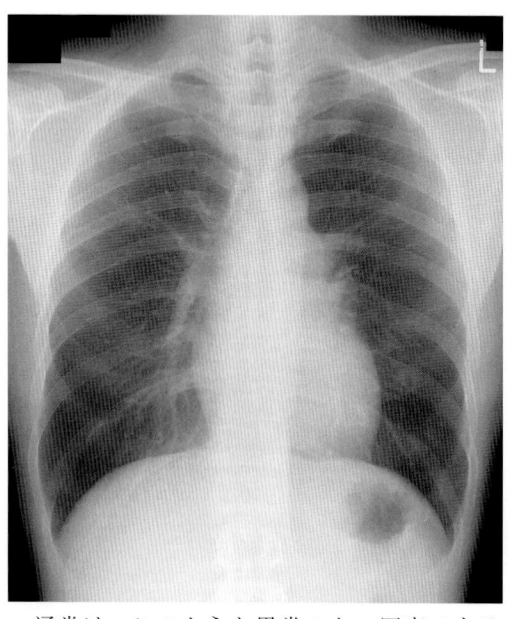

　　通常は，このような異常のない写真である．撮影時に過吸気の状態で呼吸停止した結果
　　である．45歳，男性．

G：側面写真では樽型胸郭であるが，正面像は異常がない．55歳，女性．non-smoker．呼吸機能は正常で健常人．

H：肺紋理が少ないが，個人差がある．

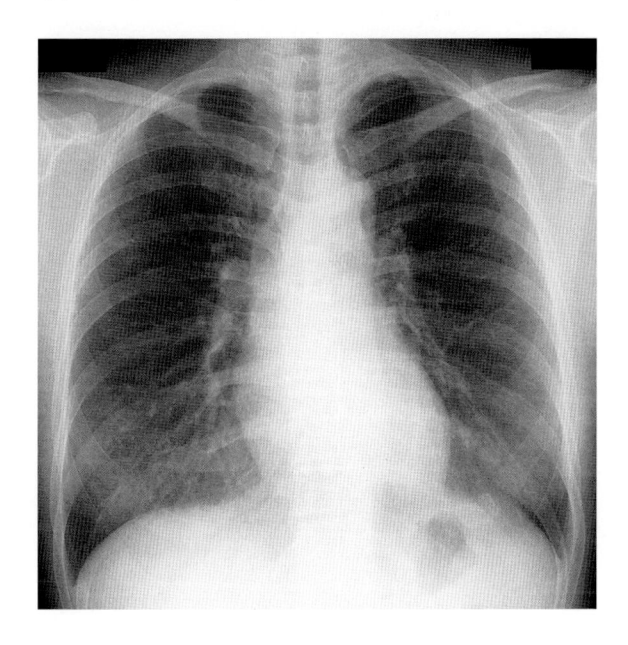

逆に，このように肺紋理が多い例もあるが健常人である．

I：上肺野が明るく，小葉中心性肺気腫のように見えるが，乳房で下肺野が暗くなっているだけである．

索 引

A¹ 2
A¹⁺² 3
A² 2
A³a 2
A³b 2, 3, 101
A⁴ 2
A⁴⁺⁵ 3
A⁶b 2
A⁸ 2
A⁹ 2, 3
A¹⁰ 2, 3
Ao 4, 5
A-P（aorto-pulmonary） window 95
apical cap 45
arteriovenous malformation（AVM）...... 212, 132
AVM　コイル塞栓術 232

B³b 23, 101
BAC（bronchiolo-alveolar cell carcinoma）... 144
BAE（bronchial artery emobolization）.......... 232
bamboo spine 113
big rib sign 160
Bochdalek ヘルニア 77
bone island 119

calcification, central 109
　　　　　, marginal 109
central calcification 109

DDD（double-double-double）....................... 231
dextrocardia 97

, corrected 99
, isolated 98
, secondary 100
dextrocardia with situs inversus 97
DPB（diffuse panbronchiolitis）............. 17, 104

eventration 77

fat deposit 139
fat pad 65
fibrous dysplasia 110
Fleischner's line 142

GGO（ground glass opacity）................. 143, 157

ICD（implantable cardioverter defibrillator）.. 231
immotile cilia syndrome 98
inferior accessory fissure 67
IVC 4, 5

juxtaphrenic peak 62

ligamentum pulmo-diaphragmale 58, 63
LV 5
lymphoblastic lymphoma 153

mach band 240
marginal calcification 109
meniscus sign 78
Morgagni ヘルニア 77
mucoid impaction 212

osteopetrosis	116
PA	5
parenchymal scar	68
patent ductus arteriosus	230
PC角（phrenio-costal angle）	82
PDA	230
pericardial fat pad	138, 199
Poland症候群	115
PPP（pustulosis palmaris et plantaris）	108
pyothorax associated lymphoma（PAL）	153
RA	4, 5
Recessus costodiaphragmaticus	60, 85
ring graft inclusion	230
RV	5
satelite lesion	209
scalloping	69
solitary fibrous tumor of pleura	81
SVC	4, 5
TACE（transarterial chemoembolization）	233
TAE（transcatheter arterial embolization）	233
Thymoma	159
tram line	104
tree in bud	208
tubular shadow	104
V^1	2
V^8	2
V-P（ventriculo-peritoneal）シャント	233
V-Pシャントチューブ	233

あ行

アスベスト肺	154
アスベスト曝露	13, 56, 155
胃泡	3
胃透視用バリウム誤嚥	237
植込み型除細動器	231
右脚	7
右胸心	97
右心室	5
右心房	5
円形陰影	206, 210
円筒状気管支拡張症	205, 212
横隔神経	4, 5, 65
横隔神経麻痺	75
横隔膜挙上	78
横隔膜高位	74
横隔膜弛緩症	77
横隔膜下の異常陰影	145
横隔膜低位	261
横隔膜ドーム	61
横隔膜の異常	69
横隔膜ヘルニア	77

か行

外傷性ヘルニア	77
外側弓状靱帯	7
回旋枝	5
喀痰による中葉の無気肺	32
下行大動脈	3, 7
下大静脈	2, 5, 7
下肺静脈	3
下葉切除後	87
下葉の副葉裂	67
肩こり用マグネット	238
管状陰影	104
癌性空洞	170
冠動脈ステント	229
キライディティ症候群	72
気管	2

気管支拡張症	11, 198	肩甲骨随伴陰影	121
，円筒状	205, 212	腱中心	7
気管支喘息	32	骨性胸壁	106
気管ステント	228	骨大理石病	116
気管分岐部	2	骨島	120
気胸	25, 31, 197	骨頭	108
奇静脈	7		
奇静脈葉	15	**さ 行**	
胸郭の変形	114	サルコイドーシス	20
胸管	7	細気管支肺胞上皮癌	144
胸骨	7	索状陰影	208
胸骨柄	111	鎖骨	2
胸鎖関節	2	鎖骨骨折	118, 235
胸水	16, 85	鎖骨下静脈	3
胸水による apical cap	45	鎖骨下動脈	3
胸髄血管腫	235	鎖骨と重なっている異常陰影	130
胸腺嚢胞	12	左脚	7
胸椎術後	235	左心耳	5
胸壁腫瘍	27	左心室	5
胸膜腫瘍	81	左心房	3
胸膜石灰化	13, 56	三弁置換	228
胸膜線維腫	81		
胸膜肥厚	42, 43, 48, 50	シリコン球埋設	237
胸膜胼胝	56	シリコンバッグ埋設	236
胸膜癒着	42, 46, 85	シルエットアウトされた心陰影	88
胸肋三角	7	脂肪組織	45, 199
		縦隔気腫	24
強直性脊椎炎	113	縦隔嚢腫	22
均等陰影	121	女性肋骨	109
		小葉中心性肺気腫	258
頚肋	107	掌蹠膿疱症	108
結節陰影	203, 207, 208	上行大動脈	5
肩甲骨	117	上大静脈	2, 3, 5
肩甲骨烏口突起	3	上肺静脈	3
肩甲骨下角	3	食道	7
肩甲骨骨折	235	食道裂孔ヘルニア	174
肩甲骨上角	3	植皮術後	236

心陰影と重なる異常陰影 ... 136
心横隔膜角 ... 3, 138
心横隔膜鈍化 ... 261
心臓弁膜症 ... 228
心不全 ... 40
心房心室同期型ペースメーカ ... 231
心膜嚢胞 ... 26
浸潤陰影 ... 205
腎不全による胸水 ... 16
塵肺 ... 154

ステント ... 230
スピーチカニューラ ... 228
スリガラス様陰影 ... 143, 210
水平裂 ... 51

脊柱 ... 112
脊椎側弯 ... 112
脊椎側弯症術後 ... 235
舌区症候群 ... 34, 93
舌区中葉症候群 ... 166, 172
線維性骨異形成 ... 110
線状陰影 ... 260
前室間枝 ... 5

総頸動脈 ... 3
僧帽弁置換 ... 229
束髪 ... 237
粟粒結核 ... 18

た行
多発粒状陰影 ... 103
第一肋骨と重なっている異常陰影 ... 130
第1肋軟骨の骨化 ... 108
第2胸椎 ... 2
大心臓静脈 ... 5
大動脈下リンパ節 ... 95

大動脈-肺動脈窓 ... 95
大動脈弁置換 ... 229
大動脈弓 ... 3
大動脈瘤手術 ... 230
樽状胸郭 ... 115, 261
男性乳頭 ... 124
男性肋骨 ... 109

中間気管支幹 ... 2
中葉気管支 ... 2
中葉術後 ... 247
中葉術前 ... 246
中葉症候群 ... 93, 137
中葉舌区症候群 ... 88
中葉の無気肺 ... 32, 171

滴状心 ... 261

動静脈奇形 ... 212, 232
動脈管開存症 ... 230
動脈管索 ... 5
特発性肺線維症 ... 156
読影の方法 ... 128
呑気症 ... 80

な
内頸静脈 ... 3
内臓逆位性右胸心 ... 97
内側弓状靱帯 ... 7
軟骨性過誤腫 ... 40

二枚傘閉鎖栓埋設 ... 230
乳頭 ... 123
ー，男性 ... 124
乳房 ... 123
乳房切断術 ... 125
ネックレス ... 239

● は行

肺炎，閉塞状 208
肺横隔膜靱帯 58, 63
肺下胸水 40, 78, 85
肺気腫 156
　，小葉中心性 258
　，汎小葉性 258
肺気腫による PC 角鈍化 84
肺気腫の所見 257
肺結核 165
　，肺尖部陳旧性 44
肺実質の瘢痕 68
肺線維症，特発性 156
肺動脈幹 3, 5
肺尖 130
肺尖部胸膜肥厚 42
肺尖部脂肪織 45
肺尖部陳旧性肺結核 44
肺尖部の胸膜肥厚 43
肺尖部の気胸 197
肺囊胞 150
肺門腫大が疑われる異常陰影 132
肺紋理減少 262
肺紋理増強 102
肺葉切除後 79
肺葉切除後の変化 242
肺葉の容量の減少 79
貼布剤 238
　ちょうふざい
汎小葉性肺気腫 258
板状無気肺 142

びまん性汎細気管支炎 104
ビーズ 239
比較読影 187
非特異性間質性肺炎 201, 202
被包化胸膜炎 55
微細網目状陰影 201, 202

微注用チューブ 234
左横隔神経 7
左下葉気管支 3
左下葉術後 253
左下葉術前 252
左下葉無気肺 141
左冠状動脈 5
左主気管支 3
左上葉気管支 3
左上葉術後 251
左上葉術前 250
左上葉無気肺 36
左第 4 弓（左室） 3
左乳癌術後 236
左肺全摘後 254
左肺動脈 3
左反回神経 5
左迷走神経 7
左腕頭静脈 3

ブラ 31
不均等陰影 88
不動線毛症候群 98
腹水 78
伏針 236, 237
ペースメーカ 231
ペクトスバー 234
閉塞性肺炎 208

ボイラーマン 155
ポート埋設 234
ボタローリンパ節 95
蜂窩状陰影 88
豊胸術 236
傍横隔膜峰 62
傍横隔隆起 62

ま行

慢性膿胸 153

右横隔膜 2
右横隔神経 7
右冠状動脈 5
右下肺静脈 2
右下葉気管支 2
右下葉術後 249
右下葉術前 248
右鎖骨下静脈 4
右鎖骨下動脈 4
右主気管支 2
右上葉気管支 2
右上葉術後 245
右上葉術前 244
右第2弓（右房） 2
右肺全摘後 256
右肺動脈 3
右反回神経 4
右迷走神経 7
右腕頭静脈 3
ミリ肺癌の発見，判定 175
無気肺，喀痰による中葉の 32
無気肺，中葉の 171
無気肺，板状 142
無気肺，左下葉 141

迷走神経 4, 5

毛髪 238

や行

葉間部肺動脈 2, 3
葉間裂 66
腰肋三角 7
翼状肩甲 117

ら行

流量コントロール電磁バルブ装置 233

漏斗胸 114
漏斗胸術後 112, 234, 235
肋横角 82
肋骨 3, 119
　　，女性 109
　　，男性 109
肋骨横隔洞 60, 61, 85
肋骨横隔膜角 3
肋骨横隔膜角の鈍化 82
肋骨骨折 106
肋骨骨折術後 235
肋骨随伴陰影 46
肋骨ピン 235

わ行

腕頭静脈 4, 5
腕頭動脈 3

[著者略歴]

畠中　陸郎

1965年	京都大学医学部卒
1966年	京都大学結核研究所胸部外科
1975年	西独Ruhrlandklinik （Prof. Maassen）に留学
1980年	京都桂病院呼吸器センター診療部長
1991年	京都桂病院呼吸器センター所長
1999年	洛和会音羽病院呼吸器疾患研究所

池田　貞雄

1960年	京都大学医学部卒
1961年	京都大学結核研究所胸部外科
1971年	大阪赤十字病院呼吸器科副部長
1976年	京都桂病院呼吸器センター所長
1990年	京都桂病院院長補佐
1992年	京都桂病院院長
1999年	洛和会音羽病院呼吸器疾患研究所
2005年	洛和会丸太町病院呼吸器疾患研究所

肺癌を見逃さないための 胸部X線写真の読影

2011 年 7 月 1 日　第 1 版第 1 刷発行
2014 年 1 月 15 日　第 1 版第 2 刷発行

著　　者　畠中陸郎　HATAKENAKA, Rikuro
　　　　　池田貞雄　IKEDA, Sadao
発 行 者　市井輝和
発 行 所　株式会社金芳堂
　　　　　〒 606-8425 京都市左京区鹿ケ谷西寺ノ前町 34 番地
　　　　　振替　01030-1-15605
　　　　　電話　075-751-1111（代）
　　　　　http://www.kinpodo-pub.co.jp/
組　　版　HATA
印　　刷　亜細亜印刷株式会社
製　　本　新日本製本株式会社

Ⓒ 畠中陸郎・池田貞雄, 2011

落丁・乱丁本は直接小社へお送りください．お取替え致します．

Printed in Japan
ISBN978-4-7653-1490-9

JCOPY ＜(社)出版者著作権管理機構 委託出版物＞

本書の無断複写は著作権法上での例外を除き禁じられています．複写される場合は，その都度事前に，(社)出版者著作権管理機構（電話 03-3513-6969，FAX 03-3513-6979，e-mail: info@jcopy.or.jp）の許諾を得てください．

●本書のコピー，スキャン，デジタル化等の無断複製は著作権法上での例外を除き禁じられています．本書を代行業者等の第三者に依頼してスキャンやデジタル化することは，たとえ個人や家庭内の利用でも著作権法違反です．

なに？これ！
胸部X線写真

著　池田貞雄／畠中陸郎

本書は、1,000例を超えるX線写真の症例から、ベテラン医師2名（または生意気な若手研修医1名を含めた3名）の読影所見、推定診断に対する意見が分かれた83症例をピックアップし、それぞれの見解を紹介。また、症例によっては1年前の写真を提示し、経過を追って議論を重ねられるように構成。

B5判・257頁　本体価格 6,400円（税別）　ISBN978-4-7653-1579-1

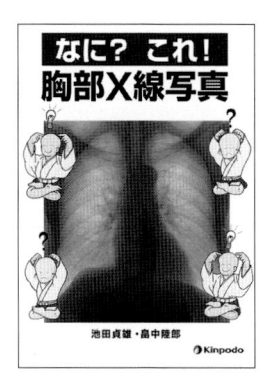

めざせ！基本的読影力の向上
胸部X線写真 改訂2版

著　畠中陸郎／桑原正喜／池田貞雄

胸部X線写真を気管・気管支・肺の構造に基づく画像解析と、それによる合理的な鑑別法を記述した。初めてX線写真を学ぶ読者のために、1枚のX線写真をもとに基本的なことから診断までを分かりやすく解説した。

B5判・266頁　本体価格 6,800円（税別）　ISBN978-4-7653-1383-4

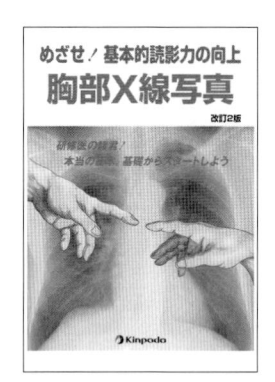

胸部の異常陰影
X線による鑑別診断

著　池田貞雄／船津武志／人見滋樹／甲斐隆義

★1983年に刊行された名著

『胸部の異常陰影（全改訂3版）－X線による鑑別診断－』「Ⅰ編，正常陰影の読影」・「Ⅱ編，異常陰影の読影」のみを抜粋し，よりお求めやすい価格で復刻いたしました！

B5判・490頁　本体価格 14,000円（税別）　ISBN978-4-7653-1450-3

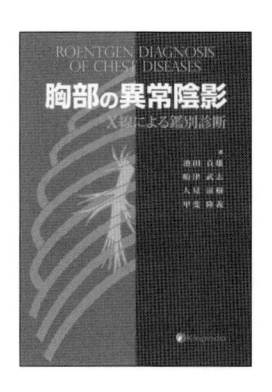

金芳堂 刊